Ekkehardt Kumbier
Stefan J. Teipel · Sabine C. Herpertz (Hrsg.)

Ethik und Erinnerung

Zur Verantwortung der Psychiatrie in Vergangenheit und Gegenwart

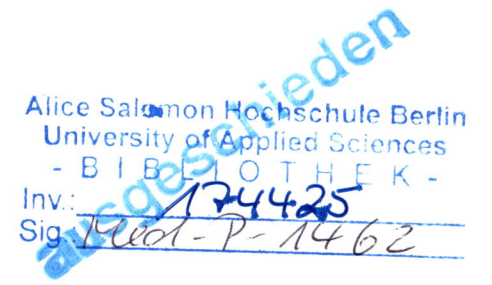

PABST SCIENCE PUBLISHERS
Lengerich · Berlin · Bremen · Miami
Riga · Viernheim · Wien · Zagreb

Bibliografische Information der Deutschen Bibliothek
Die Deutsche Bibliothek verzeichnet diese Publikation in der Deutschen Nationalbibliografie; detaillierte
bibliografische Daten sind im Internet über <http://dnb.ddb.de> abrufbar.

Geschützte Warennamen (Warenzeichen) werden nicht besonders kenntlich gemacht. Aus dem Fehlen eines solchen Hinweises kann also nicht geschlossen werden, dass es sich um einen freien Warennamen handelt.

Das Werk, einschließlich aller seiner Teile, ist urheberrechtlich geschützt. Jede Verwertung außerhalb der engen Grenzen des Urheberrechtsgesetzes ist ohne Zustimmung des Verlages unzulässig und strafbar. Das gilt insbesondere für Vervielfältigungen, Übersetzungen, Mikroverfilmungen und die Einspeicherung und Verarbeitung in elektronischen Systemen.

© 2009 PABST SCIENCE PUBLISHERS · D-49525 Lengerich
    Internet: www.pabst-publishers.de
    E-Mail: pabst@pabst-publishers.de

ISBN: 978-3-89967-605-1

Formatierung: μ
Druck: KM-Druck · D-64823 Groß-Umstadt

Inhaltsverzeichnis

Vorwort 7

Einleitung 9

I „Euthanasie" im NS-Staat unter besonderer Berücksichtigung
   der Mecklenburger Verhältnisse

   Sterbebegleitung – Leidminderung – Tötung:
   Zur Entwicklung des Begriffs Euthanasie, ca. 1880 bis 1939 15
   Volker Roelcke

   Probleme der Auswertung psychiatrischer Krankengeschichten
   im Hinblick auf die Krankenmordaktionen des Zweiten Weltkriegs:
   Das Beispiel Berlin-Wittenau 29
   Thomas Beddies

   Umsetzung der zentralen und dezentralen Euthanasie
   in der Heil- und Pflegeanstalt Schwerin-Sachsenberg 38
   Catalina Lange

   Die Opfer der nationalsozialistischen „Euthanasie-Aktion T4"
   der Universitätsnervenklinik Rostock-Gehlsheim 46
   Kathleen Haack und Ekkehardt Kumbier

   Mecklenburgische Kinderärzte und NS-„Kindereuthanasie" 59
   Lothar Pelz

II Grenzen medizinischen Handelns – psychiatrische Patienten
   zwischen Ressourcenverknappung und Verteilungsgerechtigkeit

   Ärztliche Entscheidungen am Lebensende 73
   Hans Lauter

   Trends und Muster in Lebenserwartung und Gesundheit
   und Prognose der Demenzerkrankungen in Deutschland bis 2050 91
   Gabriele Doblhammer, Uta Ziegler und Elena Muth

Anthropologie der Endlichkeit –
der Beitrag psychiatrischer Krankheit, speziell der
Demenzerkrankungen, zu unserem Verständnis vom Menschen 109
Hans G. Ulrich

Rechtliche Entscheidungen am Lebensende:
Rechtssituation in Deutschland im Vergleich zu den Niederlanden 129
Christoph Sowada

Möglichkeiten und Grenzen der Versorgungsmedizin
am Beispiel demenzieller Erkrankungen 151
Johannes Pantel

Das selbst bestimmte Sterben:
zur Geistesgeschichte eines aktuellen Verlangens 173
Hans-Uwe Lammel

Autoren 187

Vorwort

Der vorliegende Band ist das Ergebnis einer Tagung, die vom 12. bis zum 13. Juni 2009 an der Klinik für Psychiatrie und Psychotherapie am Zentrum für Nervenheilkunde der Universität Rostock stattfand. Die Veranstaltung setzte mit dem Thema „Ethik und Erinnerung – Zur Verantwortung der Psychiatrie in Vergangenheit und Gegenwart" die im Januar 2009 anlässlich der Gedenkveranstaltung für die Opfer der nationalsozialistischen „Euthanasie" begonnene Diskussion fort und erweiterte sie um aktuelle Fragen der sozialen und medizinischen Versorgung älterer Patienten mit psychiatrischen Erkrankungen.

Auf Initiative von Frau Prof. Herpertz war am 27. Januar 2009 am Zentrum für Nervenheilkunde ein Mahnmal eingeweiht worden, welches daran erinnert, dass auch geistig und körperlich Behinderte und psychisch Kranke aus der Psychiatrischen und Nervenklinik Rostock-Gehlsheim zu den Opfern gehören. Zugleich startete an der Klinik ein Projekt, das sich mit der wissenschaftlichen Aufarbeitung dieser Thematik beschäftigt.

Gerade weil die Psychiatrie, einer einseitig und nicht hinterfragten Wissenschaftsgläubigkeit folgend, eine besondere Mitverantwortung für den Tod und das Leid der ihr Anvertrauten während des Zeit des Nationalsozialismus hatte, erwächst für sie eine besondere ethische Verpflichtung in der Gegenwart und Zukunft. Auf der Basis humaner Verantwortung ist es notwendig, immer wieder über angemessene medizinische Deutungs- und Handlungsmuster zu reflektieren.

Frau Prof. Dr. Sabine C. Herpertz hat in den letzten Jahren mit großem Engagement die Diskussion über solche aktuelle Fragen angeregt und unermüdlich unterstützt. Die Tagung war ein logisches Ergebnis dieser Bemühungen und bildete zugleich einen vorläufigen Abschluss. Wir möchten ihr anlässlich der Herausgabe dieses Tagungsbandes aufs herzlichste danken.

Rostock, im August 2009

Ekkehardt Kumbier   **Stefan J. Teipel**

Einleitung

Ekkehardt Kumbier, Stefan J. Teipel, Sabine C. Herpertz

Auf den ersten Blick umfasste die Tagung zwei sehr unterschiedliche Themen. Sie lassen sich jedoch zusammenfügen. Die aus der Reflexion über Verdienste und Versäumnisse in der eigenen Vergangenheit erwachsene Verantwortung der Psychiatrie für die Gegenwart und Zukunft erfordert es, immer wieder die Maßstäbe des eigenen Tuns kritisch zu hinterfragen. Vor diesem Hintergrund vermittelte die Tagung eine optimistische Botschaft: Wir können aus der Geschichte lernen und uns den Herausforderungen unserer heutigen Gesellschaft verantwortlich und kreativ stellen. Dies war die grundlegende Idee, die den Rahmen bildete.

Die Tagung widmete sich im ersten Teil der sogenannten Euthanasie während der Zeit des Nationalsozialismus und bot aufgrund seiner interdisziplinären Besetzung mit Psychiatern und Kinderärzten sowie Medizinhistorikern unterschiedliche Denk- und Forschungsansätze. Bewusst stellten wir das Thema „Euthanasie" im NS-Staat unter besonderer Berücksichtigung der Verhältnisse in Mecklenburg in den Vordergrund. Grundlage war die Einbettung der medizinhistorischen Ergebnisse in den Kontext des geistesgeschichtlichen Hintergrundes. Der Beitrag von V. Roelcke beschäftigte sich daher mit der Ideengeschichte des Begriffes „Euthanasie". T. Beddies beschrieb auf der Grundlage der Erfahrungen seiner eigenen Untersuchungen die methodischen Herausforderungen bei der Auswertung und Interpretation der aus Krankenakten gewonnenen Informationen. Mit der Darstellung regionaler Beispiele und neuer Forschungsergebnisse aus Mecklenburg sollte schließlich versucht werden, das geschichtliche Geschehen im konkreten Einzelnen nachvollziehbar zu machen. Deshalb wurden in den Beiträgen von C. Lange, L. Pelz, K. Haack und E. Kumbier aktuelle Ergebnisse aus Projekten vorgestellt, die das Schicksal psychisch kranker und behinderter Erwachsener und Kinder in Mecklenburg aufarbeiten.

Im zweiten Teil der Tagung ging es um das Thema „Grenzen medizinischen Handelns – Psychiatrische Patienten zwischen Ressourcenverknappung und Verteilungsgerechtigkeit". Es wurden die Folgen des demografischen Wandels und die damit verbundenen ethischen Probleme für die psychiatrische Versorgung dargestellt und diskutiert. Die Alterung unserer Gesellschaft konfrontiert uns mit einer zunehmenden Zahl von Menschen, die aufgrund von altersbedingten Erkrankungen, wie z.B. einer Demenz, nicht mehr zur freien Willensbildung fähig sind. Die Möglichkeiten und Grenzen der medizinischen und nichtmedizinischen Versorgung, die dieser wachsenden Zahl von hilfsbedürftigen Personen gerecht werden soll, war ein zentrales Thema. Die Beiträge zeigen, wie den schwierigen Herausforderungen aus ganz verschiedenen Perspektiven begegnet werden kann. G. Doblhammer-Reiter stellte die aktuellen Ergebnisse der demographischen Forschung zum Alters- und Morbiditätswandel und seinen sozio-ökonomischen Folgen in Deutschland und in einzelnen Bundesländern unter besonderer Berücksichtigung von Mecklenburg-Vorpommern als einer besonders dem demographischen Wandel unterworfenen Region dar. H. Ulrich beschäftigte sich mit dem Menschenbild der Moderne. Er fragte danach, wie die Rückbesinnung auf die christlich-abendländischen Wurzeln unseres Menschenbildes gerade Personen mit zunehmendem Gedächtnisverlust eine Sicherung der eigenen Würde und der personalen Integrität gewähren kann. J. Pantel diskutierte aktuelle versorgungsmedizinische Ansätze, um der zunehmenden Zahl von älteren Personen mit Demenz und anderen psychiatrischen Erkrankungen eine ausreichende medizinische und nicht-medizinische Versorgung bereitzustellen. In drei weiteren Beiträgen wurde das Thema des selbstbestimmten Sterbens behandelt. Dieses Thema spielt eine zunehmende Rolle in der öffentlichen Diskussion, nicht zuletzt aufgrund der Sorge vieler Menschen, an ihrem Lebensende einer hochtechnisierten Medizin ausgeliefert zu sein. H. Lauter thematisierte aus ärztlicher Sicht die ethischen Fragen, die sich aus der Spannung zwischen persönlicher Freiheit und letzter Entzogenheit unseres eigenen Lebens ergeben. C. Sowada steckte aus juristischer Sicht den rechtlichen Rahmen ab, in dem sich alle Entscheidungen am Lebensende bewegen. Diesen zu kennen und zu verstehen kann dazu beitragen, die Angst vor einem medizinischen Lebenserhaltungsautomatismus zu nehmen. H.-U. Lammel setzte sich abschließend mit der Geistesgeschichte des selbstbestimmten Sterbens auseinander und zeigte in einem weitgespannten Bogen, wie wir nach einer postmodernen Dekonstruktion und Funktionalisierung der Begriffe dennoch den Zugang zur Grundfrage der Endlichkeit unseres Lebens bewahren können.

Die Beschäftigung mit den genannten Themen zeigt, dass gerade heute, da wir uns einseitig an den Idealen von Intellekt, Produktivität und Selbstbestimmung orientieren, die Gefahr besteht, den Wert menschlichen Lebens ausschließlich an der geistigen Funktions- und Leistungsfähigkeit zu messen. Deshalb stellt uns die aktuelle Diskussion um die aktive Euthanasie bei Demenzkranken und damit nicht-einwilligungsfähigen Menschen erneut vor die Frage, wer über den Lebenswert oder -unwert des einzelnen Menschen bzw. Patienten entscheiden darf. Gerade mit diesem Thema, nämlich der ärztlichen Entscheidung am Lebensende, hat sich Hans Lauter in seinem Beitrag auseinandergesetzt und von der Menschenwürde als intersubjektivem Phänomen gesprochen, als einer „Anerkennungshandlung, die wir den Mitmenschen entgegenbringen, die wir allerdings dem Bedürftigen auch vorenthalten können".

Die Tagung zeigte Entwicklungen auf, die zu den damaligen Verbrechen an geistig und körperlich Behinderten und psychisch Kranken führten. Es ging darum, Vergangenes zu veranschaulichen, um uns heute von dem berühren zu lassen, was damals geschehen ist. Die spannenden Diskurse erörterten die zentrale Frage nach einem Grundkonsens zwischen den verschiedenen Disziplinen und individuellen Sichtweisen, der das Freiheitsrecht und die Autonomie des Einzelnen mit der grundsätzlichen Unverfügbarkeit unseres Lebens in Einklang bringt. Bundespräsident Horst Köhler hatte in seiner Berliner Rede vom März 2009 darauf hingewiesen, dass keine Gesellschaft ohne einen Grundkonsens dessen bestehen kann, was man tut und was man nicht tut. Dieser Grundkonsens wird uns nicht geschenkt, sondern muss immer wieder aufs Neue erarbeitet werden. Darum lohnt es sich darüber nachzudenken, wie wir diesen Konsens heute zu bestimmen haben, wenn es darum geht, die richtigen Entscheidungen am Lebensende zu treffen.

Unsere Beiträge sollen eine Bestandsaufnahme bieten über das, was von Psychiatern im Dienste eines verbrecherischen Regimes einst begangen wurde und über das, was wir heute daraus für die gesundheitspolitischen Herausforderungen unserer Tage gelernt haben. Wir hoffen zudem, dass die Beiträge dem Leser fruchtbare Anregung bieten beim persönlichen Nachdenken über das Wesen und den Gebrauch unserer menschlichen Freiheit.

Den zahlreichen Teilnehmern der Tagung möchten wir für ihr großes Interesse danken. Wir wünschen allen, dass dieser Band den regen Gedankenaustausch und die fruchtbare Diskussion weiterführt, wie wir sie während der Tagung erleben durften.

I

„Euthanasie" im NS-Staat unter besonderer Berücksichtigung der Mecklenburger Verhältnisse

Sterbebegleitung – Leidminderung – Tötung: Zur Entwicklung des Begriffs Euthanasie, ca. 1880 bis 1939

Volker Roelcke

Zusammenfassung

Der Beitrag beschreibt die Enttabuisierung der Tötung am Lebensende im Zeitraum zwischen etwa 1880 und 1939. Diese Enttabuisierung wurde zentral mit dem Argument des eingeschränkten bzw. fehlenden „Lebenswertes" gerechtfertigt. Im ersten Teil werden die zentralen Argumente aus der Schrift von Karl Binding und Alfred Hoche „Über die Freigabe der Vernichtung lebensunwerten Lebens" (1920) nachgezeichnet; im zweiten Teil werden die wichtigsten Voraussetzungen für dieses Buch, d.h., die Veränderungen des Diskurses zur Gestaltung des Lebensendes seit etwa den 1880er Jahren dargestellt; im dritten Teil werden die Rezeption des Buchs und die Debatten zwischen 1920 und dem Beginn des Zweiten Weltkriegs 1939 skizziert. Dieser dritte Teil mündet in einige Überlegungen zur Bedeutung der Geschichte für die aktuellen Diskussionen zur Euthanasie.

Die Geschichte des Euthanasie-Begriffs lässt sich bis in die Antike zurückverfolgen (für eine Übersicht vgl. Benzenhöfer, 1999, der jedoch sozial- und kulturhistorische Kontexte des sich wandelnden Begriffsgebrauchs nur marginal thematisiert). In der Antike und auch in der frühen Neuzeit war der Begriff allerdings nicht auf die Medizin oder auf ärztliches Handeln bezogen, sondern gehörte mit wenigen Ausnahmen in den Kontext von allgemeineren Überlegungen zu einem „guten Tod", das heißt, zum angemessenen Umgang prinzipiell jedes Menschen mit dem Lebensende.

Interessant im Kontext der Psychiatrie, ihrer Geschichte und auch aktueller Debatten zu einem verantwortungsvollen Umgang mit Demenzkranken ist vor allem die Entwicklung des Begriffs seit der Zeit um 1800. Erst in dieser Zeit gewann die normative Auffassung an Gewicht, dass die Gestaltung des Lebensendes im Sinne eines „guten Todes" eine spezifisch ärztliche Aufgabe sei (Roelcke, 2006; das schließt eine *Praxis* der Lebensverkürzung zur Leidensverkürzung durch Laien ebenso wie Ärzte auch vor dieser Zeit nicht aus: dazu Stolberg, 2007). Programmatische Positionen zur spezifisch ärztlichen Sterbebegleitung ohne Lebensverkürzung wurden in diesem Kontext etwa von Johann Christian Reil und Christoph Wilhelm Hufeland formuliert (Hufeland, 1803; Reil, 1816).

Eine zweite fundamentale Verschiebung im Gebrauch und Bedeutungsgehalt des Euthanasie-Begriffs lässt sich dann für die Jahrzehnte zwischen 1880 und 1920 feststellen. In dieser Zeitspanne kam es zu einer Enttabuisierung des Gedankens, menschliches Leiden durch aktive Lebensverkürzung zu beenden. Die markanteste und wirkmächtigste Form bekam diese Enttabuisierung in dem Buch des Juristen Karl Binding und des Psychiaters Alfred Hoche mit dem Titel „Über die Freigabe der Vernichtung lebensunwerten Lebens", das 1920 publiziert wurde (Binding und Hoche, 1920).

Im Kontext des vorliegenden Bandes und der Frage nach der Bedeutung der Geschichte für die aktuelle Ethik-Debatte sind die Verschiebungen in den Jahrzehnten um 1900 und insbesondere das Buch von Binding und Hoche von besonderem Interesse. Der folgende Beitrag ist daher in drei Abschnitte gegliedert: Im ersten Teil werden die zentralen Argumente in der Publikation von Binding und Hoche nachgezeichnet; im zweiten Teil werden die wichtigsten Voraussetzungen für dieses Buch, d.h., die Veränderungen des Diskurses seit etwa den 1880er Jahren dargestellt; im dritten Teil werden die Rezeption des Buchs und die Debatten zwischen 1920 und dem Beginn des Zeiten Weltkriegs 1939 skizziert. Dieser dritte Teil mündet schließlich in einige abschließende Überlegungen zur Bedeutung der Geschichte für die aktuellen Diskussionen zur Euthanasie.

1. Das Buch „Die Freigabe der Vernichtung lebensunwerten Lebens" (1920)

Diese Publikation stellt, wie bereits erwähnt, eine markante Station in der gesamten Geschichte der Sterbehilfe dar: Einerseits ist sie Resultat und Ausdruck einer Entwicklung innerhalb der Medizin und in der breiteren Kultur, wonach das menschliche Leben nicht mehr als absolut schützenswert verstanden wurde und unter bestimmten Bedingungen, insbesondere unter Einbeziehung professioneller Expertise, aktiv beendet werden konnte. Andererseits wurde das Buch selbst in gewisser Weise zu einem historischen „Akteur" und Katalysator für weitergehende Entwicklungen: Die im Buch vertretenen Positionen wurden zu einem autoritativen Referenzpunkt und einer Legitimationsquelle für weitere Diskussionen und für politische Vorstöße, bis hin zum Programm und zur Praxis der nationalsozialistischen Krankentötungen.

Das Buch ist zweigeteilt, und zwar in einen ausführlicheren Teil „Rechtliche Ausführungen" von Binding, und einen kürzeren Teil „Ärztliche Bemerkungen" von Hoche. Binding war bei der Abfassung des Buchs emeritierter Professor für Strafrecht der Universität Leipzig, Hoche ordentlicher Professor für Psychiatrie und Nervenheilkunde an der Universität Freiburg (zur Biographie von Hoche, vgl. Müller-Seidel, 1999; Funke, 2002).

Binding eröffnet den Hauptteil seiner Überlegungen mit einer fundamentalen Frage:

„Gibt es Menschenleben, die so stark die Eigenschaft des Rechtsgutes eingebüßt haben, dass ihre Fortdauer für die Lebensträger wie für die Gesellschaft dauernd allen Wert verloren hat?" (Binding/Hoche, 1920: 27).

Diese Frage wird von Binding für drei Personengruppen mit „ja" beantwortet: Erstens für die „zufolge Krankheit oder Verwundung unrettbar Verlorenen, die im vollen Verständnis ihrer Lage den dringenden Wunsch nach Erlösung besitzen"; zweitens für die „unheilbar Blödsinnigen", die „weder den Willen zu leben, noch zu sterben" haben; und drittens für die „geistig gesunden Persönlichkeiten, die durch irgendein Ereignis [...] bewusstlos geworden sind, und die, wenn sie aus ihrer Bewusstlosigkeit noch einmal erwachen sollten, zu einem namenlosen Elend erwachen würden" (ebd.: 29-33).

Bei allen drei Personengruppen hält Binding die Euthanasie für gerechtfertigt, da immer der Tod absehbar sei, und die verbleibende Lebenszeit für die Betroffenen keinen Wert mehr habe. Zur Durchführung der Euthanasie schlägt er die Einrichtung einer Staatsbehörde vor. Auf Antrag des Kranken selbst, seines Arztes oder eines nächsten Verwandten soll diese Behörde eine Kommission bilden, welche die staatliche Legitimation zur Entscheidung über die Lebensbeendigung hat. Mitglieder der Kommission sollten nach Binding ein Vorsitzender ohne Stimmrecht, ein Psychiater, ein nicht-psychiatrischer Arzt sowie ein Jurist sein.

Hervorzuheben ist, dass Binding die „volle Achtung des Lebenswillens aller, auch der kränkesten und gequältesten und nutzlosesten Menschen", unbedingt gewahrt sehen will (ebd.: 28, 29, 34). Andererseits fordert er auch für Tötungen ohne Zustimmung eine Straffreiheit, sofern die Gründe für eine solche Lebensbeendigung sich im Nachhinein als im Sinne des neu zu formulierenden Rechtes erweisen (ebd.: 38-39).

Hoche nimmt die von Binding formulierte zentrale Frage wörtlich wieder auf, ob es nämlich „Menschenleben" gebe, deren Leben „für die Lebensträger wie für die Gesellschaft dauernd allen Wert verloren" habe (ebd.: 50). Wie Binding bejaht er diese Frage. Bevor hier auf die weitere Argumentation von Hoche eingegangen wird, erscheint ein Hinweis auf die Wortwahl in dieser für beide Autoren offensichtlich entscheidenden, weil wortgleich formulierten Problemstellung sinnvoll: Beide Autoren vermeiden ganz offensichtlich die Verwendung des einfachen Begriffs „Mensch"; sie sprechen stattdessen von „Menschenleben" und „Lebensträgern", im Buchtitel schließlich einfach nur von „Leben". Das Gemeinsame an diesen offenbar synonym verwendeten Begriffen besteht in einer allgemeinen Eigenschaft „Leben". Dieses Attribut kommt allen Lebewesen zu; sein Vorhandensein lässt sich an von außen sichtbaren Kriterien (wie etwa Atmung, Stoffwechsel, Fortpflanzung etc.) ablesen. Die Gruppe der Lebewesen ist aber gerade nicht identisch mit derjenigen der „Menschen". „Menschen" zeichnen sich gegenüber allen anderen Lebewesen – so wird impliziert – dadurch aus, dass bestimmte Zusatzkriterien erfüllt sein müssen, die Hoche in seiner weiteren Argumentation dann auch benennt und bewertet (s.u.). Die Wortwahl ist hier gleichzeitig Ausdruck von und Instrument für eine Sprache und mithin ein Denken, das die Diskussion über die Tötung von Menschen ermöglicht, indem nämlich diejenige (Menschen-)Gruppe, für die das absolute Tötungsverbot nicht mehr gelten soll, sprachlich bereits aus dem Sammelbegriff „Mensch" ausgeschlossen und in die viel breitere Kategorie „Leben" oder „Lebewesen" (aber eben außerhalb der Gruppe der Menschen) eingeordnet wird.

Nach der Bestätigung des von Binding formulierten fundamentalen Postulats vom „lebensunwerten Leben" wendet sich Hoche besonders der zweiten von seinem Co-Autor benannten Gruppe zu, den „unheilbar Blödsinnigen", die er auch „geistig Tote" nennt. Diese teilt er in zwei Subgruppen ein, nämlich „diejenigen Fälle, bei denen der geistige Tod im späteren Verlaufe des Lebens nach vorausgehenden Zeiten geistiger Vollwertigkeit" eintritt, und „diejenigen [Fälle], die auf Grund von angeborenen oder in frühester Kindheit einsetzenden Gehirnveränderungen entstehen" (ebd.: 51). Zwischen diesen beiden Gruppen sieht Hoche einen qualitativen Unterschied, da Betroffene aus der ersten Gruppe vor der Erkrankung am sozialen Leben teilgenommen hätten, im Gegensatz zu denjenigen aus der zweiten Gruppe, die während ihrer gesamten Lebensdauer eine wirtschaftliche und soziale Last für die Gesellschaft darstellten.

Hoche formuliert dann eine Reihe von Kriterien für das „lebensunwerte Leben". Die zwei wichtigsten Kriterien sind
1. dass „keine Gefühlsbeziehungen zur Umwelt" existieren, und
2. dass ein „Selbstbewusstsein" fehlt, d.h., „die Möglichkeit, sich der eigenen Persönlichkeit bewusst zu werden" (ebd.: 57).

Nach Hoche stehen die „geistig Toten" auf einem intellektuellen Niveau, „das wir erst tief unten in der Tierreihe wieder finden" (ebd.: 58). Damit werden über die medizinische Zuschreibung des Status „geistig tot" – mit der Autorität des medizinischen Ordinarius formuliert – den Betroffenen vermeintlich essentielle menschliche Qualitäten abgesprochen, und sie werden im hierarchischen Spektrum der Lebewesen weit weg vom Menschen „tief unten in der Tierreihe" eingeordnet.

Hoche macht außerdem deutlich, dass ökonomische Überlegungen für ihn ein wichtiges Argument sind, was er ausdrücklich mit dem verlorenen Ersten Weltkrieg und dem Zusammenbruch des Kaiserreichs in Verbindung bringt. Er schreibt:

„Unsere deutsche Aufgabe wird für lange Zeit sein: eine bis zum höchsten gesteigerte Zusammenfassung aller Möglichkeiten, ein Freimachen jeder verfügbaren Leistungsfähigkeit für fördernde Zwecke. Der Erfüllung dieser Aufgabe steht das moderne Bestreben entgegen, möglichst auch die Schwächlinge aller Sorten zu erhalten" (ebd.: 55-56).

In diesem Kontext verwendet er auch den Begriff der „Ballastexistenzen".

Zusammenfassend lässt sich festhalten: Für Hoche begründet die Tatsache, als Mensch geboren zu sein, noch kein Lebensrecht. Vielmehr kommt das Lebensrecht nur einem Teil der Menschen zu, nämlich denjenigen, welche bestimmte Zusatzkriterien erfüllen. Diejenigen „Lebensträger", welche diese Zusatzkriterien nicht erfüllen, haben nur ein eingeschränktes Lebensrecht und müssen als „lebensunwertes Leben" gelten.

2. Entstehungskontexte für das Buch von Binding und Hoche

Seit den 1880er Jahren formierte sich zwischen „schöner Literatur", Philosophie, Biologie, Medizin und Rechtswissenschaften ein Diskurs, der das „Gesunde" als das „Schöne", „Gute" und auch ökonomisch „Wertvolle" definierte. Gleichzeitig wurden Krankheit und Behinderung als „reduziertes Leben" von minderem Wert verstanden. Der Gedanke, dass Krankheit und Behinderung unter bestimmten Bedingungen verhindert oder auch beendet werden könnten, wurde von unterschiedlichen Seiten her argumentativ plausibel gemacht. Dabei lässt sich feststellen, dass die Vorstellungen von einem definierbaren „Lebenswert" einerseits und von der Zulässigkeit der Lebensvernichtung andererseits sich gegenseitig voraussetzten. Dieser Diskurs und die damit verbundenen Verschiebungen im Verständnis von der Stellung des Menschen in der Welt, gegenüber Gott und dem Tierreich bereitete den Boden für Publikationen wie diejenige von Binding und Hoche; er soll im Folgenden in den wichtigsten Grundlinien beschrieben werden.

Wie in der Medizin- und Wissenschaftsgeschichte häufiger zu beobachten, stellte die „schöne Literatur" schon früh einen gedanklichen Experimentierraum zur Verfügung, in dem spätere wissenschaftliche oder politische Ideen, aber ebenso auch mögliche moralische Bewertungen vorweggenommen und in ihren möglichen Konsequenzen durchgespielt wurden (vgl. exemplarisch zum Verhältnis von Literatur und Hirnforschung Welsh, 2007): In der Literatur der Jahrzehnte ab 1880 wurden sowohl die Tötung auf Verlangen als auch die „Euthanasie" von moralischen Skrupeln und strafrechtlichen Sanktionsdrohungen befreit und einer „Mitleids"ethik unterstellt, d.h., sie wurden durch eine postulierte Pflicht des Mitleids mit dem Leidenden gerechtfertigt (vgl. Linder und Ort, 2000). Ein zeitgenössischer Kontext hierfür waren juristische und breitere öffentliche Debatten über die Zulässigkeit einer Tötung auf Verlangen.

So tötet in Theodor Storms Novelle „Ein Bekenntnis" (1887) der Gynäkologe Franz Jebe seine an einem Uteruskarzinom erkrankte Frau Elsi (Storm, 1887). In Paul Heyses Novelle „Die schwerste Pflicht" (1888) beendet der Arzt Dr. Eduard Eckart das Leben seines kranken Jugendfreundes, des Legationsrats Ludwig Hochstetten, auf dessen Verlangen hin (Heyse, 1888; vgl. auch Heyse, 1886). In Ricarda Huchs Erzählung „Der Fall Deruga" (1917) wird der Arzt Deruga wegen eines Giftmordes vor Gericht angeklagt, dann aber freigesprochen, nachdem er gesteht, dass er seiner todkranken Frau auf deren ausdrückliche Bitte hin das Leben genommen habe (Huch, 1986).

Solche Tendenzen, bestimmte Tötungshandlungen dem Kompetenzbereich der Justiz zu entziehen, konvergierten mit Debatten innerhalb der Medizin und auch der Philosophie, in denen die handlungsbegrenzende Funktion überlieferter ärztlicher Standesethik in Frage gestellt wurde. In diesen Debatten ging es einerseits um eine veränderte, von der Tradition gelöste Sicht auf die Realität. Andererseits spiegelt sich in ihnen eine neue Rolle des Arztes als „Experte" (vgl. dazu Huerkamp, 1985; Labisch, 1992) – ein Status, mit dem das Bild einer moralisch integeren Persönlichkeit verbunden war, die noch am ehesten in der Lage sei, die „schwerste Pflicht", nämlich die Beendigung des Lebens eines anderen Menschen, durchzuführen.

Eine Variante dieser Argumentation, die sich von der überkommenen Standesethik im Verhältnis zum Tod distanziert, findet sich in besonders pointierter Form bei Friedrich Nietzsche: So heißt es in seiner Schrift „Götzendämmerung" aphoristisch formuliert: „Auf eine *stolze* Art sterben, – wenn es nicht mehr möglich ist, auf eine stolze Art zu leben" (Nietzsche, 1985: 91). Gefordert wird hier auf den ersten Blick das Recht auf einen selbst bestimmten und würdevollen Tod. Was jedoch zunächst nur als radikale Ausformulierung des Rechts auf individuelle Selbstbestimmung erscheint, wird schon bei Nietzsche explizit in einen gesellschaftlichen Kontext und den Rekurs auf „Rechte" des Sozialkörpers eingebunden: „Der Kranke ist ein Parasit der Gesellschaft. In einem gewissen Zustande ist es unanständig, noch länger zu leben. Das Fortvegetieren in feiger Abhängigkeit von Ärzten und Praktiken, nachdem der Sinn vom Leben, das Recht zum Leben verloren gegangen ist, sollte bei der Gesellschaft eine tiefe Verachtung nach sich ziehen" (Nietzsche, 1985: 90).

Mit diesen Worten ist bereits auf einen dritten Argumentationskern verwiesen, der bei der Auflösung des absoluten Tötungsverbots am Lebensende eine zentrale Rolle spielte: Durch die Einordnung des Menschen in die Welt der Biologie und das Postulat, dass die Gesetze der Natur auch die maßgeblichen Gesetze für das Verständnis und die Bewertung menschlichen Lebens seien, war seit der zweiten Hälfte des 19. Jahrhunderts auch der mit der jüdisch-christlichen Tradition konstitutiv verbundene Sonderstatus des Menschen im Kosmos grundsätzlich in Frage gestellt.

Für den Biologen und Darwin-Popularisator Ernst Haeckel ebenso wie für viele Ärzte und Literaten war genau diese Frage – nach der Stellung des Menschen in der Naturordnung – die „Frage aller Fragen" (Haeckel, 1877: 14). Ihre Beantwortung im Sinne eines biologischen Monismus eröffnete nicht nur neue Denk- und Forschungsmöglichkeiten im Blick auf die menschliche Natur, sondern führte auch zu einer grundsätzlichen Neukonfiguration und Umwertung aller Vorstellungen vom menschlichen Sozialleben und von der Ethik. Die tradierte Vorstellung von der generellen Heiligkeit des (menschlichen) Lebens musste demnach aufgegeben werden, an ihre Stelle trat eine Bewertung individueller menschlicher Existenz nach dem Kriterium der Übereinstimmung *mit* oder der Abweichung *von* den allgemeinen Naturgesetzen. „Defizitäres", d.h., etwa Krankes oder „entartetes" Einzelleben war unter diesen Prämissen schädlich für das (Gesamt-)„Leben" *schlechthin* und musste demnach präventiv verhindert oder beseitigt werden (Weikart, 2002).

Alexander Tille, ein Bewunderer sowohl Darwins als auch Nietzsches, verknüpfte die beiden Argumentationsstränge beispielsweise in seinem Essay „Charles Darwin und die Ethik": „Alles, was die Fortentwicklung der species fördert, ist moralisch gut, und alles, was zu schwachen oder kranken Individuen führt, ist moralisch schlecht, unabhängig davon, was das Christentum oder irgend ein anderes System der Ethik behaupten mögen" (Tille, 1894: 308). Hier werden durch eine an der Wertehierarchie des Sozialdarwinismus orientierte „neue" Moral (Priorität der biologischen Gesamtheit/des Volkes/der Rasse) neue Spielräume für ärztliches Handeln eröffnet. Die zunächst in der Literatur vorgedachte „Entkriminalisierung" der Tötung des Kranken mündet hier zusammen mit dem medizinischen und breiteren politisch-sozialen Diskurs in eine Tendenz zur „Kriminalisierung" oder zumindest Entrechtung durch Krankheit und Behinderung.

Damit wurde der Kranke zu einer „Gefahr" für das kollektive Ganze, welches das „Recht" hat, sich mit allen Mitteln vor ihm zu schützen. Im breiteren Diskurs der Jahrzehnte um 1900 wurde somit die eine Tötung rechtfertigende Mitleidsethik mit einer sozialdarwinistischen Moral und der Darstellung von professionalisierten, medizinisch legitimierten Tötungshandlungen verknüpft.

Die Verschiebung der kulturellen Bewertung menschlichen Lebens, und damit auch der Bewertung eines durch menschliche Intervention herbeigeführten Lebensendes schlug sich bald in Form spezieller, diesem Thema gewidmeter Schriften nieder. Im Jahr 1895 veröffentlichte Adolf Jost, ein Student der Philosophie und Physik in Göttingen, eine Streitschrift mit dem Titel „Das Recht auf den Tod". Die zentrale Frage für den Autor lautete: „Giebt es Fälle, in welchen der Tod eines Individuums sowohl für dieses selbst als auch für die menschliche Gesellschaft überhaupt wünschenswert ist?" (Jost, 1895: 1). Bereits mit dieser Einführungsfrage wird deutlich, dass der Autor den Aspekt der Selbstbestimmung über den Tod mit der Frage nach dem gesellschaftlichen Nutzen verknüpft. Die Anknüpfung von Binding und Hoche an genau diese zentrale Denkfigur ist deutlich (s.o., Abschnitt 1).

In Josts Argumentation zur Beantwortung der Frage spielt der Begriff „Wert des Lebens" eine zentrale Rolle. Der Wert eines Menschenlebens setzte sich für Jost aus zwei Faktoren zusammen: „Der erste Factor ist der Werth des Lebens für den betreffenden Menschen selbst, also die Summe von Freude und Schmerz, die er zu erleben hat. Der zweite Factor ist die Summe von Nutzen oder Schaden, die das Individuum für seine Mitmenschen darstellt. Die Fragestellung für das Recht auf den Tod ist jetzt identisch mit der Frage: ‚Giebt es Fälle, in denen beide Factoren negativ werden?'" (ebd.: 13).

Bemerkenswert ist in der weiteren Argumentation von Jost insbesondere seine Einschätzung der Situation für unheilbar Geisteskranke: Der Geisteskranke führe [Zitat] „in der Regel nicht nur ein nutzloses, sondern auch ein höchst qualvolles Leben", von daher habe er ein „Recht auf den Tod" (ebd.: 16). Jost führt hier ohne weitere Kommentierung oder gar Reflexion die Fremdbewertung („nutzlos") und eine angebliche „Selbst"bewertung aus Perspektive des Betroffenen („höchst qualvoll") zu einer Gesamtbewertung zusammen, mit dem Resultat „Recht auf den Tod". Mit „Recht" wird hier zwar ein „Recht des Kranken" suggeriert, tatsächlich handelt es sich aber um ein Recht der Gesellschaft zur Tötung der Geisteskranken.

Die konsequente Schlussfolgerung aus der Argumentation Josts besteht darin, dass prinzipiell die Tötung der Unheilbaren gestattet sein sollte. Aus Gründen der gesellschaftlichen Akzeptanz schlägt er allerdings ein zweistufiges Vorgehen vor: Zunächst sollte nur den Ärzten die „gesetzliche Tötung" der körperlich Unheilbaren auf deren ausdrückliches Verlangen hin erlaubt sein. Erst in einer weiteren Realisierungsstufe der neuen Ethik solle die Tötung der Geisteskranken durch ein staatlich kontrolliertes Verfahren in die Praxis umgesetzt werden.

Knapp zehn Jahre später publizierte Ernst Haeckel sein viel gelesenes Werk „Die Lebenswunder" (1904). Hier findet sich nicht nur eine Rechtfertigung zur Tötung behinderter Neugeborener (deren Gehirn noch nicht in der Lage sei, einen „menschlichen Geist" zu ermöglichen), sondern ähnlich wie bei Jost eine Argumentation, wonach die Tötung unheilbar Geisteskranker auch ohne deren Zustimmung erlaubt ist: Diese würden durch die medizinischen Institutionen im modernen Kulturstaat „künstlich am Leben erhalten [...,] ohne irgendeinen Nutzen für sie selbst oder für die Gesammtheit" (Haeckel, 1904: 134). Wiederum wird ein Leiden (oder fehlender „Nutzen") aus der Perspektive des Betroffenen einfach behauptet und direkt mit der Frage nach dem Wert des Lebens für die Gesellschaft verknüpft. Und ebenso wie bereits in der schönen Literatur und bei Jost soll die Akzeptanz für die Relativierung des absoluten Tötungsverbotes dadurch hergestellt werden, dass die Ausführung auf die kleine professionelle Gruppe der Ärzte, komplementiert durch ein staatlich geregeltes Verfahren, beschränkt sein soll (ebd.: 135).

Im Anschluss an die darwinistische Eingliederung des menschlichen Lebens in die allgemeine Biologie, und die durch Ernst Haeckel propagierte Übertragung biologischer Begrifflichkeiten auf das soziale Leben wurde 1906 der „Deutsche Monistenbund" gegründet. Der Chemie-Nobelpreisträger Wilhelm Ostwald des Jahres 1909 war das prominenteste Mitglied und fungierte auch als Herausgeber für die Zeitschrift *Das monistische Jahrhundert*. In dieser Zeitschrift fand in den Jahren ab 1913 eine intensive Debatte zur Euthanasie statt. Ausgangspunkt hierfür war ein Gesetzesentwurf zur Sterbehilfe, der von einem Mitglied des Monistenbundes, dem schwer lungenkranken Roland Gerkan, veröffentlicht worden war. Gerkan forderte für unheilbar Kranke, „Sieche und Verkrüppelte", ein Recht auf Sterbehilfe. Voraussetzung war, dass „nach der wissenschaftlichen Überzeugung der untersuchenden Ärzte ein tödlicher Ausgang der Krankheit wahrscheinlicher ist, als die Wiedererlangung dauernder Arbeitsfähigkeit" (Gerkan, 1913). Außerdem sollte der „ausdrückliche und unzweideutige Wunsch" des Betroffenen vorliegen. Auch hier zeigt sich – ähnlich wie bei Nietzsche oder bei Jost – die Verknüpfung der Innenperspektive des Betroffenen mit einer Wertbestimmung aus der Sicht der Gesellschaft.

Insgesamt lässt sich festhalten, dass sich seit den 1880er Jahren zunächst in der „schönen Literatur" und der Philosophie, dann im Umfeld sozialdarwinistischmonistischer Aktivitäten unter Beteiligung von Ärzten, Naturwissenschaftlern und Juristen ein Diskurs entfaltete, der die Tötung unheilbar Kranker enttabuisierte. In diesem Diskurs spielten die Vorstellung von der Möglichkeit einer Bewertung des Lebensrechtes und die Differenzierung in „lebenswertes" und „lebensunwertes Leben" eine zentrale Rolle. Bemerkenswert ist weiterhin, dass unmittelbar verknüpft mit der Eröffnung des Denkraumes zur Tötung von „lebensunwertem Leben" sofort die Diskussion über konkrete Kriterien und Prozeduren einsetzte. Sozial- und kulturhistorisch gesehen ist diese Enttabuisierung der Tötung kranker Menschen gebunden an

1. die Pluralisierung der Vorstellungen vom Menschen im ausgehenden 19. und beginnenden 20. Jahrhundert und damit zusammenhängend
2. den Aufstieg der Naturwissenschaften und insbesondere der Biologie zu einer immer wichtigeren Deutungsmacht für alle Fragen des individuellen und sozialen Lebens und
3. den sozialen Aufstieg des Ärztestandes zu einer staatlich konzessionierten Profession mit einem weitgehenden Deutungs- und Handlungsmonopol in Fragen von Krankheit und Gesundheit, Leben und Tod.

Der erste Weltkrieg und der anschließende Zusammenbruch von politischer Ordnung, verbunden mit einer massiven ökonomischen Notlage, wirkten dann als Katalysator sowohl für eine quantitative Ausdehnung der Diskussion als auch für eine Radikalisierung der Argumente, wie sie in der Publikation von Binding und Hoche ihren pointierten Ausdruck fand.

3. Wirkungsgeschichte der Schrift von Binding und Hoche

Unter Medizinern, insbesondere aber unter Juristen gab es in den 1920er Jahren eine nicht unerhebliche Zahl von Stimmen, die vor allem im Anschluss an Bindings Argumentation eine deutliche Zustimmung zur Sterbehilfe auf Verlangen bei terminal Kranken äußerten (für eine Übersicht vgl. Fichtner, 1976; Meyer, 1988). Allerdings vertrat die Mehrheit eher eine kritische oder ablehnende Haltung zur Tötung Geisteskranker. Zur Gruppe der Befürworter zählte etwa der Berliner Kammergerichtsrat Klee, der 1921 mit dem Verweis auf die wirtschaftliche Notlage der Nachkriegszeit für die „Ausscheidung parasitenhafter Existenzen" plädierte. Ein Jahr später veröffentlichte der Liegnitzer Stadtrat Borchardt in der *Deutschen Strafrechtszeitung* einen Gesetzesentwurf, der explizit anknüpfend an Binding und Hoche sowohl das Mitleids- als auch das ökonomische Argument für die Tötung „unheilbar Geistesschwacher" anführte (Borchardt, 1922).

In der Ärzteschaft lässt sich ein ähnlich geteiltes Echo feststellen, ebenfalls mit einem tendenziellen Überwiegen von Kritik oder Ablehnung der juristischen Freigabe der Tötung. Allerdings hatte noch im Jahr der Publikation von Binding und Hoches Buch Robert Gaupp, Kraepelin-Schüler und Ordinarius für Psychiatrie an der Universität Tübingen, in der *Deutschen Strafrechtszeitung* sehr positiv Stellung genommen. Auch er fand die Tötung von „wertlosem Leben" nach den Erfahrungen des Weltkriegs gerechtfertigt. In einer solchen Krisensituation sei kein Platz für „falsche Humanität, die wertloses Leben hätschelt" (Gaupp, 1920: 336). Ebenso wie bei Hoche werden auch bei Gaupp den Betroffenen elementare Qualitäten des Menschseins abgesprochen: Nach seiner Auffassung sind die „unheilbar Blödsinnigen" gar nicht zu einem Leiden fähig. Daraus ergibt sich bei ihm – in Übereinstimmung mit Hoche, aber im Gegensatz zu Binding – allerdings auch, dass ein Rekurs auf „Mitleid" als Argument zur Lebensvernichtung nicht begründbar ist. Ebenso wie bei Hoche wird auch von Gaupp nicht reflektiert, was es bedeuten könnte, wenn die Begründung für die Entscheidung über das Lebensrecht von bestimmten Personengruppen von spezifischen politischen und ökonomischen Kontexten abhängig gemacht wird.

Im Jahr 1932 nahm der spätere Ordinarius für Psychiatrie in Jena, Berthold Kihn, die Forderungen von Binding und Hoche wiederum auf und nannte unter den rassenhygienisch begründbaren Maßnahmen zur „Ausschaltung der Minderwertigen aus der Gesellschaft" neben der Kasernierung und Sterilisation von Erbkranken auch die „Vernichtung lebensunwerten Lebens". Die schwere wirtschaftliche Krise verbiete unnötige Ausgaben der staatlichen Institutionen und erfordere ein radikaleres Vorgehen gegen die „Minderwertigen" (Kihn, 1932).

Im Kontext einer erneuten Diskussion zur Kostenersparnis in der Anstaltspsychiatrie im Zusammenhang mit der Weltwirtschaftskrise 1929/30 nahm ein prominenter Psychiater kritisch zu solchen ökonomischen Überlegungen Stellung: Bei einer Versammlung der psychiatrischen Fachgesellschaft formulierte der Münchener Ordinarius Oswald Bumke: „Man braucht doch den Gedanken, dass man aus finanziellen Gründen alle im Augenblick entbehrlichen Menschen beseitigen sollte, nur zu Ende zu denken, um zu einem ziemlich ungeheuerlichen Ergebnis zu kommen" (Bumke, 1931: 373).

Schon vorher hatte es eine ganze Reihe von ablehnenden Stimmen zur Freigabe der Tötung „Lebensunwerter" gegeben, die vorwiegend juristische Gründe anführten. Die ausführlichste kritische Stellungnahme zur Publikation von Binding und Hoche wurde Mitte der 1920er Jahre verfasst, in einer Zeit relativer politischer Stabilität und ökonomischer Konsolidierung der Weimarer Politik: Ewald Meltzer, Direktor der „Königlich-Sächsischen Landesanstalt für schwachsinnige Kinder" in Großhennersdorf, akzeptierte in seiner Schrift zwar die Vorschläge Bindings in Bezug auf die Tötung Schwerkranker auf Verlangen. In Bezug auf die beiden Gruppen der schwer verletzten Bewusstlosen, ebenso wie für die „unheilbar Blödsinnigen" lehnte Meltzer aber die Freigabe der Tötung strikt ab, da in beiden Fällen keine Einwilligung der Betroffenen vorliege. In diesem Kontext wies er auch auf den nach seiner Beobachtung sehr oft vorhandenen Lebenswillen und die Lebenslust der so genannten „Schwachsinnigen" hin. Er machte ebenfalls deutlich, dass der mögliche nationalökonomische Gewinn solcher Tötungen gering, der moralische Verlust aber enorm groß sei.

Besonders interessant und für Meltzer selbst offenbar zunächst unerwartet war allerdings das Ergebnis des dritten Teils seiner Schrift, einer empirischen Untersuchung zur Einstellung der Angehörigen von „blödsinnigen" Kindern. Meltzer hatte kurz nach der Publikation von Binding und Hoche, also noch im zeitlichen Kontext des verlorenen Krieges, etwa 200 Eltern bzw. Vormündern die folgende Frage gestellt: Sind Sie bereit, in „eine schmerzlose Abkürzung des Lebens Ihres Kindes einzuwilligen, nachdem durch Sachverständige festgestellt ist, dass es unheilbar blöd ist?" (Meltzer, 1925: 86). Von den befragten Angehörigen antworteten 119 (73%) mit „ja", 43 (27%) mit „nein". Dieses Ergebnis bedeutete, dass in der Bevölkerung, und insbesondere im Umfeld von Betroffenen, eine Haltung zur Tötung von „lebensunwertem Leben" weit verbreitet war, die eindeutig der existierenden Gesetzeslage entgegengesetzt war. Meltzer selbst versuchte dieses Ergebnis zu relativieren, indem er kommentierte, wegen der ökonomischen Situation und des gesellschaftlichen Drucks sei für ihn das „Gewicht der 43 Neinsagerstimmen [...] größer als das der 119 Jasager" (ebd.: 101).

Die breite und kontroverse Diskussion über die „Freigabe der Vernichtung lebensunwerten Lebens" zur Zeit der Weimarer Republik hatte zusammen mit der instabilen ökonomischen Situation eine Situation geschaffen, in der das noch wenige Jahrzehnte vorher Undenkbare nun denkbar geworden war: Das Lebensrecht von Menschen war nicht mehr ohne Einschränkung gewährleistet und absolut geschützt. Vielmehr mussten gerade Schwache, Hilfsbedürftige und diejenigen, die nur bedingt äußerungsfähig waren, damit rechnen, dass ihnen nur ein eingeschränktes oder gar kein Lebensrecht mehr zugestanden wurde. Renommierte Akademiker aus den Rechtswissenschaften und der Medizin hatten ebenso wie Verwaltungsbeamte aus öffentlichen Institutionen ein ganzes Arsenal von Argumenten zur Verfügung gestellt, das von verschiedenen politischen Interessengruppen in unterschiedlichster Weise instrumentalisiert werden konnte. Da auch die bisherigen Protagonisten der Diskussion in vielfältiger Weise darauf hingewiesen hatten, dass es völlig legitim sei, nicht nur das Lebensrecht von einem verhandelbaren Kriterienkatalog abhängig zu machen, sondern darüber hinaus, dass diese Kriterien sich in Abhängigkeit vom politischen und ökonomischen Kontext durchaus ändern dürften, war auch einer Radikalisierung der Forderungen zur Tötung Tür und Tor geöffnet.

Diese Radikalisierung geschah dann im Kontext des Nationalsozialismus. Ein Zwischenschritt waren dabei die juristischen Fachdiskussionen zu einer möglichen Legalisierung der Euthanasie im Zusammenhang mit den Vorbereitungen für eine allgemeine Strafrechtsreform unter der Leitung von Justizminister Gürtner in den Jahren 1933 bis 1935 (Große-Vehne, 2005, 109-123). Die Umsetzung in eine radikale Praxis erfolgte dann zu Beginn des Krieges in Form der systematischen, bürokratisch organisierten Tötung der psychisch Kranken und Behinderten (vgl. dazu Schmuhl, 1992; Faulstich, 1998; Fuchs et al., 2007).

Schluss

Die Rekonstruktion der zentralen Argumente aus der Schrift von Binding und Hoche, sowie deren Entstehungskontext und Wirkungsgeschichte dokumentieren sehr eindeutig, dass diese Publikation in die Kontinuität eines historischen Entwicklungsprozesses von Überlegungen zur Gestaltung des Lebensendes und zur Möglichkeit der Tötung von Menschen mit vermeintlich lebensunwertem Leben eingebettet ist.

Welche Bedeutung kann nun die Geschichte dieser Euthanasie-Debatten für heutige Diskussionen um Sterbehilfe haben? Hierzu sollen abschließend einige vorläufige Überlegungen formuliert werden:

1. dokumentiert diese Geschichte, dass Überlegungen zur Tötung „lebensunwerten Lebens" keineswegs erst von Politikern oder ideologisierten Bürokraten in der Zeit des Nationalsozialismus erfunden wurden, sondern eine jahrzehntelange Vorgeschichte haben. In dieser Vorgeschichte spielten Wissenschaftler unterschiedlicher Disziplinen eine zentrale Rolle, nämlich als Urheber einer rationalen Rechtfertigung für das auch gesetzlich zulässige Töten von unheilbar Kranken.
2. zeigt diese Geschichte, dass das Argument der Autonomie von Anfang an verknüpft war mit Bestimmungen vom „Wert" des Lebens für den Betroffenen und die Gesellschaft – wobei die Bindung an die gesellschaftliche Bewertung teils direkt und offen, teils eher implizit erfolgte.
3. verweist diese Geschichte darauf, dass alle Rechtfertigungen für eine Freigabe der Tötung von „Blödsinnigen", „unheilbar Geisteskranken" oder auch Bewusstlosen, die das Argument des „Mitleids" benutzen, regelmäßig einen problematischen Analogieschluss zum Leiden körperlich Kranker verwenden und gleichzeitig offen oder verdeckt ebenso regelmäßig mit einer Bewertung vom „Lebenswert" für den Betroffenen und sein soziales Umfeld argumentieren. Dabei erfolgt die Bestimmung des „Lebenswerts" bei psychisch Kranken und Bewusstlosen ohne weitere Reflexion durch Zuschreibungen von außen.
4. dokumentiert die Geschichte, dass der Schritt von einem uneingeschränkten Lebensrecht für alle Menschen hin zu einem nur bedingten Lebensrecht offensichtlich immer an die Definition von Kriterien für dieses bedingte Lebensrecht gebunden war. Bereits bei dem ersten und fundamentalen Schritt, nämlich überhaupt die Tötung unheilbar Kranker zuzulassen, war die Festlegung der konkreten Kriterien für ein „lebenswertes" bzw. ein „lebensunwertes" Leben ein Gegenstand kontroverser Diskussionen. Viele der historischen Akteure, wie etwa Hufeland bereits kurz nach 1800, ebenso Hoche oder Meltzer in den 1920er Jahren, thematisierten explizit die Abhängigkeit der genauen Kriterien für diese Grenzziehung vom politischen und insbesondere vom ökonomischen Kontext.

Die spezifischen politischen Rahmenbedingungen des Nationalsozialismus sowie des Krieges zeigen, wie die radikalste Konsequenz des in diesen Diskussionen angelegten Potentials aussehen kann.

Diese Ergebnisse der historischen Betrachtung sind deutliche Argumente gegen drei zentrale Begründungen *für* die aktive Euthanasie heute, nämlich

1. gegen die Behauptung, dass die nationalsozialistischen Krankentötungen nur das Resultat einer vom NS-Regime den Ärzten aufgezwungenen Ideologie sei;
2. gegen die Behauptung, dass das heutige Insistieren auf der Autonomie der Betroffenen ein zentrales Differenzkriterium gegenüber allen historischen Debatten sei; und
3. gegen die Behauptung, dass Kriterien für die Zuschreibung von vermindertem Lebenswert gegen Veränderungen durch sich wandelnde politische und ökonomische Kontexte abgesichert werden könnten.

Abschließend sei angemerkt, dass bei allen normativen Aussagen und rechtlichen Grenzsetzungen konstitutiv die Erfahrungen der betroffenen Autoren und Gesellschaft in die Auswahl und Bewertung von Argumenten mit eingehen. Daraus ergibt sich, dass es keine Notwendigkeit der Beweisführung *für* die Bedeutung historischer Erfahrung zur aktuellen Sterbehilfe-Debatte gibt, sondern dass die Beweislast vielmehr auf Seiten derjenigen liegt, die jegliche Bedeutung der Geschichte verneinen.

Literatur

Benzenhöfer, U. (1999): Der „gute Tod". Euthanasie und Sterbehilfe in Geschichte und Gegenwart. Beck, München.

Binding, K.; Hoche A. (1920): Die Freigabe der Vernichtung lebensunwerten Lebens. Ihr Maß und ihre Form. Meiner, Leipzig.

Borchardt [o. V.] (1922): Gesetz über die Freigabe der Tötung unheilbar Geistesschwacher. Deutsche Strafrechtszeitung 9: 206-210.

Bresler, J. (1920): Karl Bindings „letzte Tat für die leidende Menschheit". Psychiatrisch-Neurologische Wochenschrift 22: 289-290.

Bumke, O. (1932): Diskussion zum Vortrag Faltlhauser „Zur Frage der Sterilisierung geistig Abnormer". Allgemeine Zeitschrift für Psychiatrie 96: 373.

Faulstich, H. (1998): Hungersterben in der Psychiatrie 1914-1949. Mit einer Topographie der NS-Psychiatrie. Lambertus, Freiburg i. Br.

Fichtner, G. (1976): Die Euthanasiediskussion in der Zeit der Weimarer Republik. In: Eser A. (Hrsg.) Suizid und Euthanasie als human- und sozialwissenschaftliches Problem. Enke, Stuttgart, S. 24-40.

Fuchs, P.; Rotzoll M.; Müller U. et al. (Hrsg.) (2007): „Das Vergessen der Vernichtung ist Teil der Vernichtung selbst": Lebensgeschichten von Opfern der nationalsozialistischen „Euthanasie". Wallstein, Göttingen.

Funke, A. (2002): Der Psychiater Alfred Erich Hoche und „Die Freigabe der Vernichtung lebensunwerten Lebens". In: Grün B.; Hofer G.; Leven K. H. (Hrsg.) Medizin im Nationalsozialismus. Die Freiburger Medizinische Fakultät und das Klinikum in der Weimarer Republik und im „Dritten Reich". P. Lang, Frankfurt am Main, S. 76-91.

Gaupp, R. (1920): Literaturübersicht. Deutsche Strafrechtszeitung 7: 332-337.

Gerkan, R. (1913): Euthanasie. Das monistische Jahrhundert 2, Heft 7: 169-173.

Große-Vehne, V. (2005): Tötung auf Verlangen (§ 216 StGB), „Euthanasie" und Sterbehilfe. Reformdiskussion und Gesetzgebung seit 1870. BWB, Berlin.

Haeckel, E. (1877): Ueber die heutige Entwickelungslehre im Verhältnisse zur Gesamtwissenschaft. In: Amtlicher Bericht der 50. Versammlung der Deutschen Naturforscher und Aerzte in München vom 17. bis 22. September 1877. München.

Haeckel, E. (1904): Die Lebenswunder. Stuttgart.

Heyse, P. (1886): Auf Tod und Leben. Novelle (1885). In: Ders., Himmlische und irdische Liebe, 2. Aufl. Hertz, Berlin, S. 229-316.

Heyse, P. (1888): Die schwerste Pflicht. Trauerspiel in einem Act. In: Ders., Gesammelte Werke. Erste Reihe, Band V. Cotta/Klemm, Stuttgart etc., S. 483-511.

Huch, R. (1980): Der Fall Deruga (1917). Ullstein, Frankfurt am Main.

Huerkamp, C. (1985): Der Aufstieg der Ärzte im 19. Jahrhundert. Vom gelehrten Stand zum professionellen Experten. Vandenhoeck & Ruprecht, Göttingen.

Hufeland, C. W. (1803): Die Verhältnisse des Arztes. Neues Journal der practischen Arzneikunde und Wundarzneiwissenschaft 16, 3. Stück: 5-36.

Jost, A. (1895): Das Recht auf den Tod. Sociale Studie. Dieterich, Göttingen.

Kihn, B. (1932): Die Ausschaltung der Minderwertigen aus der Gesellschaft. Allgemeine Zeitschrift für Psychiatrie 98: 387-404.

Labisch, A. (1992): Homo hygienicus. Gesundheit und Medizin in der Neuzeit. Campus, Frankfurt am Main.

Linder, J.; Ort, C. M. (2000): „Recht auf den Tod – Pflicht zu sterben". Diskurse über Tötung auf Verlangen, Sterbehilfe und „Euthanasie" in Literatur, Recht und Medizin des 19. und frühen 20. Jahrhunderts. In: Barsch A.; Hejl P. M. (Hrsg.): Menschenbilder. Zur Pluralisierung der Vorstellung von der menschlichen Natur (1850-1914). Suhrkamp, Frankfurt am Main, S. 260-319.

Meltzer, E. (1925): Das Problem der Abkürzung „lebensunwerten Lebens". Marhold, Halle/Saale.

Meyer, J. E. (1988): „Die Freigabe der Vernichtung lebensunwerten Lebens" von Binding und Hoche im Spiegel der deutschen Psychiatrie vor 1933. Nervenarzt 59: 85-91

Müller-Seidel, W. (1999): Alfred Erich Hoche. Lebensgeschichte im Spannungsfeld von Psychiatrie, Strafrecht und Literatur. München.

Nietzsche, F. (1985): Götzendämmerung oder wie man mit dem Hammer philosophiert (1888). Frankfurt am Main.

Reil, J. C. (1816): Euthanasia, oder von den Hülfen, erträglich zu sterben. In: Ders. Entwurf einer allgemeinen Therapie. Curt, Halle/Saale.

Roelcke, V. (2006): „Ars moriendi" und „euthanasia medica": Zur Neukonfiguration und ärztlichen Aneignung normativer Vorstellungen über den „guten Tod" um 1800. In: v. Engelhardt D.; Joerden J. C.; Jordan J. (Hrsg.): Sterben und Tod bei Heinrich von Kleist und in seinem historischen Kontext (= Beiträge zur Kleist-Forschung 18). Königshausen & Neumann, Würzburg, S. 29-44.

Roth, K. H.; Aly, G. (Hrsg.) (1984): Erfassung zur Vernichtung. Von der Sozialhygiene zum „Gesetz über Sterbehilfe". Verlagsgesellschaft Gesundheit, Berlin.

Schmuhl, H. W. (1992): Rassenhygiene, Nationalsozialismus, Euthanasie. Von der Verhütung zur Vernichtung „lebensunwerten Lebens", 1895-1945. 2. Aufl. Vandenhoeck & Ruprecht, Göttingen.

Stolberg, M. (2007): Active euthanasia in pre-modern society, 1500-1800. Learned debates and popular practices. Social History of Medicine 20: 205-221.

Storm, T. (1986): Ein Bekenntnis (1887). In: Ders., Sämtliche Werke, Band 4, hrsg. v. P. Goldammer, 6. Aufl. Aufbau, Berlin/Weimar, S. 197-250.

Tille, A. (1894): Charles Darwin und die Ethik. Die Zukunft 8: 302-314.

Weikart, R. (2002): Darwinism and Death. Devaluing Human Life in Germany 1859-1920. Journal of the History of Ideas 63: 323-344.

Welsh, C. (2007): „Die Dunkelheit hinter dem Stirnportal". Begegnungen von Literatur und Hirnforschung. Jahrbuch Literatur und Medizin 1: 95-111.

Probleme der Auswertung psychiatrischer Krankengeschichten im Hinblick auf die Krankenmordaktionen des Zweiten Weltkriegs: Das Beispiel Berlin-Wittenau

Thomas Beddies

Zusammenfassung

Unter Berücksichtigung zweier Untersuchungen, die sich mit der Auswertung psychiatrischer Patientengeschichten aus der NS-Zeit beschäftigten (Wittenauer Heilstätten Berlin, Archivbestand R 179 der NS-„Euthanasie"), werden Bedingungen der Nutzbarmachung dieses Quellenmaterials für die historische Forschung diskutiert. Bei der quantitativen Auswertung erwiesen sich die Patientenunterlagen als informative Quellengruppe, die sowohl hinsichtlich der medizinischen Versorgung als auch des administrativen Umgangs mit psychisch Kranken wichtige Aufschlüsse zuließen. Bei der Untersuchung des Bestandes R 179 trat ein individualisierender Aspekt hinzu, der in die Publikation von Opfer-Biografien mündete. Integrationsleistung und Attraktivität dieser „Fallgeschichten" liegen darin begründet, dass sowohl der Patient und sein Schicksal sichtbar werden als auch eine Regelhaftigkeit im Umgang mit den Patienten belegbar wird. Erforderlich ist eine hohe historische Aufmerksamkeit und kritische Sensibilität im Entstehungsprozess dieser durch Empathie und Interesse sich auszeichnenden Patientenbiografien. Abschließend werden Aspekte des historiographischen Potentials psychiatrischer Fallakten für die Erschließung kollektiver Erinnerungen und ihrer kulturhistorischen Bedeutung diskutiert.

In der Geschichtsschreibung und insbesondere in der Medizingeschichtsschreibung ist für die beiden vergangenen Dekaden ein wachsendes Interesse an Fällen (in ihrer Materialisierung als historische Quellen also: an fallbezogenen Krankenakten) zu konstatieren (Ralser, 2006; Meier und Germann, 2006; Brändli-Blumenbach, Lüthi, Spuhler, 2009). Dabei kann insbesondere die systematische Auswertung psychiatrischer Patientenunterlagen bereits auf eine gewisse Tradition zurückblicken (Tagungsbericht 2006; Tagungsbericht 2007). Im Folgenden sollen unter besonderer Berücksichtigung zweier Untersuchungen, die sich vornehmlich mit der planmäßigen Erschließung und Auswertung von Patientengeschichten aus der Zeit des Nationalsozialismus beschäftigten, Möglichkeiten und Grenzen der Nutzbarmachung dieses seriell und in großem Umfang überlieferten Quellenmaterials für die historische Forschung diskutiert werden.

Es handelt sich dabei zunächst um eine die Jahre 1919 bis 1960 umfassende Untersuchung von Patienten der Wittenauer Heilstätten in Berlin, die 1999 mit der Publikation des Ergebnisberichtes abgeschlossen werden konnte (Beddies und Dörries, 1999; Dörries und Beddies, 2003). Zum anderen soll ergänzend das Heidelberger Projekt zur wissenschaftlichen Erschließung und Auswertung des Krankenaktenbestandes R 179 der NS-„Euthanasie" im Bundesarchiv Berlin (2002 bis 2006) herangezogen werden, dessen Ergebnisse in einem ersten Band mit Opfer-Biografien 2007 vorgelegt wurden (Fuchs, 2007) ein zweiter Band, der sich auf die Darstellung der empirisch-quantitativen Ergebnisse der Untersuchung konzentriert, erscheint voraussichtlich 2010 (Fuchs, 2007a).

Während der 1995 in Berlin-Reinickendorf begonnenen Auswertung einer repräsentativen Stichprobe von 4.000 Krankenakten der ehemaligen Wittenauer Heilstätten (später: Karl-Bonhoeffer-Nervenklinik) noch eine gewisse Pionierrolle zugesprochen werden kann, begann die Arbeit mit den Akten des Bestandes R 179 erst, nachdem das Berliner Projekt bereits abgeschlossen worden war. Hier konnten also Erfahrungen weitergegeben werden, und zwar nicht nur in praktischen Fragen, etwa den Aufbau einer Datenbank und die Datenpflege betreffend, sondern auch grundsätzlichere Hinweise und Warnungen, beispielsweise hinsichtlich der Begrenztheit quantitativer Erhebungen oder der Schwierigkeiten hinsichtlich der Operationalisierbarkeit von Variablen. Auf einige dieser Punkte wird im Folgenden noch einzugehen sein.

Unter dem Gesichtspunkt der Vergleichbarkeit beider Untersuchungen ist darauf hinzuweisen, dass sich das Berliner Projekt auf die Untersuchung der Klientel einer einzigen psychiatrischen Anstalt konzentrierte. Nicht alle Patienten der Wittenauer Heilstätten wurden in die Aktionen zur Vernichtung „lebensunwerten Lebens" während des Zweiten Weltkriegs einbezogen, wenn sie auch alle den spezifischen Bedingungen der Psychiatrie in der NS-Zeit ausgesetzt waren und sich potentiell immer in der Gefahr befanden, den verschiedenen Tatkomplexen der Krankentötungen ausgeliefert zu werden. Auf Grund der Überlieferung war dies vor allem für die sogenannte Kinder-„Euthanasie" der Jahre 1939-1945 und der sogenannten dezentralen „Euthanasie", deren Umsetzung in den Wittenauer Heilstätten Anfang 1942 begann, nachzuweisen.

Im Gegensatz dazu beschäftigte sich die Heidelberger Untersuchung ausschließlich mit den Patientenunterlagen von Opfern der sogenannten „Aktion T4", also der Gasmordaktion der Jahre 1940/41. Diese Unterlagen stammen aus Heil- und Pflegeanstalten praktisch des gesamten Deutschen Reichs und der annektierten Gebiete, deren Patienten in die Aktion einbezogen wurden; die Akten brechen regelmäßig mit dem Abtransport bzw. der Tötung der Patienten in den Jahren 1941/42 ab.

Trotz dieser unterschiedlichen Provenienz der bearbeiteten Quellen ist festzustellen, dass es sich bei beiden Projekten um die gleiche Quellengattung, nämlich um psychiatrische Krankenakten, handelt, insofern also auch eine direkte Vergleichbarkeit beider Untersuchungen gegeben ist.

Das Berliner Projekt war von vornherein als eine ganz weitgehend quantitative Auswertung der Patientenunterlagen angelegt. Ziel der Untersuchung war eine patientenorientierte Geschichtsschreibung – eine „Patientenbeschreibung" – als Beitrag zur Sozialgeschichte der Medizin. Im Fokus der Betrachtung standen damit die Patienten einer großstädtischen Heil- und Pflegeanstalt in der Zeit zwischen dem Ende des Ersten Weltkriegs und dem Bau der Berliner Mauer 1961; Menschen also, die in der Folge psychischer Erkrankung oder geistiger Behinderung stationär in die Anstalt aufgenommen worden waren und häufig über einen längeren Zeitraum dort verblieben. Dabei sollte es nicht allein um eine historische Untersuchung von Krankheit und Versorgung im Bereich einer medizinischen Disziplin gehen. Vielmehr war beabsichtigt, anhand der überlieferten Krankengeschichten vor allem auch die weiteren Lebensumstände der Patienten, ihr soziales Umfeld, den medizinischen wie auch administrativen Umgang mit ihnen und ihren Angehörigen vor dem jeweiligen ereignisgeschichtlichen Hintergrund zu betrachten. Unter Berücksichtigung der sozialen, ökonomischen und auch kulturellen Aspekte sollte im Ergebnis ein möglichst scharf umrissenes Bild der Klientel einer großen psychiatrischen Versorgungseinrichtung in drei politischen Systemen entstehen. Dabei war der Fokus klar auf die NS-Zeit gerichtet; die Zeit der Weimarer Republik und dann etwa bis zum Mauerbau sollte vergleichend auf die Jahre zwischen 1933 und 1945 bezogen werden.

Sowohl hinsichtlich der Quellengruppe als auch hinsichtlich der Analyse-Methode wurde damit Neuland betreten, und schon von daher hatte die Untersuchung zwei grundsätzlichen Schwierigkeiten zu begegnen: Es konnte nur auf ganz wenige publizierte Erfahrungen zurückgegriffen werden und im Hinblick auf die Einordnung der Ergebnisse bestand ein eklatanter Mangel an Vergleichszahlen.

Immerhin hatte Daniel Greenstein 1994 in Großbritannien unter anderem auf die notwendige Ergänzung und Verifizierung der aus den Krankengeschichten erhobenen Daten aus anderen Quellen hingewiesen (Statistiken, Jahresberichte, Aufnahme- und Entlassungsbücher etc.). Außerdem hatte er auch zu bedenken gegeben, dass in der Quelle „Krankenakte" der Alltag der Krankenversorgung nicht notwendigerweise vollständig dokumentiert würde und damit auch kaum in Gänze rekonstruierbar sei (Greenstein, 1994). Die psychiatrische Krankengeschichte spiegelt eben nicht die Summe aller diagnostischen, therapeutischen, pflegerischen etc. Maßnahmen wider, sondern lediglich die Summe aller dokumentierten Maßnahmen. Zu fragen war dementsprechend: Was wurde warum nicht dokumentiert und auf welchem Wege wären diese Informationen evtl. zu ergänzen?

Angesichts der umfangreichen Überlieferung wurde bereits in einem frühen Stadium der Projektplanung entschieden, dass nur ein repräsentativer Anteil des

Gesamtbestandes mittels EDV ausgewertet werden sollte. Für die eigentliche Analyse wurde eine in Bezug auf Zeit- und Personalaufwand praktikable Stichprobe aus den Jahren 1919-1960 (N = ca. 50.000) von 4.000 Akten (entsprechend 8% gezogen). Damit war in einer gewissen Zwangsläufigkeit auch die Entscheidung für eine überwiegend quantitative Untersuchung gefallen (Beddies, 2002).

Auch die Heidelberger Untersuchung, die 3.000 (entsprechend 10%) der rund 30.000 überlieferten Akten des T4-Bestands erfasste, war im Ansatz zunächst quantitativ ausgelegt. Zur Gewinnung eines Gesamtbildes der für die Krankentötung selektierten Patienten sollten anhand der repräsentativen Stichprobe soziodemografische Merkmale und Selektionskriterien herausgefiltert werden. Erst im Laufe der Bearbeitung trat ein individualisierender Aspekt der Untersuchung zunehmend stärker in den Vordergrund, der schließlich zur Publikation einer ganzen Reihe von „Lebensgeschichten von Opfern der nationalsozialistischen ‚Euthanasie'" führte (Fuchs, 2007).

Bei den untersuchten Akten beider Projekte handelte es sich – um hier genau zu sein – um eine repräsentative Auswahl aus allen noch vorhandenen Krankengeschichten, nicht jedoch um eine repräsentative Auswahl der Krankengeschichten aller in die Wittenauer Heilstätten aufgenommenen bzw. aller in die Aktion T4 einbezogenen Patienten. Um diesen Unterschied näher bestimmen zu können, war es notwendig, sich über die Überlieferungsgeschichte der Bestände Klarheit zu verschaffen: Wie viele Akten waren an sich zu erwarten, wie groß war die tatsächliche Zahl? Bezog sich ein eventueller Aktenschwund gleichmäßig auf den gesamten Bestand oder nur auf eine Teilüberlieferung? Wie wäre der Aktenschwund zu erklären: administrativ (Mitgabe bei Verlegung), äußere Ursachen (Feuer, Wasser, Krieg), selektive Vernichtung (politisch motiviert oder aufgrund gesetzlicher Aufbewahrungsfristen)? Diese Forschungen zur Geschichte des Bestandes waren in vielerlei Hinsicht gleichbedeutend mit der Erforschung der Geschichte der Institution bzw. der Ereignisgeschichte der Aktion T4 (Beddies, 1999a; Sandner, 1999; Sandner, 2003).

Für die Berliner Untersuchung ist noch auf eine grundsätzliche Entscheidung im Umgang mit den Akten hinzuweisen. Krankengeschichten, zumal psychiatrische Krankengeschichten, weisen hinsichtlich ihrer Nutzung als historische Quellen die erhebliche Schwierigkeit einer häufig kaum durchschaubaren Gemengelage von Schein und Sein in diesen Unterlagen auf. Stellt man an das eine Ende einer „Skala historischer Rationalisierbarkeit" etwa den komplett ausgefüllten und gut lesbaren Laborzettel mit dem Ergebnis einer Blutuntersuchung, so gehört an das andere Ende vielleicht die detailliert geschilderte soziale Erfolgsgeschichte eines Patienten, die sich letztlich als Größenwahnvorstellung eines Paralytikers herausstellt. Zwischen diesen Extremen sind die in Bezug auf Form, Inhalt, Ursprung und Entstehungszeitpunkt stark differierenden Nachrichten angesiedelt. Bezeichnend ist dabei auch die häufig vielfache Brechung der Informationen („Hausarzt gibt an, der Bruder des Patienten habe ihm berichtet, dass schon der Vater stark getrunken habe, auch soll die Mutter nervös gewesen sein"). Den Schwierigkeiten der Erfassung gerade auch der nicht verifizierbaren Sozialdaten und Biografien der Patienten konnte letztlich nur auf einem Wege begegnet werden. Es wurde entschieden, den Angaben der Patienten und denen der Angehörigen grundsätzlich zu glauben. Ergaben sich unauflösbare Widersprüche in den Mitteilungen, so wurden diese nicht verwertet.

Für die Dateneingabe wurde die letzte Aufnahme der Patienten als Bezugspunkt gewählt. Dabei war zu fordern, dass die Mitglieder der Arbeitsgruppe gleiche Sachverhalte möglichst auch gleich eingeben würden (Gleiches war als gleich zu erkennen und gleich zu benennen). Außerdem wurde kontinuierlich eine Überprüfung der ermittelten Daten mit Rechtschreibkontrolle und Kategorisierung durchgeführt (Datenpflege).

Allerdings stellte sich bei der Bearbeitung sehr bald heraus, dass die einfache Übernahme bestimmter Daten aus den Akten nicht ausreichte. So sagte etwa die Angabe des erlernten Berufes nichts über die tatsächlich ausgeübte Tätigkeit und die soziale Stellung des Patienten oder der Patientin zum Zeitpunkt der Aufnahme aus. Eine soziale Kategorisierung nicht berufstätiger Frauen konnte in der Regel nur über eine entsprechende Einschätzung des Ehemannes erfolgen. Auch aus der einfachen Übernahme des angegebenen Familienstandes konnte kaum auf die Lebenswirklichkeit eines geschiedenen Patienten oder einer verwitweten Patientin geschlossen werden.

Bemühungen, diesen Realitäten durch immer neue und komplexere Varianten des Erhebungsbogens gerecht zu werden, das ist in aller Deutlichkeit zu sagen, musste zwangsläufig das vollständige Gelingen versagt bleiben. Es ist zwar sicherlich festzustellen, dass abhängig vom Interessenschwerpunkt des Forschers das Hilfsmittel der Datenbank mehr oder weniger nützlich ist. Aber man muss auch konstatieren, dass es letztlich gar nicht gelingen kann, die vielschichtigen und verzweigten Lebensläufe und Patientenkarrieren in ein letztlich doch immer simples Ja-Nein-Schema zu bringen, so verschachtelt es zuletzt auch sein mag. In allen Bereichen sind nicht nur unvermeidbare Nivellierungen die Folge, so dass die Sachverhalte in dem Versuch, ihre Komplexität durch Kategorisierungen zu reduzieren, neu konfiguriert werden. Die präzise Abbildung einer Vielzahl und Vielschichtigkeit von Lebenswirklichkeiten mit den letztlich doch eingeschränkten und einschränkenden Möglichkeiten der elektronischen Datenverarbeitung muss zwangsläufig zu Vereinfachungen führen, die nur dann zu rechtfertigen sind, wenn sie transparent und nachvollziehbar bleiben und in einem Prozess ständiger Verbesserung möglichst geringgehalten werden.

Trotz dieser Einschränkungen ist festzustellen: Die Krankenakten haben sich als eine informative Quellengruppe erwiesen, die sowohl über die medizinische Versorgung als auch über den administrativen Umgang mit psychisch kranken Männern, Frauen und Kindern mit den erwähnten Einschränkungen wichtige Aufschlüsse zulassen. So war es möglich, Entwicklungen des Diagnose- und Therapiespektrums, der Aufenthaltsbedingungen, aber auch der Gegebenheiten außerhalb des Krankenhauses vor allem im Hinblick auf die beiden zeitlichen Eckpunkte 1933 und 1945 zu verfolgen und darzustellen. Die größte Herausforderung der Untersuchung war dabei die Sichtbarmachung von Konstanz und Wandel während der vier Jahrzehnte des Berichtszeitraumes. Nicht zuletzt die Namenswechsel der Institution vom „Irrenhaus" über die „Heilstätten" bis hin zur „Klinik" geben Hinweis darauf, dass sich interne Gegebenheiten, Funktion und Selbstverständnis der Institution und auch der Psychiatrie änderten.

Letztlich bestätigte sich so für die Untersuchung der Patientenunterlagen der Wittenauer Heilstätten die Einschätzung Daniel Greensteins, der für die computergestützte quantitative Analyse historischer Krankenakten insbesondere das Bewusstsein für die Grenzen der Information, die Einbeziehung des Kontextes und die notwendige Selbstkritik bei der Analyse fordert, gleichzeitig aber auch Bedenken hinsichtlich der fraglichen historischen Bedeutung von Krankenakten, der Gefahr einer rein naturwissenschaftlichen Sicht sowie des Zeitaufwands zerstreut (Greenstein, 1994).

Das Heidelberger Projekt ging – wie oben dargestellt – bei der Untersuchung der Patientenunterlagen der Opfer der Krankenmordaktion T4 über die rein quantitative Auswertung einer repräsentativen Stichprobe hinaus und veröffentlichte insgesamt 23 exemplarische Lebensgeschichten, die auf der Basis der Patientenunterlagen (re-)konstruiert wurden.

Eine besondere Integrationsleistung und Attraktivität dieser „Fallgeschichten" liegt zweifellos darin begründet, dass sie paradoxerweise sowohl vom Besonderen/Einzelnen handeln als auch vom Allgemeinen. Denn das grundlegende Prinzip der Fallgeschichte ist die Reihung vieler Einmaligkeiten zu einer Serie; die Generalisierung von Einzelfallbeobachtungen macht die Fallgeschichte zu einem populären Medium des Wissenschaftsdiskurses. So ist es möglich, das kranke Individuum und sein Schicksal sichtbar zu machen; gleichzeitig kann aber auch eine Systematik, eine Regelhaftigkeit im Umgang mit einer Vielzahl von Patienten belegt werden.

Allerdings lassen sich aus psychiatrischen Krankenakten nicht ohne weiteres Bilder vom individuellen Menschen gewinnen – allzu enggeführt und fragmentarisch sind häufig die ärztlichen Aufzeichnungen in den Akten. Dem widerspricht auch nicht, dass geradezu regelmäßig Elemente des (Auto-)Biografischen in den Unterlagen zu finden sind, indem etwa eine subjektive Selbstschau oder individuelle Lebens- und Schicksalsdeutungen in authentischen Zitaten oder in Selbstzeugnissen und Korrespondenzen dokumentiert werden. Diese Elemente in den Krankenblättern zu entdecken und sie als unabhängige Fragmente der Personalität der Patientin, des Patienten sprechen zu lassen, erfordert zweifellos eine hohe historische Aufmerksamkeit und kritische Sensibilität, doch kann auf diesem Wege im Idealfall durch den Prozess des Erzählens auf der Grundlage anamnestischer und familienanamnestischer Informationen der Fall zur Fallgeschichte werden, zu einer durch Empathie und Interesse sich auszeichnenden Patientenbiografie. Den Mitgliedern der Heidelberger Arbeitsgruppe ist dies in methodisch reflektierten und konzentrierten Darstellungen in bemerkenswerter Weise gelungen (Richter, 2007; Müller, 2007).

Mit dem analytischen Instrument der Fallgeschichte eine Systematik, eine Regelhaftigkeit im Umgang mit den Patienten nachzuweisen, gleichzeitig aber auch den einzelnen Patienten und sein Schicksal herauszuheben und sichtbar zu machen: Dieser Widerstreit ist allerdings nicht einfach in der Unterscheidung zwischen „qualitativer" und „quantitativer" Analyse aufzulösen. Denn indem der Einzelfall in einer qualitativen Analyse stets als Fall von etwas Generellem und damit in direkter Beziehung zu einer Vielzahl anderer Fälle gesehen wird, besteht immer auch die Gefahr (willkürlich ausgewählte!) Einzelfälle ins Regelhafte auszuweiten; ebenso wie es auf der anderen Seite kaum vermieden werden kann, einmal erkannte und anerkannte Regeln und Systematiken auf Einzelfälle anzuwenden. In diesem Sinne kann es also keine ausschließlich „qualitative" oder ausschließlich „quantitative" Untersuchungsmethode geben; Elemente der jeweils anderen Vorgehensweise werden immer mit einfließen.

Aus diesem Phänomen ergeben sich weitere konkrete Gefahren oder Versuchungen, über die es gilt, sich Rechenschaft abzulegen: Kann im Rahmen der Untersuchung dem Reiz widerstanden werden, den Einzelfall regelrecht zu konstruieren, um ihn als Bestätigung einer Regel einzusetzen? Im Extrem würde die Fallgeschichte damit zur Fiktion, entstanden aus einer Vielzahl von Fällen, allein in der Form der empirischen Erkenntnis nachgebildet, ansonsten aber eben ein Konstrukt.

Und: Gibt es überhaupt eine Varianz des einzelnen Falles unter sehr vielen Fällen. Gewährleistet also der Fokus auf den einzelnen Fall tatsächlich eine Wiedergewinnung von Individualität, oder ist nicht das als Fall verstandene Einzelschicksal typisiert und somit eben gerade entindividualisiert, eben zum bloßen Fall geworden, der pars pro toto zu nehmen ist?

Und schließlich ist daraus eine weitere quellenkritische Frage abzuleiten: Kann es nicht sein, dass bereits die im Kleid der psychiatrischen Patientenakten dem Forscher entgegentretenden Fälle der Krankenmord-Opfer nur ein Konstrukt, eine Finte sind, etwa um die vorgeschobene Indikation des „Gnadentodes" zu bestätigen und die Medizin, in diesem Fall die Psychiatrie, als wissenschaftlichen Deckmantel zu nutzen, um andere Motive, wie die Beseitigung unnützer Esser, eklatanten Bettenmangels und weitere utilitaristische Erwägungen und Motive zu verschleiern? Dieses Argument ist zumindest für die sog. zweite, die dezentrale Phase der Krankenmorde nicht völlig von der Hand zu weisen.

Es wäre in diesem Zusammenhang zu diskutieren, inwieweit man der zeitgenössischen Struktur und Logik der Akten und den damaligen Wertvorstellungen ihrer Verfasser überhaupt folgen sollte. Was bringt es, so wäre etwa zu fragen, heute an Erkenntnisgewinn, wenn in direkter Anlehnung an zeitgenössische Fragestellungen (und „Wert"-Vorstellungen) eine klare Verbindungslinie zwischen Fürsorgeerziehung, Psychopathie, Berufsverbrechertum und der Erblichkeit dieser Faktoren hergestellt wird? Oder von Labilität, juveniler Schizophrenie, Ehelosigkeit, Berufstätigkeit von Frauen und Rassefragen? Hier hat sich der heutige Bearbeiter und Forscher immer wieder selbst zur Ordnung zu rufen und zur Ordnung rufen zu lassen, um nicht noch 50 Jahre nach den Ereignissen alten Rattenfängerweisen nachzufolgen.

Schlussgedanke

Tötungen in den Dimensionen der Krankenmordaktionen „T4" und der sogenannten dezentralen „Euthanasie", denen insgesamt mehrere hunderttausend Menschen zum Opfer fielen, sind zunächst kaum anders als auf der Verwaltungs- und Statistik-Ebene zu erschließen. Namen, Zahlen und Fakten hinsichtlich der Tatkomplexe, der Täter und Opfer sind akribisch zu recherchieren, zu sammeln und nach sorgfältig erarbeiteten hermeneutischen Kriterien zu dokumentieren und zu deuten.

In kollektiver Perspektive demonstriert das so erschlossene „Material" jedoch allenfalls – wenngleich auf hohem Niveau – die Rahmenbedingungen, die generellen Selektionskriterien sowie die Dimensionen des Krankenmordes, zwangsläufig kann auf diesem Weg in nur unzureichender Weise den bedrückenden Leidenswegen einzelner Opfer dieser Taten nachgegangen werden, die ihre ganze Dramatik erst im Individuellen, in der „anstaltszerbrochenen und vernichteten Biografie der einzelnen Patientin" (W. U. Eckart) entfalten. Erst indem Einzelschicksale aus dem spröden Aktenmaterial herausgelöst werden, werden die Opfer nicht nur aus der kollektiven Anonymität, sondern auch aus der ihnen durch die Akteure des Krankenmordes bewusst zugewiesenen Inferiorität und „Wert"-Losigkeit herausgehoben. Gleichzeitig eröffnet die Analyse zahlreicher Krankenblätter in wohl einzigartiger Weise den Zugang zu einer Vielzahl individueller Erinnerungen und Informationen. In der Zugriffsmöglichkeit auf diese personenbezogenen Überlieferungen liegt – auch über den engeren Zusammenhang nationalsozialistischer Verbrechen hinaus – ganz wesentlich das historiographische Potential psychiatrischer Fallakten. Hier überschreitet die historische Beschäftigung mit dem Material auch den Bereich der Sozial- oder Gesellschafts- hin zur Kulturgeschichte. Die Kulturgeschichte beschreibt, wie Menschen Kultur schaffen, artikulieren und benutzen; sie zeigt, wie Kultur die Menschen über das individuelle Wollen und das bewusste Verständnis hinaus bestimmt. Dabei ist hier mit Kultur im Sinne des Anthropologen Clifford Geertz, jenes Geflecht von Bedeutungen gemeint, „in dem Menschen ihre Erfahrungen interpretieren und nach denen sie ihr Handeln ausrichten." (Geertz, 1959) Nach dieser Lesart ist Kultur unverzichtbar auf Erinnerungen angewiesen, weil Orientierung nun einmal Erfahrung und damit auch Erinnerung braucht. Die überlieferten psychiatrischen Krankengeschichten bieten ein schier unerschöpfliches Reservoir dieser Erinnerungen, auf sie zurückzugreifen, eröffnet exzeptionelle – und noch immer weitgehend ungenutzte – Möglichkeiten zum Verständnis der Entstehung kollektiver Erinnerungen und ihrer kulturhistorischen Rahmenbedingungen.

Literatur

Beddies, T. (1999a): Zur Geschichte der Karl-Bonhoeffer-Nervenklinik, ehem. Wittenauer Heilstätten, ehem. Irrenanstalt der Stadt Berlin zu Dalldorf. In: Beddies T.; Dörries A. (Hrsg.) Die

Patienten der Wittenauer Heilstätten in Berlin 1919 bis 1960 (Abhandlungen zur Geschichte der Medizin und der Naturwissenschaften 91). Matthiesen Verlag, Husum, S. 37-205.

Beddies, T. (2002): Zur Methodologie der wissenschaftlichen Auswertung psychiatrischer Krankengeschichten. Vortrag auf der Internationalen Tagung „Psychiatrie in Binswangers Klinik ‚Bellevue' 1857-1950: Diagnosen – Therapie – Arzt-Patient-Beziehung", 4.-6. Oktober 2002, Kongreßzentrum des Klinikums der Universität. http://w210.ub.uni-tuebingen.de/dbt/volltexte/2002/637.

Beddie,s T.; Dörries, A. (Hrsg.) (1999): Die Patienten der Wittenauer Heilstätten in Berlin 1919 bis 1960 (Abhandlungen zur Geschichte der Medizin und der Naturwissenschaften 91). Matthiesen Verlag, Husum.

Brändli-Blumenbach, S.; Lüthi, B.; Spuhler, G. (Hrsg.) (2009): Ein schwieriger Fall. Historische Fallrekonstruktionen zu Medizin, Psychiatrie und Psychologie in der Neuzeit. Campus, Frankfurt am Main 2009 (im Druck).

Dörries, A.; Beddies, T. (2003): The „Wittenauer Heilstätten" in Berlin: A Case-Record Study of Psychiatric Patients in Germany, 1919-1950. In: Porter R.; Wright D. (Hrsg.): The Confinement of the Insane, 1800-1965: International Perspectives. Cambridge University Press, Cambridge, S. 113-136.

Fuchs, P. (2007a): Die Opfer als Gruppe. Eine kollektivbiografische Skizze auf der Basis empirischer Befunde. In: Fuchs P. et al. (Hrsg.) „Das Vergessen der Vernichtung ist Teil der Vernichtung selbst". Lebensgeschichten von Opfern der nationalsozialistischen „Euthanasie". Wallstein. Göttingen, S. 53-72.

Fuchs, P. et al. (Hrsg.) (2007): „Das Vergessen der Vernichtung ist Teil der Vernichtung selbst". Lebensgeschichten von Opfern der nationalsozialistischer „Euthanasie". Wallstein, Göttingen.

Geertz, C. (1959): Form and variation in Balinese village structure. American Anthropologist 61: 991-1012.

Greenstein, D. I. (1994): A Historian's Guide to Computing. Oxford University Press, Oxford.

Meier, M.; Germann, U. (Hrsg.) (2006): Fallgeschichten/Histoires des cas. (Traverse. Zeitschrift für Geschichte/Revue d'histoire 2/2006). Chronos-Verlag, Zürich.

Müller, U. (2007): Metamorphosen – Krankenakten als Quellen für Lebensgeschichten. In: Fuchs P. et al. (Hrsg.) „Das Vergessen der Vernichtung ist Teil der Vernichtung selbst". Lebensgeschichten von Opfern der nationalsozialistischen „Euthanasie". Wallstein, Göttingen, S. 80-96.

Ralser, M. (2006): Der Fall und seine Geschichte. Die klinisch-psychiatrische Fallgeschichte als Narration an der Schwelle. In: Höcker A.; Moser J.; Weber P. (Hrsg.) Wissen. Erzählen. Narrative der Humanwissenschaften. Transcript-Verlag, Bielefeld, S. 115-126.

Richter, P. (2007): Exkurs zur Erforschung von Lebensläufen: Einzelfall und Statistik. In: Fuchs P. et al. (Hrsg.) „Das Vergessen der Vernichtung ist Teil der Vernichtung selbst". Lebensgeschichten von Opfern der nationalsozialistischen „Euthanasie". Wallstein, Göttingen, S. 73-79.

Sandner, P. (1999): Die „Euthanasie"-Akten im Bundesarchiv. Zur Geschichte eines lange verschollenen Bestandes. Vierteljahrshefte zur Zeitgeschichte 47: 385-400.

Sandner, P. (2003): Schlüsseldokumente zur Überlieferungsgeschichte der NS-„Euthanasie"-Akten gefunden. Vierteljahrshefte zur Zeitgeschichte 51: 285-290.

Tagungsbericht (2006): Werkstattgespräch: Qualitative Auswertung psychiatrischer Krankenakten. 08.04.2006, Berlin. In: H-Soz-u-Kult, 09.06.2006, http://hsozkult.geschichte.hu-berlin.de/tagungsberichte/id=1144.

Tagungsbericht (2007): Psychiatrische Krankenakten als Material der Wissenschaftsgeschichte. Methodisches Vorgehen am Einzelfall. 17.05.2007-19.05.2007, Berlin. In: H-Soz-u-Kult, 10.06.2007, http://hsozkult.geschichte.hu-berlin.de/tagungsberichte/id=1602>.

Umsetzung der zentralen und dezentralen Euthanasie in der Heil- und Pflegeanstalt Schwerin-Sachsenberg[1]

Catalina Lange

Zusammenfassung

Die 1830 gegründete Heil- und Pflegeanstalt Schwerin-Sachsenberg folgte nach der Machtübernahme der Nationalsozialisten 1933 den vorgegebenen Zielen der neuen Machthaber: Nach dem Erlass des „Gesetzes zur Verhütung erbkranken Nachwuchses" wurden Patienten der Anstalt dem Erbgesundheitsgericht Schwerin durch Ärzte der Anstalt angezeigt und später sterilisiert. Wie im gesamten Deutschen Reich war dies in der Heilanstalt die Einleitung einer menschenverachtenden Politik, die mit der „T4-Aktion" – der gezielten Selektion bestimmter Patienten und deren Transport aus der Heilanstalt Sachsenberg in die Tötungsanstalt Bernburg – und Ermordung der Patienten vor Ort durch Betäubungsmittel und Hunger zum Tod von einem Großteil der Patienten führte. Das vollständige Ausmaß der Umsetzung nationalsozialistischer Politik in der Heilanstalt Sachsenberg ist bis heute nur unzureichend geklärt, da der große Bestand der Krankenakten noch nicht aufgearbeitet wurde. Dieser Beitrag, dem weitere folgen sollten, versteht sich als einer der ersten Schritte zur Aufarbeitung der Geschichte des „Sachsenberges".

Die Heil- und Pflegeanstalt Schwerin-Sachsenberg wurde 1830 als moderne Klinik eingerichtet und war der erste Neubau einer Klinik innerhalb der deutschen Staaten (Abbildung).[2] In ihrer Gründungszeit fanden sich viele therapeutische Ansätze, die später in der Weimarer Republik weiterentwickelt wurden und immer größere Bedeutung in der Behandlung psychisch Kranker erhielten. Nach der Machtübernahme der Nationalsozialisten passten sich die Ärzte der neuen Politik an: Im Rahmen des „Gesetzes zur Verhütung erbkranken Nachwuchses" zeigten sie Patienten vor dem Erbgesundheitsgericht Schwerin an, so dass viele dieser Patienten sterilisiert wurden. Im Rahmen der sogenannten T4-Aktion kam es von der Heil- und Pflegeanstalt Sachsenberg zu Verlegungen von Patienten in die Tötungsanstalt Bernburg.

---

[1] Der Aufsatz stellt erste Ergebnisse meiner am Arbeitsbereich für Geschichte der Medizin der Universität Rostock begonnenen Dissertation dar.

[2] Aufnahme des Herrenhauses der Heil- und Pflegeanstalt Sachsenberg bei Schwerin, entnommen aus: Johannes Fischer: 100 Jahre Sachsenberg, Landesbibliothek Mecklenburg Vorpommern, Mkl f IV 4599.

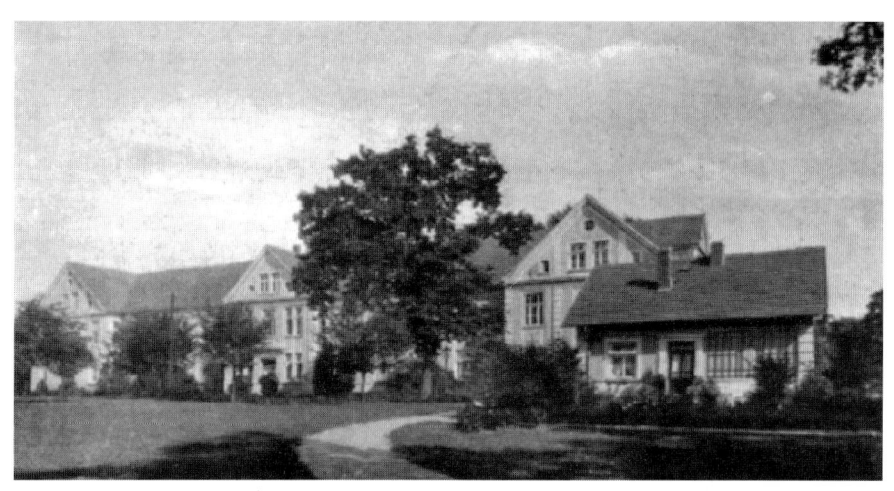

Abbildung : Das Herrenhaus der Heil- und Pflegeanstalt Schwerin-Sachsenberg

Nach Abbruch der T4-Aktion im August 1941 wurden die Patienten in der Anstalt mit Betäubungsmitteln und Morphin ermordet. Der typische Verlauf einer solchen Krankengeschichte soll hier exemplarisch an der folgenden Patientin demonstriert werden:

Im September 1938, vermerkt die Akte der Heil- und Pflegeanstalt Sachsenberg zu Schwerin, wurde Hedwig M., geboren in Bruel am 8. 12. 1909, in Rostock sterilisiert.[3] Am 4. 9. 1939 wurde sie mit der Diagnose Schizophrenie in die Heil- und Pflegeanstalt Sachsenberg aufgenommen. Bis zu ihrer Verlegung zwei Jahre später finden sich genau sieben Einträge in der Krankenakte der Heil- und Pflegeanstalt, zwei davon in den ersten Tagen, drei weitere bis Ende des Jahres 1939. Für das Jahr 1940 ist ein einziger Eintrag vermerkt. Ein ganzes Jahr einer Krankengeschichte wird mit den Worten *„wahnbeherrscht... beschäftigt sich nur wenig auf der Abteilung"* zusammengefasst. Der letzte Vermerk vom 1. 8. 1941 lautet: *„In eine andere Anstalt verlegt."* Er gilt als Synonym für die Verlegung in die Tötungsanstalt Bernburg. Es ist davon auszugehen, dass Hedwig M. noch am selben Tag in der Gaskammer von Bernburg getötet wurde.

Die erste Einweisung von Hedwig M. in eine Heilanstalt erfolgte am 26. 4. 1938 nach Rostock-Gehlsheim. Der einweisende Arzt beschrieb die Patientin wie folgt:

„Überweise ich die Ehefrau Hedwig M., aus Sternberg. Die Patientin leidet seit mehreren Tagen an psychischen Depressionszuständen und Erregungszuständen, indem sie ihre Mutter bedroht, u. hat heute Mittag einen Suizidversuch gemacht

---

[3] Alle Einträge sind der Krankenakte von Hedwig M. entnommen (Bestand R179 des Bundesarchivs Berlin: BA, R179/7358).

u. circa 7 Tabletten à 0,5 Veronaltabletten genomen. Heute Abend um 07.00 Uhr wurde ich gerufen und gab eine Cardiazolinjektion. Ursache sind anscheinend Eheliche Unstimmigkeiten. Der Mann bei FA. Fasel in Warnemünde in Arbeit, ist Mitglied der O.K. in Warnemünde. Die Krankenkasse ist von mir benachrichtigt."

Die Entlassung aus der Anstalt bei diesem ersten Aufenthalt erfolgte gegen den Rat der Ärzte auf Drängen des Ehemannes. Am 24. 5. 1938 kam es zu einer zweiten Aufnahme nach einem erneuten Suizidversuch. *"Hatte zu Hause Bilder von den Wänden genommen, liess Urin unter sich und war sehr aufgeregt. Sonnabend Suizidversuch durch Ertränken in der Ostsee. Klagt über Unterleibsschmerzen und Steißschmerz. Beklagt sich über mangelnde Befriedigung durch den Ehemann."*

Die Patientin ist in Gehlsheim *"noch alteriert, sieht feindselig auf ihre Umgebung. Bei einer eingehenden Exploration ist sie nicht zugänglich, und spricht sich kaum aus, lehnt es ab, dem Ref. irgendwelche weiteren Angaben zu machen. Der Grund, weshalb sie ins Wasser gegangen sei, sei ihre schlechte Ehe. Es gab zwar keinen Streit, nicht so wie sie vielleicht denken, aber sie und ihr Mann verstünden sich eben nicht, schon seit Anfang ihrer Ehe nicht... Wurde heute gewalttätig gegen Personal, negiert völlig das Essen. Sprang dann eine Pflegerin von hinten an, kann kaum beruhigt werden... Es ist bisher auch noch nicht gelungen, irgendwelche Halluzinationen, Wahnvorstellungen nachzuweisen, das ganze unsinnige Verhalten, das ausserordentliche gespannte Wesen, das strikte Abweisen aller verfänglichen Fragen, die eigentümliche Stellungnahme zu ihrem Mann, legen aber doch den Verdacht auf krankhafte Störungen des Wollens und Denkens, die das ganze unsinnige Zustandsbild hervorrufen, nahe."*

Die Patientin erhält aufgrund ihrer Erregungszustände und ihrer Aggressionen gegen das Personal mehrfach Insulininjektionen und wird damit in den Schock getrieben. Solche Kuren wurden in der Akte vom 20. 6. bis 9. 8. 1938 vermerkt, wobei die Dosis von 20 Einheiten auf 110 Einheiten pro Schock gesteigert wird. Insgesamt erhielt die Patientin 41-mal 110 Einheiten Insulin. Die Therapie wurde bei Eintreten der Bewusstlosigkeit mit Cardiazol und mit der Gabe von Zuckerlösungen über eine Magensonde kombiniert.

Am 29. 9. 1938 erhielt der einweisende Arzt, Dr. K. aus Rerik, eine Nachricht aus der Gehlsheimer Anstalt: *"Die von Ihnen am 24. 5. 1938 überwiesene Patientin Hedwig M. haben wir zur Sterilisation in die Frauenklinik verlegt. Es handelt sich bei ihr um eine Schizophrene. Sie war zunächst sehr ablehnend, autistisch, äußerst gespannt und hatte starke Erregungszustände. Ferner litt sie unter Beeinflussungsideen und paranoiden Vorstellungen, die sich auf die Mutter und den Ehemann bezogen. Es wurde bei ihr eine Insulinkur durchgeführt. Zur Zeit der Entlassung befand sie sich in einer leidlich guten Remission. Heil Hitler."*

Die dritte Aufnahme der stark erregten Patientin erfolgte nach der Sterilisation am 26. Februar 1939 erneut in Gehlsheim. Sie erhielt wiederum Insulin in hohen Dosen bis zum Erreichen eines Schockzustandes. Im September 1939 wurde sie im Zuge kriegsbedingter Maßnahmen in die Heil- und Pflegeanstalt am Sachsenberg bei Schwerin verlegt.[4]

Anhand dieser Krankenakte lassen sich die wesentlichen Merkmale nationalsozialistischer Gesundheitspolitik und die Umsetzung der organisierten, zentralen T4-Aktion nachvollziehen.

Nach der Machtergreifung der Nationalsozialisten stellte der Erlass des Gesetzes zur „Verhütung erbkranken Nachwuchses" mit der folgenden Sterilisation aller Menschen, die nach der „Rassenpolitik" die deutsche Rasse gefährden sollten, weil sie als erbkrank galten, den ersten Schritt einer Diskriminierungs- und Vernichtungspolitik dar. Darunter fielen Menschen mit sog. „angeborenem Schwachsinn, Schizophrenie, zirkulärem Irresein, erblicher Fallsucht, erblichem Veitstanz, erblicher Blindheit und Taubheit, schweren erblichen körperlichen Missbildungen, und schwerem Alkoholismus" (Kaiser et al., 1992: 126).

Nach Erlass des Gesetzes wurden im Jahr 1934 durch Anstaltsärzte im Bezirk Schwerin 387 Anzeigen gemacht, davon wurden nur 200 bearbeitet und in 179 Fällen Beschlüsse gefasst. Zur Sterilisierung kam es 158-mal sofort und 6-mal nach erneuter gutachterlicher Stellungnahme.

Die Anzeigen wurden vor dem Erbgesundheitsgericht des jeweiligen Amtsgerichtsbezirks gemacht. Als Gutachter arbeitete bei diesem Gericht Dr. Alfred Leu, der Medizinalrat in der Heil- und Pflegeanstalt Schwerin war. Der bereits 1933 in die NSDAP eingetretene Leu war überzeugter Anhänger der nationalsozialistischen Ideologie und arbeitete eng mit den Stellen der Gesundheitsverwaltung auf Gauebene zusammen. So wurde er bereits 1933 Gauleiter der NSV[5], Leiter der Eheberatungsstelle für Sterilisierte und Mitglied des Erbgesundheitsgerichtes. Als Hauptagitator der Umsetzung der späteren T4-Aktion in der Heil- und Pflegeanstalt Sachsenberg galt vor allen anderen Kollegen Dr. Leu. Nach dem Ende der Verlegungen in die Tötungsanstalten begann er, die Patienten vor Ort in der Anstalt durch Veronal- und Luminalgaben zu ermorden.[6] Er stellte damit das Bindeglied zwischen dem am Patienten arbeitenden mit dem für die nationalsozialistische Gesundheitsverwaltung arbeitenden Mediziner dar, was die Umsetzung der gesundheitspolitischen Ziele der Nationalsozialisten vereinfachte.

---

[4] Zwischen dem 4. und 6. September wurden ca. 220 Patienten in die Heil- und Pflegeanstalten Sachsenberg sowie Domjüch bei Neustrelitz verlegt, da die Rostocker Klinik Plätze für ein Reservelazarett sowie den zivilen Luftschutz frei machen sollte (Miesch, 1996: 59).
[5] NSV: Nationalsozialistische Volkswohlfahrt.
[6] Vgl. dazu die in dem Beitrag von Haack und Kumbier angeführten Aussagen des Pflegers Gräfenitz sowie der ärztlichen Kollegen Leus.

Die als Beispiel dargestellte Patientin lag zwar zunächst nicht in der Heil- und Pflegeanstalt Schwerin, sie gehörte aber zu der großen Gruppe der Patienten, die aufgrund ihrer Diagnose sterilisiert wurden. Die Auswahl der zu sterilisierenden Patienten erfolgte vor allem nach Diagnosen. Dies betraf sowohl die Heilanstalt in Gehlsheim wie die am Schweriner Sachsenberg.

Die in den 30er Jahren des 20. Jahrhunderts neu entdeckten und durchgeführten Therapien, wie die Insulinbehandlung, die Krampftherapie mittels Cardiazol und später auch die ersten Versuche mit der Elektrokrampftherapie wurden nach 1933 durch die nationalsozialistische Ideologie zum Selektionskriterium der späteren T4-Aktion. Ausdrücklich wurde im Meldebogen der T4-Zentrale nach den bis zum Zeitpunkt der Erfassung erfolgten Therapien und deren Wirksamkeit gefragt. Die Erfolglosigkeit der Therapien war ein zusätzliches Selektionskriterium, um als Patient in die Tötungsanstalten verlegt zu werden.

1941, kurz bevor die Aktion T4 im August abgebrochen wurde, wurden zwei Transporte aus Schwerin in Richtung der Anstalt Bernburg organisiert, von denen der eine am 18. 7. 1941 (in den Aufnahmebüchern insgesamt 140 Patienten), der zweite am 1. 8. 1941 (laut Aufnahmebücher: 137) stattfand. Im zweiten Transport wurde Frau M. nach Bernburg verlegt und dort ermordet.

Wenn auch die Auswertung und Interpretation von Krankenakten aus dem Bestand R179 des Bundesarchivs kritisch erfolgen muss, so lassen sich die Selektionskriterien der T4-Aktion anhand der nach dem Bundesarchiv Berlin der Heil- und Pflegeanstalt Sachsenberg zugeordneten 180 Akten der 275 verlegten Patienten aus der Heil- und Pflegeanstalt Schwerin, von denen eine nicht sicher der Anstalt zugeordnet werden kann, deutlich nachvollziehen:

Verlegt wurde vor allem – wie bereits bei der Sterilisation – nach Diagnosen: 109 der 180 ausgewerteten Patienten litten an Schizophrenie wie die hier als Beispiel genannte Frau M., 46 an sogenannter „Debilität" (Idiotie), der Rest litt an Epilepsie, Neurolues, Tumoren des Gehirns und Chorea Huntington.

Die von der T4-Zentrale zur Verlegung vorgesehenen Patienten, die mit den Meldebögen erfasst werden sollten, waren vor allem also Patienten mit Schizophrenie und sogenannte „Idioten".

In den meisten Akten der Patienten wurden diese kurz vor der Verlegung als nicht arbeitsfähig charakterisiert. Die Akte der Patientin M. ist für viele andere Patienten beispielhaft: Die Eintragungen, die den Zustand der Patienten beschreiben, waren selten. Ein Umstand, der nicht nur durch die schlechte Versorgung der Patienten durch die Ärzte zustande kam – auf fünf Anstaltsärzte der Heilanstalt Sachsenberg (einer davon war der Direktor) kamen fast 600 Patienten! –, sondern auch Zustandsbild für die Bedeutung der Patientenbeobachtung zu sein scheint. Die genaue Erfassung durch die Meldebögen und die zunächst noch in den Vordergrund gerückte Refraktärität gegenüber Therapien entblößt sich hier als pseudowissenschaftliche

Rechtfertigung der Aktion – bei einer derartig schlechten Erfassung der Patientenaktivität belegt durch die mangelnde Dokumentation, ist vor allem eines deutlich: Die Erfassung der tatsächlichen „Aktivität" der Patienten war nicht ausschlaggebend, um deren Vernichtung zu verhindern.

Dass die Arbeitsfähigkeit nur bedingt eine Verlegung in die Tötungsanstalten verhinderte, belegt zudem das mittlere Alter der verlegten Patienten: Die meisten waren 40-50 Jahre alt und damit häufig körperlich in der Lage, einfacheren Arbeiten nachzugehen.

Auffällig ist auch die Zeitspanne in Jahren, die die Patienten in den Anstalten verbrachten: Die meisten Patienten lebten zwischen 11 bis 20 Jahren in den Anstalten, es wurden also vor allem sogenannte „Langlieger" nach Bernburg geschickt. Überdurchschnittlich oft wurde zu den verlegten Patienten entweder kein Beruf in den Akten vermerkt oder sie waren einfache Arbeiter. Dies mag damit zusammenhängen, dass diese Gruppe in der Heil- und Pflegeanstalt die größte darstellte[7], sie erfüllte im Vergleich mit anderen häufiger die durch nationalsozialistische Ideologie geschaffenen Voraussetzungen, um zur Zielgruppe der Vernichtungspolitik zu werden.

Nach dem Stopp der zentralen Euthanasie 1941 unter dem Protest der katholischen Kirche und der Bevölkerung kam es darauf zur Ermordung der Patienten in den Anstalten durch Luminal, Veronal und Morphin, häufig in Kombination zweier Medikamente.

Dr. Alfred Leu, der schon in den Sterilisationsverfahren und bei der Organisation der T4-Aktion in der Heil- und Pflegeanstalt eine zentrale Rolle gespielt hatte (er war maßgeblich an den Entscheidungen zur Sterilisation beteiligt und wies als behandelnder Arzt der Anstalt die Patienten dem Erbgesundheitsgericht zu), wurde in den späteren Prozessen um die Verbrechen in der Heil- und Pflegeanstalt[8] vom Pflegepersonal und seinen ärztlichen Kollegen als Haupttäter belastet. Er wurde vor dem Landgericht als einziger Arzt verurteilt.[9]

Der Stationspfleger Gräfenitz (Pflegekraft im männlichen Pflegehaus) gab an, 1941 zu Dr. Leu gerufen worden zu sein, um auf die Aktion vorbereitet zu werden. Die Aussage Leus lautete, dass „Platz geschaffen werden müsste. Es wurde ihm weiter bedeutet, dass diese Aktion streng geheim zu halten wäre, und es wurde über die Unterredung ein Schriftsatz angefertigt, welchen der Angeklagte unterschreiben musste... Vor Einreichung der Liste (der Patienten) wurde eine besondere Untersuchung der Kranken nicht vorgenommen. Dr. Leu stellte in größeren Mengen Ve-

---

[7] Diese Patienten waren häufig Pflegeklasse 3, was bedeutet, dass das für sie gezahlte Pflegegeld am geringsten war.
[8] Insgesamt fanden mehrere Prozesse statt, der erste 1946 vor dem Schwurgericht Schwerin, weitere zwischen 1950-1953 vor dem Landgericht Köln.
[9] Der Medizinalrat Dr. Hans-Heinrich Braunroth wurde zwar 1946 vor dem Schwurgericht Schwerin angeklagt, aber freigesprochen. Dr. Fischer, der Direktor der Anstalt, beging 1945 Selbstmord. Die übrigen Kollegen, Dr. Bornebusch und Dr. Medow, wurden nicht angeklagt.

ronal, Luminal und Morphium zur Verfügung. Die Dosis des zu verabreichenden Giftes hat bei dem Betreffenden der Angeklagte selbst bestimmt und die Tabletten dem in jeder Station vorhandenen Apothekenschrank entnommen. Der Angeklagte hat nun je nach dem Körperzustand der Kranken 10, 20 und sogar 30 Tabletten Veronal im Essen vermischt oder im Kaffee aufgelöst, verabreicht und Spritzen von Morphium-Skopolamin à 10-15 ccm gegeben. Bei Kranken, die bereits im Todeskampf lagen und stark röchelten, hat er weitere 5-10 ccm Morphium gespritzt. Der Angeklagte ist geständig, etwa in 20-30 Fällen Gift an Patienten verabreicht zu haben."[10] Der Pfleger Otto Meyer bestätigte ebenfalls die Tötungen:

„Er (Herr Meyer) ist geständig, in etwa 20 Fällen auf Anordnung von Dr. Leu an Epileptiker, Nervenkranke und Verblödete tödliche Dosen Veronal (10 Tabletten) verabfolgt zu haben… Er gab in der Verhandlung zu, die Dosen nicht auf einmal verabreicht zu haben, sondern innerhalb von mehreren Tagen, die Patienten waren jedoch geschwächt, so dass auch diese Verabreichung tödlich sein musste."

Die Vergiftung mit Tabletten erfolgte, nachdem die Patienten bereits durch die Verminderung der Nahrungsmittel und den daraus folgenden Hunger so geschwächt waren, dass eine geringe Anzahl an Tabletten genügte, um die Patienten zu töten. Dieses Verfahren ging auf das sogenannte Nitsche-Schema, benannt nach einem der Hauptakteure der „Euthanasie"-Aktion Hermann Paul Nitsche, zurück, der nur geringe Dosen von Luminal für notwendig hielt, um die Patienten zu töten (Böhm und Markwardt, 2004).

Hier kommt die besondere Infamie der nationalsozialistischen Propaganda heraus: Es sollten nur die Arbeitsunfähigen und Patienten mit bestimmten Krankheiten getötet werden, da sie als „Ballast" für eine „deutsche reine" Rasse galten. Die Kranken der Heilanstalten aber wurden durch den systematischen Hunger und die schlechte Versorgung arbeitsunfähig gemacht und damit gerieten sie mehr oder weniger alle in Gefahr, Opfer der Tötungen zu werden. Der systematische Hunger führte zu Schwäche, Schwäche zur Arbeitsunfähigkeit. Arbeitsunfähigkeit aber führte zur Selektion und zum Tod. Unter diesem Aspekt hatte theoretisch kein einziger psychisch Kranker die Möglichkeit, der Selektion zu entkommen.

1943, als in der Heil- und Pflegeanstalt die dezentrale Euthanasie zur Ermordung von einer bisher nicht erfassten Anzahl an Patienten führte, kam es zur Auflösung der Anstalt Domjüch und der Verlegung der Patienten in die Anstalt am Sachsenberg. Ca. 300 Patienten wurden verlegt. Es kam zu keiner nennenswerten Erhöhung der Patientenzahlen und in den Aufnahmebüchern ist kurz nach Aufnahme der Patienten der Tod zum Teil nur wenige Tage nach Aufnahme am Sachsenberg festgestellt. Dies ist ein starkes Indiz für die Ermordung der verlegten Patienten.

[10] Alle Angaben beziehen sich auf die Aussage Gräfenitz vor dem Schwurgericht Schwerin 1946, Landesarchiv Düsseldorf, Beglaubigte Abschrift der Ausfertigung des Urteils, Prozess des Schwurgerichtes Schwerin gegen Dr. med. Braunroth, Stationspfleger Gräfenitz, Stationspfleger Bergholz, Schwester Kamphausen, Stationspflegern Ahrens, Thiel, Buschow, Meyer, Wandschneider und Jürßfelt, wegen Verbrechen gegen die Menschlichkeit, Kontrollratsgesetz Nr. 10, Hauptstaatsarchiv Düsseldorf, Akten Rp 231, 384.

Nach 1944 verlieren sich diese Indizien in den Aufnahmebüchern durch die Aufnahme von Flüchtlingen der Ostfront, die in den letzten Monaten des Krieges nach Westen drängten und teilweise in der Heil- und Pflegeanstalt untergebracht wurden. Die Aufnahmen erreichten in diesem Jahr über 1.000 Menschen, eine nachvollziehbare Dokumentation der Entlassungen und Verstorbenen ist in diesem Jahr in den Büchern nicht mehr vollständig. Bis Mai 1945 sind die Bücher für eine differenzierte Auswertung nicht mehr zu verwenden.

Zusammenfassend lässt sich feststellen, dass die Heil- und Pflegeanstalt Sachsenberg eine typische Anstalt ihrer Zeit war, die alle Stufen nationalsozialistischer Vernichtungspolitik durchlief und damit viele ihrer Patienten durch Sterilisation, Verlegung in die „Euthanasie"-Anstalt Bernburg sowie die Tötungen vor Ort wissentlich der Vernichtung preisgab.

Literatur

Aly, G. (1989): Aktion T4 1939-1945. Die „Euthanasie"-Zentrale in der Tiergartenstraße 4. Edition Hentrich, Berlin.

Böhm, B. und Markwardt, H. (2004): Hermann Paul Nitsche (1876-1948) – Zur Biografie eines Reformpsychiaters und Hauptakteurs der NS-„Euthanasie." In: Stiftung Sächsische Gedenkstätten (Hrsg.): Nationalsozialistische Euthanasieverbrechen. Beiträge zur Aufarbeitung ihrer Geschichte in Sachsen. Sandstein, Dresden.

Kaiser, J.-C.; Nowak, K.; Schwartz, M. (1992): Eugenik, Sterilisation, „Euthanasie". Politische Biologie in Deutschland 1895-1945. Buchverlag Union, Berlin.

Klee, E. (1995): „Euthanasie" im NS-Staat. Die Vernichtung unwerten Lebens. Fischer, Frankfurt am Main.

Langer, H. (1996): Leben unterm Hakenkreuz. Alltag in Mecklenburg 1932-1945. Edition Temmen, Bremen, Rostock.

Miesch, I. (1996:) Die Heil- und Pflegeanstalt Gehlsheim – Von der Anfängen bis 1946. Universität Rostock, Rostock.

Platen-Hallermund, A. (2001): Die Tötung Geisteskranker in Deutschland. Reprint der Erstausgabe von 1943. Psychatrie-Verlag, Bonn.

Rost, J.-U. Der Schweriner Zwangssterilisationsprozess, Zeitgeschichte regional, Mitteilungen aus Mecklenburg Vorpommern 01/03

Rost, J.-U. (2004): Zwangsterilisationen aufgrund des „Erbgesundheitsgesetzes" im Bereich des Schweriner Gesundheitsamtes. Landeszentrale für politische Bildung Mecklenburg-Vorpommern. Thomas Helms Verlag, Schwerin.

Süß, W. (2003): Der „Volkskörper im Krieg". Gesundheitspolitik, Gesundheitsverhältnisse und Krankenmord im nationalsozialistischen Deutschland 1939-1945. Institut für Zeitgeschichte Oldenbourg.

Verwendete Archive

Krankenblatt-Archiv der Carl-Friedrich-Flemming-Klinik, Schwerin, Bestand der alten Krankenakten.

Landesarchiv Mecklenburg-Vorpommern: MfU 5.12-7/1: 10067, 9607, 10152, 10226, 11126.

Finanzministerium 9631; Ministerpräsidium, Hauptabteilung Justiz, 6.11-6, 216.

Landesarchiv Nordrhein-Westfalen, Hauptstaatsarchiv Düsseldorf: 3134 II; Rep. 231, Nr. 380 II; Rep. 231, Nr. 384; 388, 386, 387, 385, 382 I.

Stadtarchiv Schwerin, Akten MW 85.

Bundesarchiv Berlin-Lichterfelde, Bestand R179.

Die Opfer der nationalsozialistischen „Euthanasie-Aktion T4" der Universitätsnervenklinik Rostock-Gehlsheim

Kathleen Haack, Ekkehardt Kumbier

Zusammenfassung

Der Beitrag beschreibt erste Ergebnisse eines im Jahr 2008 am Zentrum für Nervenheilkunde der Universität Rostock begonnenen Projekts. Dabei geht es um die Aufarbeitung der Verbrechen an psychisch Kranken und Behinderten während der Zeit des Nationalsozialismus in Rostock und darüber hinaus in ganz Mecklenburg. Noch immer fehlt hier eine Erforschung der unter dem euphemistischen Begriff „Euthanasie" begangenen Tötungen. Die Arbeit fokussiert auf die Verhältnisse an der Heil- und Pflegeanstalt Rostock-Gehlsheim in den Jahren 1938 bis 1945. Es wird insbesondere der Frage nachgegangen, welche Charakteristika dazu führten, dass die Betroffenen zu Opfern wurden. Dabei wurden die Kriterien Diagnose, Aufenthaltsdauer, Arbeitsfähigkeit und Verhaltensauffälligkeiten in die Untersuchung einbezogen. Trotz des Fokus auf die Rostocker Klinik kristallisierte sich heraus, dass eine adäquate Aufarbeitung der psychiatriehistorischen Forschung während der Zeit des Nationalsozialismus nur für ganz Mecklenburg stattfinden kann.

In einem unlängst in der *Zeitschrift für Geschichtswissenschaft* erschienenen Artikel insistiert der Historiker Peter Steinbach, dass es sich bei der geschichtlichen Aufarbeitung der Zeit des Nationalsozialismus keineswegs um ein gut beforschtes Thema handelt. Die Gründe, so der Autor, liegen vor allem in der bis auf den heutigen Tag mangelnden Aufarbeitung relevanter Aktenbestände, auch auf nationaler Ebene (Steinbach, 2009a). Dass Steinbach in einem anderen Aufsatz feststellt, dass es nicht überraschend sei, *„dass über keine historische Ära heftiger gestritten und intensiver geforscht wurde als über das Dritte Reich"* (Steinbach, 2009b: 127), stellt durchaus keinen Widerspruch dar. Tatsächlich gibt es trotz der umfassenden Auseinandersetzung mit der Zeit des Nationalsozialismus, einschließlich seiner Vorbedingungen nicht nur graue, sondern auch noch zahlreiche weiße Flecken, die es auszufüllen gilt. So stellt insbesondere die Beschäftigung mit verschiedenen Opfergruppen einen Bereich der historischen Forschung dar, der bisher allenfalls marginal Aufmerksamkeit fand. Trotz der steigenden Anzahl von Publikationen, die sich mit Zwangssterilisationen und „Euthanasie" beschäftigen[1], trifft dies besonders auf psychisch Kranke und Behinderte zu.[2] Hinzu kommt der wenig beachtete strukturelle und administrative Zusammenhang, der zur Ausgrenzung und schließlich zur Ermordung der Menschen führte, die den nationalsozialistischen rassebiologischen und -ideologischen Utopien nicht entsprachen.[3] Transferiert man die Steinbach'sche These auf die regionale Ebene der psychiatriehistorischen Forschung, so zeigt sich ein solches Dilemma in besonderem Maße. So hat Müller unlängst gezeigt, dass die historische Aufarbeitung der Morde an psychisch Kranken und Behinderten im südwestdeutschen Raum trotz verschiedener Arbeiten *„bestenfalls fragmentarisch"* erforscht ist (Müller, 2010). Für das Gebiet des heutigen Mecklenburg-Vorpommerns lässt sich ein ähnliches Bild konstatieren; speziell auf die Mecklenburger Verhältnisse projektiert, müsste man sogar davon sprechen, dass eine systematische Aufarbeitung bisher fehlt.

Zum Stand der Forschung:
Die Aufarbeitung der Verbrechen an psychisch Kranken und Behinderten während der Zeit des Nationalsozialismus im heutigen Mecklenburg-Vorpommern

Tatsächlich fand die Aufarbeitung der Verbrechen an psychisch Kranken und Behinderten für das Gebiet des heutigen Mecklenburg-Vorpommerns unterschiedlich statt. Bereits Anfang der 1990er Jahre begann man, sich mit den Krankenmorden in Pommern und Vorpommern auseinanderzusetzen. Dabei ist die Arbeit Heike Bernhardts über die Ermordung der Psychiatriepatienten in Pommern bis auf den heutigen Tag maßgeblich (Bernhardt, 1994). In der ehemaligen preußischen Provinz kam es, wie Bernhardt nachweisen konnte, zu einer besonders radikalen Entwicklung innerhalb der Anstaltspsychiatrie, in deren Ergebnis psychisch kranke und behinderte Menschen früher als in anderen Teilen Deutschlands und regional verantwortet, getötet wurden. Zwei Dissertationen aus der Klinik für Psychiatrie und Psychotherapie der Universität Greifswald, die sich konkret mit den Verhältnissen in Greifswald und Stralsund auseinandersetzen, konnten weitere Erkenntnisse liefern (Bady und

---

[1] Den ersten, unmittelbar nach Kriegsende entstandenen Arbeiten über die Morde an Geisteskranken und Behinderten (Mitscherlich und Mielke, 1947; Platen-Hallermund, 1948) folgte ein langes Schweigen. Erst seit Beginn der 1980er Jahre widmete die Zeitgeschichtsforschung der nationalsozialistischen „Euthanasie-Aktion" mehr Aufmerksamkeit. Mit der Entdeckung der „Euthanasie"-Akten im ehemaligen Zentralarchiv des Ministeriums für Staatssicherheit der DDR und der damit verbundenen, seit 2001 möglichen Einsicht in diese erhielt die „Euthanasie"-Forschung eine neue Dimension. Damit wurde auch ein umfassender Perspektivwechsel in der Forschung möglich. Nicht mehr nur der Prozess der NS-Euthanasie und das Handeln und die Motive der Täter stehen im Mittelpunkt, sondern auch die individuelle Würdigung der Opfer (Hohendorf et al., 2002; Fuchs et al., 2007).

[2] Erschwerend kommt hinzu, dass die zweite Phase der „Euthanasie"-Aktion, die so genannte dezentrale, schwer verifizierbar ist und somit neue methodische Wege in der Forschung eingeschlagen werden müssen. Vgl. hierzu den in diesem Band publizierten Beitrag von Beddies.

[3] Zur Kohärenz von „Euthanasie" und so genannter Endlösung vgl. Friedländer (1995).

Blütgen, 1994; Sachtleber, 2000). Ein Gesamtbild des Ausmaßes der Verbrechen an psychisch Kranken und Behinderten für das Gebiet des heutigen Vorpommerns steht jedoch noch aus.

Für Mecklenburg fand eine systematische Aufarbeitung der Geschichte der Psychiatrie im Nationalsozialismus bisher noch nicht statt. Auch wenn erste Schritte mit den Arbeiten von Miesch, Moser, Witzke, Schubert, Rost sowie Broocks gegangen sind, können diese nur der Beginn der Auseinandersetzung mit den Verbrechen an kranken und behinderten Menschen sein (Miesch, 1996 und 1998; Moser, 1998; Witzke, 2001; Schubert, 2003; Rost, 2003; Rost, 2004; Broocks, 2007).[4] Um diese Lücke zu schließen, bedarf es der konsequenten Auswertung des bisher kaum beachteten Quellenmaterials. Es steht, trotz erkennbarer Lücken, ein Fundus an Originalquellen zur Verfügung, deren sukzessive Erschließung die notwendige Voraussetzung für gesicherte Forschungsergebnisse sein wird. Neben dem fast vollständig erhaltenen Krankenaktenbestand der Carl-Friedrich-Flemming-Klinik in Schwerin kann auch das Zentrum für Nervenheilkunde der Universität Rostock auf relevantes Material aus der Zeit zurückgreifen. Hierzu zählen vor allem die Diagnosekarten, die Aufnahme- und Entlassungsbücher sowie die Poliklinik-Akten.

Darüber hinaus sind die Unterlagen von drei der vier Erbgesundheitsgerichte im Landeshauptarchiv Schwerin erhalten sowie Dokumente, die Aufschluss über administrative Vorgänge geben können. Hinzu kommen Personalakten, Gerichtsakten, Sterberegister der einzelnen Gemeinden etc. – die Aufzählung ließe sich erweitern.

Von besonderer Bedeutung sind zudem die „Euthanasie"-Akten im Bundesarchiv Berlin (Bestand R179). Dort sind 248 Krankenakten von Mecklenburger Patienten nachweisbar, die in der Tötungsanstalt Bernburg vergast wurden. Nach bisherigen Erkenntnissen muss man jedoch davon ausgehen, dass mindestens 400 Kranke aus psychiatrischen Kliniken des Landes Mecklenburg (Schwerin-Sachsenberg, Rostock-Gehlsheim, Domjüch bei Neustrelitz) der „Euthanasie"-Aktion zwischen 1940 und 1941 zum Opfer fielen. Hinzu kommt die Tötung der Kinder in der so genannten Kinderfachabteilung in Schwerin sowie die Ermordung der Patienten, die der „wilden Euthanasie" nach dem Stopp der „Aktion T4" im August 1941 zum Opfer fielen. Sie wurden bis zum Ende des Krieges mit Tabletten oder Injektionen getötet oder mussten verhungern. Auch das Schicksal der in Mecklenburger Heimen u. ä. Einrichtungen untergebrachten behinderten Menschen ist bisher in der Forschung gar nicht berücksichtigt worden. Die Schätzung von Heinz Faulstich, der für Mecklenburg von 2.000 Opfern *außerhalb* der „Aktion T4" ausgeht, scheint sehr hoch gegriffen (Faulstich, 1998: 582). Es wird die Aufgabe künftiger Forschung sein, auch darüber Klarheit zu schaffen.

---

[4] Erwähnt sei in diesem Zusammenhang auch das Dissertationsprojekt von Catalina Lange, welches sich mit den Opfern der „Euthanasie" auf dem Schweriner Sachsenberg beschäftigt. Vgl. dazu die ersten Ergebnisse in dem in diesem Band abgedruckten Beitrag Langes.

Die Rostocker Verhältnisse[5]

Im Jahr 2008 haben wir mit der systematischen Datenerhebung der Patienten an der Universitätsnervenklinik Rostock-Gehlsheim in der Zeit von 1938 bis 1945 begonnen. Obwohl nur eine geringe Zahl von stationären Krankenakten aus der Zeit des Nationalsozialismus erhalten geblieben ist[6], ist dennoch verwertbares Quellen-Material vorhanden. Neben den Aufnahme- und Entlassungsbüchern sowie dem Sterbebuch standen ca. 30.000 Diagnosekarten aus dem genannten Zeitraum zur Verfügung. Diese sind zum einen nach Diagnosen, zum anderen alphabetisch geordnet. Pro Aufenthalt sind also im Allgemeinen je zwei Diagnosekarten erstellt worden, auf denen neben persönlichen (Name, Geburtsdatum und -ort, Beruf, Wohnort, Angehörige) und administrativen (Aufnahmemodus, Zahl der bisherigen psychiatrischen Aufenthalte, Verlegungen) vor allem medizinische Informationen (Diagnosen, körperlicher Zustand, Todesursachen, z. T. Therapien) vermerkt sind. Hinzu kommen ungefähr 10.000 Poliklinik-Akten, die die Jahre 1928 bis 1945 umfassen. Sie können Aufschluss über die Begutachtungspraxis bei Zwangssterilisationen geben, was jedoch im Folgenden nicht Thema der Erörterung sein soll.[7]

Die erste, vorläufige Auswertung des Quellenmaterials zeigt folgendes Bild: Zwischen 1938 und 1945 wurden insgesamt 8.104 Patienten stationär in der Rostocker Klinik behandelt. Der Anteil der Männer ist geringfügig höher als der der Frauen (53,1 gegenüber 46,9%). Es waren alle Altersgruppen vertreten, vom Kleinkind bis zum Greis (1. Lebensjahr bis 104 Jahre). Das Durchschnittsalter der Patienten lag bei 39 Jahren, die durchschnittliche Verweildauer betrug in der Summe der Aufenthalte 134 Tage. In 17,1% der Fälle wurde keine Diagnose angegeben oder es waren keine Diagnosekarten vorhanden, obwohl der Patient im Aufnahmebuch vermerkt war. Mit 8,1 % war die Gruppe der senilen Erkrankungen (Arteriosklerose, senile Demenz, Alzheimersche Krankheit, Psychose im Rückbildungsalter) die am häufigsten gestellte Diagnose, gefolgt von den Einzeldiagnosen Psychopathie (6,6%), Schizophrenie (6,1%), Schwachsinn (5,0%) und Epilepsie (4,4%) (Tabelle auf S. 50).

Die haushaltsplanmäßige Belegungszahl lag bei 420 Betten (LWV), sodass es bei Überschreitungen immer wieder zu Verlegungen nach Domjüch oder Schwerin kam. Dies betraf insbesondere die Patienten, die als nicht heilbar galten. Nicht selten kam es zu Rückverlegungen und erneuten Verlegungen in die genannten Anstalten. Zwischen dem 4. und 7. September 1939 fanden Verlegungen in größerem Umfang statt. Hintergrund war, dass im Zuge kriegsbedingter Maßnahmen in der Rostocker Psychiatrischen und Nervenklinik Bettenkapazitäten für ein Reservelaza-

---

[5] Am 27. Januar 2009 wurde am Zentrum für Nervenheilkunde der Universität Rostock auf Initiative von Frau Prof. Dr. Sabine C. Herpertz ein Mahnmal für die Opfer von Zwangssterilisationen und „Euthanasie" eingeweiht. Es erinnert daran, dass neben zahlreichen Zwangssterilisationen auch kranke und behinderte Menschen aus der Rostocker Psychiatrischen und Nervenklinik den Morden zum Opfer fielen (Haack et al., 2009).

[6] Nach Auskunft des Universitätsarchivs Rostock wurden diese Mitte der 1970er Jahre vernichtet.

[7] Eine erste Stichprobe der Poliklinik-Akten (ca. 1.000) ergab, dass bei jedem zehnten ambulant untersuchten Patienten die Zwangssterilisation bejaht worden ist. Es bedarf jedoch der systematischen methodischen Auswertung, um weitere Aufschlüsse zu erhalten.

Tabelle: Verteilung der Diagnosehäufigkeit

Diagnose	Häufigkeit (total)	Häufigkeit (%)
Ohne Befund oder keine Diagnose angegeben	1384	17,1
Senile Erkrankungen	656	8,1
Psychopathie	531	6,6
Schizophrenie	491	6,1
Schwachsinn	412	5,0
Epilepsie	356	4,4
Neurologische Endzustände*	288	3,6
Paralyse	185	2,0
Lues	183	2,0
Depressionen	144	1,8
Encephalitis	130	1,6
Schwerer Alkoholismus	53	0,7
Erblicher Veitstanz	41	0,5
Lähmungen	21	0,3
Hydrozephalus	16	0,2
Erbliche Taubheit	2	–
Restliche Diagnosen	3211	40,0
Gesamt	**8104**	**100**

* unter neurologischen Endzuständen wurden u.a. MS, Schlaganfälle, Hemiplegie, Kopfverletzungen, Parkinson, Amyotrophe Lateralsklerose, progressive Muskelatrophie subsumiert.

rett sowie den zivilen Luftschutz frei gemacht werden sollten. Während die ersten Verlegungen vom 4. September sowohl im Entlassungsbuch als auch zumeist in den Diagnosekarten dokumentiert sind (so ist z.B. zu lesen: *„wegen Kriegsausbruch nach Domjüch verlegt"* oder *„Vorzeitige Entlassung angesichts der augenblicklichen Lage"* (KbA Rostock), finden sich in den darauf folgenden Tagen nur wenige Einträge. Ob dieses Vorgehen mangelnde organisatorische oder andere Gründe hatte, muss offen bleiben. Problematisch ist es insofern, dass ca. 200 Patienten aus der Dokumentation „verschwinden". Wir wissen also nicht, ob diese entlassen oder verlegt worden sind, wobei man davon ausgehen kann, dass die meisten verlegt wurden. Diese Annahme korreliert mit dem Jahresbericht der Klinikleitung, die angab, dass 220 Patienten aus den oben genannten Gründen verlegt worden waren (MLHA, MfU, Nr. 10320). Nachweisbar sind jedoch nur 106. Zudem sind die Verlegungsdaten in den im Bundesarchiv Berlin und im Archiv der Psychiatrischen Klinik Uchtspringe erhalten gebliebenen Krankenakten der Rostocker Patienten vermerkt, nicht jedoch im Entlassungsbuch oder in der jeweiligen Diagnosekarte. Ein Abgleich mit den noch in der Schweriner Klinik vorhandenen Quellen wird weiteren Aufschluss gewähren.[8]

Auch in anderen Regionen Deutschlands war es in den ersten Septembertagen 1939 zu Verlegungen von Psychiatriepatienten gekommen (Borgstedt, 2009: 128). Inwiefern es sich hierbei bereits um eine zielgerichtete Maßnahme gegen psychisch Kranke handelte, muss die weitere Forschung zeigen. Tatsache ist, dass die Rostocker Patienten, von denen bekannt ist, dass sie in der „Euthanasie"-Anstalt Bernburg getötet wurden, den Transporten vom 4. bis 7. September 1939 angehörten. Sie wurden im Sommer 1941, am 11. und 18. Juli sowie am 1. August, durch die so genannte „Gemeinnützige Krankentransport GmbH", kurz GEKRAT, von Schwerin und Domjüch in das etwa 300 km entfernte anhaltische Bernburg verlegt.[9] Wohl noch am selben Tag starben sie in der Gaskammer im Keller des ehemaligen Männerhauses II, ebenso wie andere psychisch Kranke und Behinderte.[10]

Die „Aktion T4" stellte die erste systematisch und zentral organisierte Massenvernichtung im Nationalsozialismus dar. Ihre am 24. August 1941 von Hitler angeordnete Einstellung, vorausgegangen waren Proteste aus der Bevölkerung sowie von kirchlicher und justizieller Seite, stellte keineswegs das Ende des Mordens dar. Der aus rein taktischen Maßnahmen und zudem abrupt veranlasste Stopp der zentral organisierten Vergasungen traf die Organisatoren in Berlin unvorbereitet. Besonders die norddeutschen Regionen Hamburg, Schleswig-Holstein und Westfalen waren erst kurz zuvor in die „Aktion T4" eingebunden worden, sodass die zur Tötung vorgesehenen Patienten nun zunächst in den Zwischenanstalten verblieben. Auch der für Rostock vorgesehene Transport kollidierte mit dem plötzlichen Aus der „Euthanasie"-Aktion. Und dennoch fand er statt. Der einzig bekannte Tötungs-Transport verließ die Klinik Rostock-Gehlsheim mehr als einen Monat nach dem Ende der „Aktion T4".[11] Am 29. September 1941 wurden mindestens 23 Rostocker Patienten durch die grauen Busse der GEKRAT abgeholt und in die Zwischenanstalt Uchtspringe (Altmark) gebracht. Ihre Namen befanden sich auf den in Berlin zusammengestellten Verlegungslisten. Der ehemalige Klinikleiter Professor Ernst Braun

---

[8] Leider sind aus der Heil- und Pflegeanstalt Domjüch keine Akten oder andere verwertbare Quellen erhalten geblieben. Die Klinik wurde 1943 geschlossen, die Patienten nach Rostock oder Schwerin verlegt. Zudem gibt es Indizien dafür, dass es zu Patientenverlegungen nach Osten kam, wahrscheinlich mit dem Zweck der Tötung (Witzke, 2001: 60).

[9] Es ist ungewöhnlich, dass die Verlegung der zur Tötung selektierten Patienten direkt in die „Euthanasie"-Anstalt stattfand. Seit Sommer 1940 war es im Allgemeinen üblich, die Betroffenen zunächst in Zwischenanstalten zu transportieren. Dort waren sie zumeist mehrere Wochen oder Monate untergebracht, bevor sie in die jeweilige Tötungsanstalt verlegt wurden. Diese Maßnahme diente vor allem der besseren Geheimhaltung und einer größeren organisatorischen Flexibilität. Aber sowohl die Patienten aus Domjüch als auch diejenigen aus Schwerin wurden direkt nach Bernburg verlegt (von Domjüch am 11. Juli 1941, von Schwerin am 18. Juli und 1. August 1941).

[10] Insgesamt fielen in Bernburg mindestens 8.324 Menschen den Krankenmorden zum Opfer, in Brandenburg waren es mehr als 9.000, im sächsischen Pirna-Sonnenstein 13.720, im hessischen Hadamar 10.113, in Grafeneck bei Stuttgart 10.600 und im österreichischen Hartheim 18.269 (Klee, 2001; George et al., 2006; Hohendorf et al., 2002; Böhm und Schulze, 2003). Die Bilanz der „Aktion T4" beläuft sich nach dem so genannten „Hartheim-Dokument" auf 70.273 (zit. nach Klee (1985: 232). In weniger als zwei Jahren, zwischen Januar 1940 und August 1941, wurden also mehr als 70.000 kranke und behinderte Menschen ermordet.

[11] Siehe nächste Seite.

(1893-1963)[12] gab in dem gegen ihn 1950 geführten Prozess zu, dass er „erriet..., dass es sich bei dem Fragebogenausfüllen um das Euthanasieverfahren, und bei den verlegten Personen schon um solche, die hierfür bestimmt waren, handelte" (BStU, AR 8). Lediglich ein Patient dieses Transportes überlebte das Dritte Reich, ein weiteres Schicksal ist bisher ungeklärt. Zwei Patienten wurden in die „Euthanasie"-Anstalt Hadamar (Hessen) verlegt, wo sie schon bald nach ihrer Ankunft starben. Die restlichen 19 verstarben in Uchtspringe. Von dieser Anstalt waren zwischen 1940 und 1941 1.787 Menschen zur Tötung in die „Euthanasie"-Anstalten Brandenburg und Bernburg verschickt worden. Außerdem sind in Uchtspringe zwischen 1940 und 1945 etwa 500 Kranke durch Morphiumspritzen, Tabletten und Nahrungsentzug getötet worden, darunter mit großer Wahrscheinlichkeit auch die Gehlsheimer Patienten (Synder, 2001). Ein ehemaliger Pfleger der Landesheilanstalt Uchtspringe sagte 1949 aus, dass auf Anordnung der Ärzte täglich mehrere Luminal-Tabletten verabreicht wurden, in deren Folge die Patienten an Atemlähmung bzw. Lungenentzündung starben (GStA Js 18/61). Die so genannte „Dezentrale" bzw. „Wilde Euthanasie" wurde bis zum Kriegsende im Mai 1945 durchgeführt. Es ist davon auszugehen, dass zudem viele der Patienten, die nach dem Ende der „Aktion T4" von Rostock zum Schweriner Sachsenberg verlegt wurden, dort durch Tabletten oder Injektionen starben. Der auf dem Sachsenberg tätige Arzt Dr. Alfred Leu (1900-?)[13] hatte seit 1940 damit begonnen, Patienten systematisch mit dem als Schlafmittel verwendeten Barbiturat Veronal zu töten. Im Kollegenkreis wurde darüber diskutiert, denn er „konnte das nicht geheimhalten... Dr. Leu hat das als sein gutes Recht angesehen. Zuerst waren es nur kleine Zahlen, später steigerte sich das" (BStU, AR 8), so ein Kollege Leus. Diese Tatsachen waren auch in Rostock bekannt. Obwohl Braun „... ahnte ..., dass auf dem Sachsenberg etwas nicht in Ordnung war, und dass man dort womöglich Leute umbringt" (BStU, AR 8), wurden weiterhin Patienten von Rostock nach Schwerin verlegt. Heute schätzt man, dass etwa 1.000 psychisch erkrankte oder geistig behinderte Menschen in Schwerin der gezielten Tötung zum Opfer gefallen sind (Broocks, 2007). Darunter befand sich auch eine große Anzahl von Rostocker Patienten. Berücksichtigt man, dass neben den direkten Verlegungen von Rostock nach Schwerin auch die über Domjüch[14] hinzukommen, muss man wohl von einer Zahl von mehreren Hundert ausgehen.

---

[11] Im Krankenblattarchiv des Zentrums für Nervenheilkunde der Universität Rostock finden sich keine Hinweise für eventuell schon zuvor zusammengestellte Transporte mit dem Ziel der bewussten Tötung der Patienten. Dies stimmt nun mit dem Umstand überein, dass die Transporte aus den norddeutschen Kliniken erst ab Mitte 1941 erfolgen sollten und so mit dem Ende der „Aktion T4" kollidierten. Zum anderen verweist Miesch auf eine Mitteilung der Abteilung Medizinalangelegenheiten, nach der es in Gehlsheim bis September 1941 bei einer Verlegung blieb (Miesch, 1996: 61).

[12] Braun wurde 1946 die Klinikleitung entzogen. Er musste sich 1950 am Landgericht Schwerin wegen des Verdachts „... Patienten zu besonderen Transporten zusammengestellt und der Vernichtung zugeführt... (sowie) maßgeblich an Sterilisationsverfahren mitgewirkt zu haben" (BStU, AR 8, Kopie aus Nazi/Kriegsverbrecher-Kartei) verantworten. Er wurde 1950 freigesprochen, da man ihm die zur Last gelegten Taten nicht nachweisen konnte. Zur Rolle Brauns vgl. Klee (2001: 216-219) sowie Miesch (1996: 61-66).

[13] Zum Prozess gegen Leu vor dem Landgericht Köln vgl. Rüter-Ehlermann et al. (1974). Hier wurde Leu 1953 freigesprochen. Dem bereits 1946 am Landgericht Schwerin stattgefundenen so genannten „Sachsenberg-Prozess" hatte sich Leu durch den Weggang in den westlichen Teil Deutschlands entzogen. Nach Zeugenaussagen soll durch das Eingreifen Leus die Sterberate der Patienten bereits vor den Transporten in die Bernburger Tötungsanstalt deutlich gestiegen sein (Rüter-Ehlermann et al., 1974: 14).

[14] Inwieweit es auch zu Tötungen von Patienten in Domjüch kam, muss der weiteren Forschung vorbehalten bleiben.

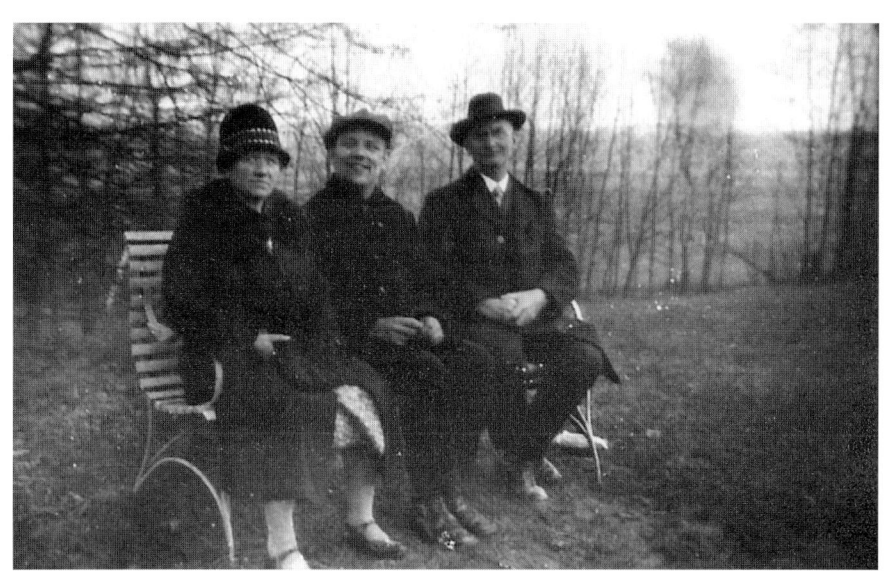

Abbildung: Karl M. gemeinsam mit seinen Eltern auf dem Gehlsheimer Klinikgelände zu Ostern 1930 (im Privatbesitz der Familie)

Die Opfer

Wer waren die Menschen, die wegen einer psychischen Erkrankung oder einer Behinderung als „Ballastexistenzen" und „minderwertig" etikettiert keine Berechtigung auf Leben hatten und deren Tod, ganz im Gegensatz zu der wörtlichen Bedeutung von Euthanasie alles andere als leicht und schön war? Welche Kriterien sprachen dafür, dass ihre Existenz durch eine sechsstellige, zentral von Berlin vergebene Nummer als „lebensunwert" klassifiziert wurde? Was etwa hatten die 23-jährige Viktoria G. (Z-Nummer 165.832) aus dem Kreis Güstrow, die 68-jährige Anna K. (Z 165.831), die „fleißig Strümpfe" stopfte und „regelmäßig arbeitete", und Ella H. (Z 165.864) aus Stralsund, die „zu nichts brauchbar" war, gemein? Warum mussten sie, genau wie Fritz N. (Z 165.210) aus Schalensee, der „mitunter freundlich und zugänglich" war, in der Gaskammer von Bernburg sterben; ebenso wie Margarete T. (Z 165.815), die „... um Besuch. Und um Taschengeld" bat oder der 33-jährige Rostocker Paul L. (Z 165.215), der der Aufforderung, sich sterilisieren zu lassen, nicht nachgekommen und deshalb von der Polizei nach Gehlsheim gebracht worden war (alle Angaben BA R179)? Und auch dem Rostocker Karl M. (Abbildung), der „Nie Anfälle" gehabt hatte und „Immer gutmütig" gewesen war, wurde sein Lebenswert abgesprochen, wie mindestens 22 seiner Mitpatienten, die nach Uchtspringe transportiert wurden (KbA Schwerin).

Im Folgenden soll die Gruppe der Opfer näher skizziert und die Kriterien aufgezeigt werden, die zu deren Selektion führten. Es ist anhand der empirisch-statistisch erhobenen Daten natürlich nicht möglich, über den einzelnen Menschen in seiner Individualität Aussagen zu treffen. Krankenakten wie auch andere medizinische Dokumentationen können, selbst wenn sie teilweise persönliche Dokumente enthalten, *sich ihrer Herkunft nicht entziehen* (Gerhard Baader). Sie sind zweckorientiert angelegte Dokumentationsmittel innerhalb der Medizin, im speziellen Fall der Psychiatrie. Dennoch sind sie eine hervorragende Quelle, um Rückschlüsse darüber zu ziehen, was die Opfer als Gruppe verband. In Anlehnung an das von der DFG geförderte Projekt *Wissenschaftliche Erschließung des Aktenbestandes R179 der NS- „Euthanasie"*[15] der Forschergruppe um Hohendorf, Mundt und Eckart haben wir in einem ersten Schritt die Opfer unter den Kriterien Diagnose, Dauer des Aufenthalts, Arbeitsfähigkeit sowie Bewertung des Verhaltens untersucht. Dabei wurde im Allgemeinen nicht unterschieden, ob sie der Gruppe, die über Domjüch und Schwerin nach Bernburg oder der, die nach Uchtspringe verlegt wurde, angehörten. Beide Patientengruppen wurden innerhalb der „Aktion T4" selektiert, auch wenn es bei der zweiten nicht mehr zur Weiterverlegung in die Tötungsanstalt kam. Bei der ersten Gruppe wurde auf den Aktenbestand R179 des Bundesarchivs zurückgegriffen. Es wurden nur die Patientenakten in die Untersuchung einbezogen, deren „Ursprungsanstalt" mit Gehlsheim deklariert ist. Stichtag für eine solche Festlegung war der Aufenthalt des Patienten am 1. September 1939.[16] Im Bundesarchiv sind Krankenakten von 23 Gehlsheimer Patienten verwahrt. Hinzu kommen 16 Akten, die im Krankenblattarchiv des Fachkrankenhauses für Psychiatrie Uchtspringe bzw. beim Landeswohlfahrtsverband Hessen, Gedenkstätte Hadamar aufbewahrt werden. Sieben Patientenakten sind nach derzeitigem Kenntnisstand nicht mehr vorhanden. Fehlende Informationen konnten jedoch z.T. mit den aus Rostock erhalten gebliebenen ausgeglichen werden.

Bisher kennen wir die Namen von 46 Rostocker Patienten, die für die Tötung innerhalb der „Aktion T4" vorgesehen waren. Auffallend ist, dass die überwiegende Mehrheit der selektierten Patienten an einer Schizophrenie erkrankt war. Von den 46 waren es immerhin 31, also mehr als 67%; gefolgt von Schwachsinn (6 Patienten), progressiver Paralyse (5 Patienten) und genuiner Epilepsie (1 Patient). Bei drei Patienten haben wir derzeit keine Angaben zur Diagnose. Neben der Diagnose der Patienten war ein besonders wichtiges Selektionskriterium die Dauer des Aufenthaltes. Schließlich sollten all jene Kranken und Behinderten nach Berlin gemeldet werden, die sich seit mindestens fünf Jahren in einer Anstalt befanden. Die durchschnittliche Verweildauer der Rostocker Opfer betrug nach jetzigem Kenntnisstand 9½ Jahre. Man muss jedoch davon ausgehen, dass sich diese Zahl noch erhöhen wird, da wir aufgrund der fehlenden Akten mit großer Wahrscheinlichkeit nicht alle Klinikaufenthalte einbezogen haben. Es ist denkbar, dass sich die Aufenthaltsdauer derjenigen annähert, die bei dem o.g. Projekt zur Wissenschaft-

---

[15] Weitere Informationen zum Projekt befinden sich auf der Internetseite http://www.rzuser.uni-heidelberg.de/~d52/Historische_Arbeitsgruppe/T4_Aktion.html (Stand 20.10.2009).

[16] Stichproben mit Krankenakten aus den „Ursprungsanstalten" Domjüch und Schwerin haben jedoch gezeigt, dass dort Patienten eingeordnet wurden, die sich am 1. September 1939 noch in der Gehlsheimer Klinik befanden. Da es jedoch notwendig ist, die Morde an psychisch Kranken und Behinderten für ganz Mecklenburg aufzuklären, wird sich diese Problematik langfristig lösen.

lichen Erschließung des Aktenbestandes R179 ermittelt worden ist. Sie betrug 12½ Jahre (Fuchs, 2007: 62). Lediglich bei der Diagnose progressive Paralyse scheint sich herauszukristallisieren, dass die Verweildauer von untergeordneter Bedeutung war. War bei diesem Krankheitsbild ein so genannter „End- oder Defektzustand"[17] erreicht, bei dem der Patient als völlig antriebslos und stumpf beschrieben wird und dementsprechend nicht mehr zu einfachen Arbeiten herangezogen werden konnte, spielte die Verweildauer als Selektionskriterium keine Rolle mehr. Arbeitsfähigkeit war also von Relevanz, bot jedoch keinen prinzipiellen Schutz, wie das Beispiel der oben erwähnten Anna K. zeigt. Kurz vor ihrer Verlegung nach Bernburg wird in ihrer Krankenakte vermerkt, dass sie auch „weiter in der Nähstube" tätig ist. Auch der an einer Schizophrenie erkrankte Wilhelm S. galt „... im Allgemeinen als zugänglich und arbeitet ganz fleissig...". 29 Tage nach diesem Eintrag wurde er von der GEKRAT abgeholt. Zu diesem Zeitpunkt war er seit 16 Jahren in der Gehlsheimer Anstalt untergebracht. Für die überwiegende Mehrheit der selektierten Patienten lässt sich dennoch feststellen, dass sie entweder gar nicht arbeiteten (völlig untätig) oder dass sie nur widerstrebend zur Arbeit zu bewegen waren. Eine Aussage wie „Lebt stumpf dahin. Ist lediglich Objekt der Pflege" kam einem Todesurteil gleich. Und auch der oben abgebildete Karl M. hatte mit der „Bilanz" von mehr als 15 Jahren, die er in psychiatrischen Anstalten Mecklenburgs zugebracht hatte, der Diagnose Schwachsinn sowie der Einschätzung, er sei „zu keinerlei produktiven Arbeiten zu verwerten" (KbA Schwerin), kaum eine Überlebenschance. Die für ihn in Berlin vergebene Z-Nummer (165.189) lässt darauf schließen, dass er bereits für einen der Tötungstransporte vorgesehen war, die vom Sachsenberg in die „Euthanasie"-Anstalt Bernburg im Juli und August 1941 gingen.[18] Die durch seine Eltern veranlasste Rückverlegung nach Rostock-Gehlsheim brachte nur einen kurzen Aufschub. Er starb am 1. April 1942 in der Anstalt Uchtspringe.

Wie wichtig die Arbeitsfähigkeit als Kriterium für die Beurteilung eines psychisch kranken Menschen während der Zeit des Nationalsozialismus geworden war, beweist allein der Umstand, dass die Einträge in die Krankenakten von hospitalisierten Patienten beinahe ausschließlich unter diesem Aspekt getätigt wurden. Hinzu kam die Bewertung des Verhaltens. Unruhe, Erregungszustände, Wutausbrüche, aggressives Verhalten wurden als störend empfunden und konnten dazu führen, dass selbst als produktiv eingeschätzte Patienten selektiert wurden, zumal dann, wenn ihr Verhalten ihre „Produktivität" einschränkte. Die 39-jährige Alma V. beispielsweise galt als sehr fleißig, sie bohnerte, fegte und putzte Schuhe. Während ihrer abrupt auftretenden Erregungszustände zerschlug sie jedoch Scheiben, war unzugänglich, aggressiv und zu keiner Arbeit zu bewegen. Die letzten Einträge in ihrer Krankenakte, bevor sie am 11. Juli 1941 in die Tötungsanstalt Bernburg verlegt wurde, lauten allesamt „arbeitet fleißig".

---

[17] In den von der T4-Zentrale in Berlin versendeten Fragebogen, die die Anstaltsleiter ausfüllen mussten, war von Therapie-refraktärer Paralyse die Rede.
[18] Die übrigen Patienten, die wie Karl M. am 29. September 1941 von der GEKRAT abgeholt wurden, haben ihnen zugewiesene Z-Nummern im Bereich von 165.674 bis 165.796.

Zusammenfassend lässt sich feststellen, dass die Kriterien für die zur Tötung bestimmten, in unserem Fall ausschließlich erwachsenen Patienten eine Kombination von Diagnose, Aufenthaltsdauer, Arbeitsfähigkeit und Verhaltensauffälligkeiten war. Diese Merkmale bedingten teilweise einander und verdeutlichen, dass es sich bei der „Euthanasie"-Aktion, wie es Petra Fuchs treffend formulierte, letztlich um eine „… *rationale, kalte und menschliches Leben auf einen einzigen Aspekt reduzierende Kosten-Nutzen-Strategie"* (Fuchs, 2007: 68) handelte. Die hier vorgestellten Ergebnisse können nur einen ersten Einblick in die Praxis der „Euthanasie"-Verbrechen in Mecklenburg und speziell in Rostock gewähren. Die bisherige Auswertung des Quellenmaterials legt jedoch eines nahe: Durch die enge Verknüpfung der drei Mecklenburger psychiatrischen Anstalten während der Zeit des Nationalsozialismus erscheint es notwendig, die Verbrechen an psychisch Kranken und Behinderten für ganz Mecklenburg als Komplex aufzuarbeiten. Der künftigen Forschung fällt die Aufgabe zu, auch endlich für Mecklenburg Licht ins Dunkel dieses düstersten Kapitels der deutschen Medizin zu bringen. Nur so wird es möglich sein, das Schicksal dieser Menschen der Vergessenheit zu entreißen.

Verwendete Archive und Abkürzungen

BA – Bundesarchiv Berlin (Bestand R179: Euthanasie-Akten)
BStU – Archiv der Bundesbeauftragten für die Stasiunterlagen
GStA – Geheimes Staatsarchiv Berlin
KbA – Krankenblattarchiv des Zentrums für Nervenheilkunde der Universität Rostock
Krankenblattarchiv der Helios Kliniken Schwerin, Carl-Friedrich-Flemming-Klinik
Krankenblattarchiv der SALUS gGmbH, Fachklinikum Uchtspringe
LWV – Landeswohlfahrtsverband Hessen, Archiv der Gedenkstätte Hadamar, Bestand 12
MLHA – Mecklenburgisches Landeshauptarchiv Schwerin
Stadtarchiv Neustrelitz
UAR – Universitätsarchiv Rostock

Literatur

Bady, T. und Blütgen, M. (1994): Untersuchung von Patientenunterlagen der Universitäts-Nervenklinik Greifswald aus den Jahren 1933-1945 unter besonderer Berücksichtigung von Begutachtungen im Rahmen des „Gesetzes zur Verhütung erbkranken Nachwuchses" (Inaugural-Dissertation). Greifswald

Bernhardt, H. (1994): Anstaltspsychiatrie und „Euthanasie" in Pommern 1939 bis 1945: die Krankenmorde an Kindern und Erwachsenen am Beispiel der Landesheilanstalt Ueckermünde. Mabuse, Frankfurt

Böhm, B. und Schulze, R. (Hrsg.) (2003): „… ist uns noch allen lebendig in Erinnerung". Biografische Porträts von Opfern der nationalsozialistischen „Euthanasie"-Anstalt Pirna-Sonnenstein. Stiftung Sächsische Gedenkstätten, Dresden

Borgstedt, A. (2009): Auftakt zur Vernichtung. Der Polenfeldzug und die „Aktion T4". Tribüne 48 (191): 125-131

Broocks, A. (2007): Die Geschehnisse auf dem Sachsenberg im Rahmen des nationalsozialistischen Euthanasieprogramms. Helms, Schwerin

Faulstich, H. (1998): Hungersterben in der Psychiatrie. Lambertus, Freiburg.

Friedländer, S. (1995): The Origins of Nazi Genocide. From Euthanasia to the final Solution. University of North Carolina Press, Chapel Hill, London

Fuchs, P. (2007): Die Opfer als Gruppe. In: Fuchs, P.; Rotzoll, M.; Müller, M. und Hohendorf, G. (Hrsg.) „Das Vergessen ist Teil der Vernichtung selbst". Lebensgeschichten von Opfern der nationalsozialistischen Euthanasie. Wallstein, Göttingen: 53-72

George, U.; Lilienthal, G.; Roelcke, V.; Sandner, P. und Vanja, C. (Hrsg.) (2006): Hadamar. Heilstätte – Tötungsanstalt – Therapiezentrum. Jonas, Marburg

Haack, K.; Kumbier, E. und Herpertz, S. C. (2009): Erinnern – Betrauern – Wachrütteln. Zum Gedenken an die Opfer von Zwangssterilisationen und „Euthanasie" in der Zeit des Nationalsozialismus in Rostock. In: Holdorff, B. und Kumbier, E. (Hrsg.) Schriftenreihe der Deutschen Gesellschaft für Geschichte der Nervenheilkunde. Königshausen und Neumann, Würzburg: 215-228

Hohendorf, G.; Rotzoll, M.; Richter, P.; Eckart, W. und Mundt, C. (2002): Die Opfer der nationalsozialistischen „Euthanasie-Aktion T4". Erste Ergebnisse eines Projektes zur Erschließung von Krankenakten getöteter Patienten im Bundesarchiv Berlin. Nervenarzt, 73 (11): 1065-1074

Klee, E. (1985): Dokumente zur Euthanasie. Fischer, Frankfurt am Main

Klee, E. (2001): Euthanasie im NS-Staat. Die Vernichtung lebensunwerten Lebens. Fischer, Frankfurt am Main

Miesch, I. (1996): Die Heil- und Pflegeanstalt Gehlsheim – Von der Anfängen bis 1946. Universität Rostock, Rostock

Miesch, I. (1998): Zwangssterilisation in Mecklenburg während der Zeit des Nationalsozialismus. Zeitgeschichte Regional, Mitteilungen aus Mecklenburg-Vorpommern, 2 (1): 4-9

Mitscherlich, A. und Mielke, F. (1947): Das Diktat der Menschenverachtung. Schneider, Heidelberg

Moser, G. (1998): NS-Zwangssterilisation und „Erbpflege" in der Nachkriegsgesellschaft. Bruchstücke aus der Geschichte der SBZ/DDR und Mecklenburg(-Vorpommerns). Zeitgeschichte Regional, Mitteilungen aus Mecklenburg-Vorpommern, 2 (1): 10-15

Müller, T. (2010): Psychiatriegeschichte, Nationalsozialismus, Holocaust. Erste Ergebnisse eines neuen Forschungsprojekts. In: Holdorff, B. und Kumbier, E. (Hrsg.) Schriftenreihe der Deutschen Gesellschaft für Geschichte der Nervenheilkunde. Königshausen und Neumann, Würzburg: im Druck

Platen-Hallermund, A. (1948): Die Tötung Geisteskranker in Deutschland. Verlag der Frankfurter Hefte, Frankfurt am Main

Rost, J.-U. (2003): Der Schweriner Zwangssterilisationsprozeß. Zeitgeschichte regional, 7: 78-80

Rost, J.-U. (2004): Zwangssterilisationen aufgrund des „Erbgesundheitsgesetzes" im Bereich des Schweriner Gesundheitsamtes. Helms, Schwerin

Rüter-Ehlermann, A.; Fuchs, H. H. und Rüter, C. F. (Hrsg.) (1974): Justiz und NS-Verbrechen. Bd. XII. University Press Amsterdam, Amsterdam

Sachtleber, F. (2000): Verwahren, Vernichten, Behandeln – Zur Geschichte der Betreuung psychisch Kranker in der Hansestadt Stralsund von den Anfängen bis in die Zeit des NS-Staates (Inaugural-Dissertation). Greifswald.

Schubert, H. (2003): Die Welt da drinnen. Eine deutsche Nervenklinik und der Wahn vom „unwerten Leben". Fischer, Frankfurt am Main

Steinbach, P. (2009a): Die Andeutung des Vorstellbaren. Zur Vorbereitung des Sonderrechts für die Juden durch den NS-Staat als Vorstufe der „Endlösung". Zeitschrift für Geschichtswissenschaft, 57: 337-351

Steinbach, P. (2009b): Die publizistischen Kontroversen – eine Vergangenheit, die nicht vergeht. In: Reichel, P.; Schmid, H. und Steinbach, P. (Hrsg.) Der Nationalsozialismus – Die zweite Geschichte. Beck, München

Synder, K. (2001): Die Landesheilanstalt Uchtspringe und ihre Verstrickung in nationalsozialistische Verbrechen. In: Hoffmann, U. (Hrsg.) Psychiatrie des Todes. NS-Zwangssterilisation und „Euthanasie" im Freistaat Anhalt und in der Provinz Sachsen. Landeszentrale für politische Bildung des Landes Sachsen-Anhalt, Magdeburg: 73-95

Witzke, C. (2001): Domjüch. Erinnerungen an eine Heil- und Pflegeanstalt in Mecklenburg-Strelitz. Federchen, Neubrandenburg

Mecklenburgische Kinderärzte und NS-„Kindereuthanasie"

Lothar Pelz

Zusammenfassung

In einer empirischen medizinhistorischen Studie wurde erstmals das Mitwirken mecklenburgischer Kinderärzte und Kinderärztinnen im Netz der NS-„Kindereuthanasie" zwischen 1939 und 1945 untersucht. Grundlage dazu boten die Quellen des Brandenburgischen Landeshauptarchivs Potsdam, des historischen Archivs der Carl-Flemming-Klinik sowie des Mecklenburgischen Landeshauptarchivs Schwerin. Insgesamt wurden zwischen 1941 und Mai 1945 467 Kinder und Jugendliche in die sog. „Kinderfachabteilung" der Heil- und Pflegeanstalt Sachsenberg b. Schwerin eingewiesen; 51-mal waren daran mecklenburgische Kinderärztinnen und Kinderärzte beteiligt. Dabei handelt es sich sowohl um direkte Einweisungen (ca. 6%) als auch um begründete anamnestische Hinweise auf ein Mitwirken von Kinderärztinnen und Kinderärzten bei den Einweisungen (1,5%). Der Anteil von Kindern, welche durch den „Reichsausschuß zur wissenschaftlichen Erfassung von erb- und anlagebedingten schweren Störungen" eingewiesen worden waren, ist vergleichsweise niedrig (3,9%). Die Rahmenbedingungen des staatspolitisch initiierten Ausrottungsprogramms für körperlich und/oder mental behinderte Kinder und Jugendliche werden kurz erörtert.

Die NS-„Kindereuthanasie"

Im Rahmen der nationalsozialistischen Patientenmord-Aktionen gebührt der NS-„Kindereuthanasie" eine gesonderte Betrachtung. Bis zum Ende des vergangenen Jahrhunderts standen dabei vorwiegend auf der Grundlage von Archivmaterial der Rechtsorgane zwei Themenkreise im Mittelpunkt der Diskussion:

1. der „Reichsausschuß zur wissenschaftlichen Erfassung von erb- und anlagebedingten schweren Störungen" (im Folgenden „Reichsausschuß") (Abbildung 1) und einzelne, mit diesem „Reichsausschuß" durch Planungs-, Organisations- und Gutachtertätigkeit verbundene Kinderärzte (Werner Catel, Leipzig; Ernst Wentzler, Berlin) sowie

2. einzelne Kinderärztinnen und Kinderärzte, welche in den NS-„Kinderfachabteilungen" direkt an den Tötungsaktionen beteiligt waren (u.a. Wilhelm Bayer, Hamburg; Hans-Christoph Hempel, Hans-Joachim Hartenstein und Hannah

```
┌─────────────────────────────────────────────────────────┐
│                  Kanzlei des Führers II                 │
└─────────────────────────────────────────────────────────┘
                            │
┌─────────────────────────────────────────────────────────┐
│   Reichsausschuß zur wissenschaftlichen Erfassung       │
│   von angeborenen und anlagebedingten schweren Leiden   │
│        (RdErl. d. Rml. v. 18.08.1939 – IVb 3088/39 – 1079 Mi) │
└─────────────────────────────────────────────────────────┘
         │              │              │
   ┌──────────┐   ┌──────────┐   ┌──────────┐
   │Kinderarzt│───│ Amtsarzt │───│Jugendarzt│
   └──────────┘   └──────────┘   └──────────┘
                            │
┌─────────────────────────────────────────────────────────┐
│            „Jugend-Psychiatrische Fachabteilung"        │
│        (RdErl. d. Rml. v. 01.07.1940 – IVb 2140/40 – 1079 Mi) │
│                sog. „Kinder-Fachabteilungen"            │
└─────────────────────────────────────────────────────────┘
```

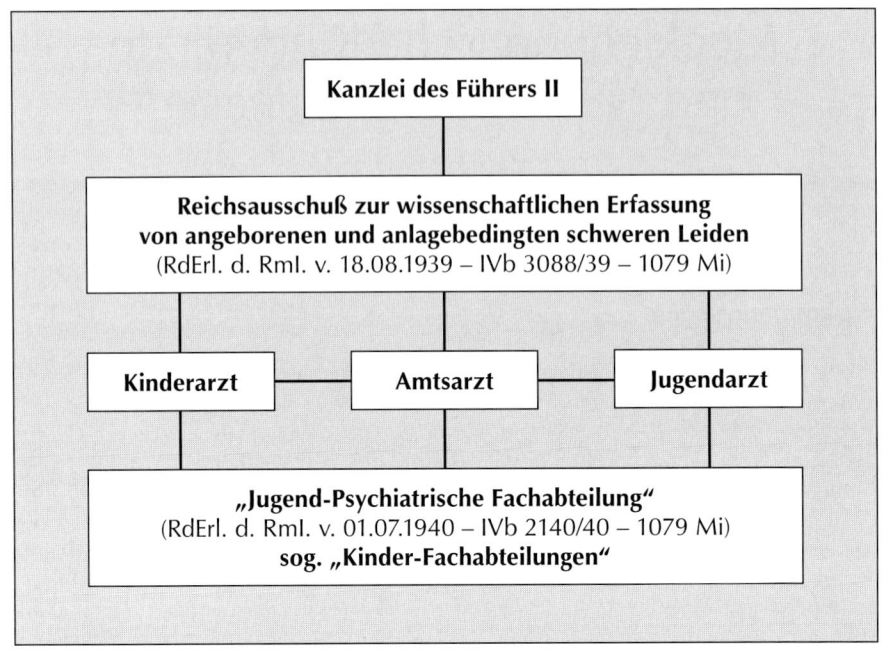

Abbildung 1: Die Stellung des Arztes, einschl. Kinderarztes, im Netz der NS-„Kindereuthanasie" 1939-1945 (Struktur mod. nach Klee, 1994; Benzenhöfer, 2003; u. a.)

Uflacker, Leipzig; Fritz Kühnke, Eglfing-Haar und Wiesloch; Friederike Pusch, Görden; Magdalena Schütte, Stuttgart etc.).

3. Einen weiteren Diskussionsschwerpunkt stellten und stellen die zahlreichen kindlichen und jugendlichen Opfer dar (u.a. Bästlein, 1991; Beddies und Hübener, 2004; Beddies und Schmiedebach, 2004; Bernhardt, 1993; Dahl, 2004; Roick, 1997; Schilter, 1999; Zimmermann, 2005), deren genaue Anzahl wahrscheinlich niemals ermittelt werden kann. Ihre Gesamtzahl wird zwischen 5.000 und 10.000 geschätzt (Benzenhöfer, 2000), dürfte aber wahrscheinlich um oder sogar über 10.000 liegen.

Das Schicksal der Opfer fußte auf einem streng vertraulichem „Runderlaß des Reichsministeriums des Inneren vom 18. 8. 1939 – IV b 3088/39 – 1079 Mi", durch welchen den Staatlichen Gesundheitsämtern die „Meldepflicht über mißgestaltete usw. Neugeborene für Ärzte und Hebammen" mitgeteilt wurde. Es handelte sich um Patienten mit einer oder mehreren der folgenden fünf Krankheitsbilder bzw. Symptomengruppen:

„1.Idiotie sowie Mongolismus (besonders Fälle, die mit Blindheit und Taubheit verbunden sind)

2. *Mikrocephalie (abnorme Kleinheit des Kopfes, bes. des Hirnschädels)*
3. *Hydrocephalus (Wasserkopf) schweren und fortschreitenden Grades*
4. *Mißbildungen schwerer Art, besonders Fehlen von ganzen Gliedmaßen, Spaltbildungen des Kopfes und der Wirbelsäule usw.*
5. *Lähmungen einschl. Littscher Erkrankung".*

An keiner Stelle findet sich in diesem Runderlass ein Hinweis auf eine Androhung einer Disziplinar-, Ordnungs- oder sonstigen Strafmaßnahme für den Fall, dass ein Arzt dieser Meldepflicht nicht nachzukommen gedenkt!

Die Meldung war nicht auf Kinderärztinnen und -ärzte beschränkt. Sie hatte von dem behandelnden Arzt unabhängig seiner Spezialisierungsrichtung oder von der Hebamme an den Amtsarzt im zuständigen Staatlichen Gesundheitsamt zu erfolgen; von dort wurde sie im Regelfall an den „Reichsausschuß" übermittelt, von deren Mitgliedern „begutachtet" und auf dem Dienstweg zurückgesandt. Die Einweisung eines kindlichen oder jugendlichen Patienten in eine „Kinderfachabteilung" erfolgte dann durch den Amtsarzt. Es ist inzwischen jedoch hinreichend bekannt, dass auch *ohne Beteiligung* des sog. Reichsausschusses Kinder und Jugendliche direkt, d.h. ohne dieses Meldeverfahren, mit Billigung der Kanzlei des Führers in die NS-„Kinderfachabteilungen" eingewiesen werden konnten. So schreibt beispielsweise am 18. Juni 1942 Frau „... Dr. Lotte K., Gesundheitsamt Schöneberg, Säuglingsfürsorge" in einem Brief an „Fräulein Dr. P... Landesanstalt Görden bei Brandenburg: *... Ich wende mich heute wieder an Sie wegen der Unterbringung eines Kindes... Herr Dr. H..., den ich vor einiger Zeit in einem ähnlich gelagerten Fall um Rat fragte, riet mir, mich in dringenden Fällen an die entsprechenden Anstalten direkt zu wenden..."* (BLHA Potsdam, Rep. 55c, 2757).

Andererseits ist auch belegt, dass die „Begutachtung" der Patienten durch Mitarbeiter der NS-„Kinderfachabteilungen" erfolgte. Für die „Kinderfachabteilung" Görden ist beispielsweise eine enge Zusammenarbeit mit dem „Reichsausschuß" ebenso nachweisbar (Pelz, 2005) wie für die „Kinderfachabteilung" Schleswig (Bästlein, 1991). Für die „Kinderfachabteilung" Lewenberg-Sachsenberg findet sich ebenfalls eine solche Aufforderung in der folgenden Kasuistik:

Kasuistik GU031034: Der Amtsarzt des Kreises Schönberg schreibt als Begründung für die Einweisung des 7 Jahre alten Knaben am 16.01.1942: „Begutachtung im Sinne des Reichsausschusses zur wissenschaftlichen Erfassung von erb- und anlagebedingten schweren Leiden ist notwendig." Am 15. 5. 1942 war der Knabe in die „Kinderfachabteilung" aufgenommen worden; am 9. 10. 1943 dann an „Lungenentzündung verstorben". Die letzten Eintragungen tragen die typischen Schriftzüge, aber keine Unterschrift des Leiters dieser „Kinderfachabteilung" Alfred Leu (Abbildung 2).

Nach dem gegenwärtigen Stand des Wissens gibt es keinen Zweifel daran, dass die NS-Mordaktionen einerseits streng geheim, andererseits jedoch nur durch ein

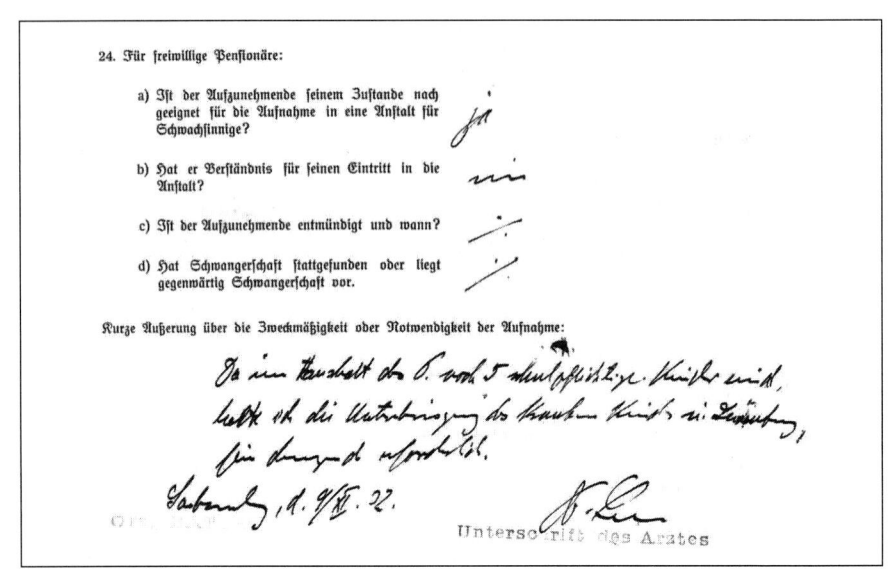

Abbildung 2: Charakteristischer Schriftzug von Dr. Alfred Leu, dem späteren Leiter der NS-„Kinderfachabteilung" Sachsenberg-Lewenberg, auf einem ärztlichen Fragebogen für die Aufnahme in das „Kinderheim Lewenberg-Schwerin" aus dem Jahre 1932 (Unikat des historischen Krankenblatt-Archivs)

ausgefeiltes Netzwerk funktionierten. Die Stellung des Kinderarztes in diesem Netz ist aus Abbildung 1 ersichtlich.

Nach eigenen früheren Untersuchungen an der „Reichsschulstation" für zukünftige Mitarbeiter von NS-„Kinderfachabteilungen" in Görden bei Brandenburg unter der Leitung des (Kinder-)Psychiaters Hans Heinze (1895-1983) sind reichlich 6% der verstorbenen Kinder und Jugendlichen durch Kinderärzte direkt und ohne primäre Beteiligung von Gesundheitsämtern oder des sog. „Reichsausschusses" in die Gördener NS-„Kinderfachabteilung" *„überführt"* (Lingua tertiae imperii! [Victor Klemperer, 1946]) worden. Weitere reichlich 8% der Krankengeschichten ergaben *begründete anamnestische Hinweise* auf ein Mitwirken von Kinderärzten an den Einweisungen in die NS-„Kinderfachabteilung" Görden; nur für reichlich 11% der Patienten ist eine Einweisung durch den „Reichsausschuß" belegt (Pelz, 2005).

In dem Gördener Material befindet sich eine Krankengeschichte (BLHA Potsdam, Rep 55 C, 2914) mit einer „Ärztliche[n] Bescheinigung" eines Mitarbeiters der Universitäts-Kinderklinik Rostock. „Dr. R." schrieb am 10. 2. 1943: *„...Zur Unterbringung in einer Anstalt kommt in Mecklenburg Schwerin-Sachsenberg in Frage...".* Sie war für mich der unmittelbare Anlass, sich verstärkt mit der Rolle des Kinderarztes im Netz der NS-„Kindereuthanasie" zu beschäftigen, zumal bisher vorwiegend Psychiater und Amtsärzte im Zentrum der Forschung zu Täterpersönlichkeiten standen.

Nach den Gördener Ergebnissen war zu prüfen, ob die Beteiligung der Kinderärzte an der NS-„Kindereuthanasie" Folge der zentralen Stellung dieser NS-„Kinderfachabteilung" sowohl als „Reichsschulstation" als auch durch die regionale Nähe zu Berlin mit der Charité (Pelz, 2005), aber auch mit einer großen Dichte von Kinderärzten ist, oder ob sich dieses Einweisungsmuster prinzipiell auch in anderen sog. „Kinderfachabteilungen" wiederfindet und dann allgemeine Bedeutung erlangen würde.

Aus regionalen Gründen lag es nahe, die Untersuchungen über die Rolle des ganz gewöhnlichen, überall anzutreffenden Kinderarztes auf die NS-„Kinderfachabteilung" Sachsenberg bei Schwerin auszudehnen. Die „Abteilung IV der Anstalten Sachsenberg-Lewenberg" war spätestens seit August 1941 als Tötungsabteilung eingerichtet und stand unter der Leitung von Dr. Alfred Leu. Eine Sichtung und Aufarbeitung dieser Archivmaterialien war bisher kaum erfolgt.

Quellen

Es handelt sich um eine empirische medizinhistorische Studie. Meine Untersuchungen stützen sich auf Quellen aus dem Brandenburgischen Landeshauptarchiv Potsdam (Rep C 55 Brandenburg-Görden), aus dem historischen Krankenblattarchiv der Carl-Friedrich-Flemming-Klinik Schwerin und aus dem Landeshauptarchiv Schwerin (Reg. 5.12.-7/14; 5.12-6/10) mit insgesamt mehr als 3.600 Krankenakten, von denen für diese aktuelle Studie 516 bzw. 467 von speziellem Interesse sind (Tabelle 1). Dabei wurden Kinder und Jugendliche bis zur Vollendung ihres 19. Lebensjahres berücksichtigt. Aus datenrechtlichen Gründen wurden die Identifikationen der Patienten in Anlehnung an Breuer (1842-1925) modifiziert (Yalom, 2007).

Tabelle 1: Krankenblattbestand des historischen Archivs der Heil- und Pflegeanstalten Lewenberg-Sachsenberg für die Zeit II/39-I/45[1] (Stand: 30.07.09)

Aufnahme-zeitraum		gestorben		entlassen		unklar	Gesamt
		I/39-I/45	≥ II/45	II/39-I/45	≥ II/45		
II/39-40	Knaben	18	–	10	5	2	35
	Mädchen	12	–	1	1	–	14
41-I/45	Knaben	158 (15)[2]	6	41	51	2	273
	Mädchen	126 (8)	6	24 (1)[2]	26	2	194
Gesamt (II/39-I/45)		315 (23)	12	76 (1)	83	6	516
Gesamt (41-I/45)		284 (23)	12	65 (1)	77	4	467

[1] Die Zeitspanne umfasst den Zeitraum vom Erlass der Meldepflicht bis zur Kapitulation der Deutschen Wehrmacht bzw. dem Zusammenbruch der nationalsozialistischen Regierung; durch den Vormarsch der amerikanischen Armee war der Krieg in Schwerin bereits eine Woche früher beendet.
[2] Anzahl der Patienten, die als Kind eingewiesen waren, bei Eintritt des Todes bzw. der Entlassung jedoch das 19. Lebensjahr vollendet hatten.

Tabelle 2: Mitwirken von Kinderärztinnen und Kinderärzten an den Einweisungen in die NS-„Kinderfachabteilung" Sachsenberg b. Schwerin 1941-I/45 (Stand: 30.07.09)

Art der Mitwirkung	Anzahl	
	absolut (n)	relativ (%)[1]
Direkte Einweisungen	26[2]	5,6
Anamnestisches Mitwirken	7[3]	1,5
„Reichsfachausschuß"-Kinder	18[4]	3,9
Gesamt	51	10,9

[1] bezogen auf die Gesamtzahl aufgenommener Patienten (n_1 = 467)
[2] einschl. einer Einweisung, die jedoch in die NS-„Kinderfachabteilung" in Görden umgelenkt wurde.
[3] einschl. einer Meldung an den „Reichsfachausschuß…", welche in den Akten des Erbgesundheitsgerichtes Rostock-Land dokumentiert ist.
[4] Obwohl der „Reichsfachausschuß…" mit zwei Kinderärzten besetzt war, wurde die Anzahl der mitwirkenden Kinderärzte je zu „begutachtendem" Kind oder Jugendlichen nur einfach berücksichtigt.

Ergebnisse und ihre Interpretation

Die Anzahl von Einweisungen, die durch Kinderärztinnen und Kinderärzte in die „Kinderfachabteilung" Sachsenberg erfolgten, ist summarisch in Tabelle 2 zusammengefasst.

Im Umfang und in der Qualität der Befund-Dokumentationen bestehen zwischen den beiden NS-„Kinderfachabteilungen" in Görden und am Sachsenberg erhebliche Unterschiede, so dass ein detaillierter Vergleich zwischen den Ergebnissen beider Studien zurzeit nur sehr bedingt möglich ist. Immerhin liegt der Anteil *direkter* kinderärztlicher Einweisungen in beiden Einrichtungen mit rund 6% in einer vergleichbaren Größenordnung.

Die folgenden Kasuistiken[1] sollen sowohl die Arbeitsweise der Kinderärztinnen und Kinderärzte als auch unsere eigene Beurteilung der Archivmaterialien demonstrieren. Die ersten Beispiele belegen direkte Einweisungen von mecklenburgischen Kinderärztinnen und Kinderärzten:

Kasuistik IM 160429: Am 10. November 1942 urteilt der Güstrower Kinder- und Schularzt Dr. Paul I. aus der Lindenstraße 10a über den 13-jährigen Knaben auf dem ärztlichen Fragebogen (B): *„Schwachsinniger, charakterlich minderwertiger, haltloser und hinterlistiger Junge. Ist bereits wegen mehrerer Diebstähle und Brandstiftung zur Anzeige gebracht... [Unterschrift]"*

Wann der Knabe in der „Kinderfachabteilung" Sachsenberg aufgenommen wurde, ist nicht dokumentiert, wohl aber sein Tod am 27. März 1943 infolge „Sepsis". Die

---

[1] Die Kasuistiken entstammen dem Krankenblattarchiv der Carl-Friedrich-Flemming-Klinik Schwerin.

letzten Eintragungen tragen die charakteristischen Schriftzüge von Dr. Leu. Zwischen Antragstellung und Tod lagen reichlich vier Monate.

Kasuistik CM 110538: Ohne eine ordnungsgemäße Angabe von Ort und Zeit des ärztlichen Befundes schreibt Frau Dr. E. M., Kinderärztin in Rostock-Warnemünde, Alexandrinenstraße 9a, und gleichzeitig betreuende Ärztin des NSV-Kinderheimes in Neuhaus bei Dierhagen, kurz und bündig über den knapp 4-jährigen Knaben *"Kind ist durch sein Verhalten (Wutanfälle, geht eben auf andere Kinder los [sic!]), nicht für ein Kinderheim mit geistig gesunden Kindern geeignet... Unterschrift"*. Am 1. Juni 1942 erfolgte die Aufnahme in die „Kinderfachabteilung" Sachsenberg. Drei Monate später „starb" der Knabe nach den Aufzeichnungen von Dr. Leu an „Lungenentzündung".

Die folgende Kasuistik demonstriert gleichzeitig die Verbindung von sozialen, hier kriegsbedingten wohnungsmäßigen Schwierigkeiten und den politisch gewollten Tötungsdelikten an mental und/oder körperlich behinderten Kindern und Jugendlichen:

Kasuistik LN 250440: Am 1. Juli 1943 bescheinigt „Dr. med. L., Kinderarzt, Barnstorfer Weg 48, Am Brink ..." in Rostock auf einem Rezeptvordruck, das 10-jährige *"Kind ist bislang im Elternhaus gewesen. Ist jetzt nicht mehr zu bändigen u. außerdem ist er unsauber. Da außerdem der luftangriffsgeschädigte Großvater mit im Haushalt aufgenommen ist, wird für 7 Personen die 3-Zimmerwohnung zu klein... Unterschrift"*. Reichlich drei Wochen später, am 26. Juli des gleichen Jahres wird er in das Kinderheim Lewenberg eingewiesen und aufgenommen; am 8. Oktober 1943 stirbt er entsprechend der Dokumentation von Dr. Leu an „Blinddarmentzündung".

Diese Kasuistiken können mühelos durch Einweisungen in die „Heil- und Pflegeanstalt Sachsenberg-Lewenberg" von weiteren mecklenburgischen Kinderärztinnen und Kinderärzten ergänzt werden.

Die Krankenblattaufzeichnungen des historischen Archivs der Carl-Friedrich-Flemming-Klinik in Schwerin sind für die Zeit zwischen 1939 und 1945 insbesondere hinsichtlich eigen- und familienanamnestischer Daten sehr lückenhaft. Dennoch gibt es vergleichsweise wenige Krankenakten, aus denen mit hoher Wahrscheinlichkeit auf ein anamnestisches Mitwirken von Kinderärztinnen und Kinderärzten bei der Einweisung in die NS-„Kinderfachabteilung" Sachsenberg geschlossen werden darf. Die folgenden beiden Kasuistiken stehen pars pro toto:

Kasuistik FU 260841: Der Direktor der Universitäts-Kinderklinik Rostock, Prof. Dr. O. U., schreibt am 27. 2. 1942 eine „Ärztliche Bescheinigung" über den sechs Monate alten weiblichen Säugling: *"Das Verhalten des Kindes läßt einen Cerebralschaden auf dem Boden eines Kernikterus annehmen. Es ist mit großer Wahrscheinlichkeit zu fürchten, daß das Kind in der geistigen Entwicklung zu mindestens sehr stark zurückbleiben wird... Keine Anhaltspunkte für eine erbliche Belastung... Unterschrift"*.

Zwei Monate später wurde die Patientin in die „Kinderfachabteilung" Sachsenberg eingewiesen, drei Monate später „starb" das Kind an Diphtherie.

Ohne dass sich in diesem Attest Hinweise auf eine Einweisung in eine „Kinderfachabteilung" finden, darf mit gutem Grund unterstellt werden (s. d. Forsbach, 2006), dass diese „Ärztliche Bescheinigung" maßgeblich für ihren weiteren Lebensweg geworden ist.

Kasuistik OL 080939: Am 29. 2. 1944 weist der praktische Arzt „Dr. J. aus Grabow i. Meckl." ein 4½-jähriges Mädchen in die „Kinderanstalten Lewenberg" bei Schwerin mit folgender Begründung ein: „*...nach Angaben der Mutter ist das Kind in der Univers.-Kinderklinik in Göttingen untersucht worden und auch noch von anderen Ärzten für unheilbar erklärt worden... Mit kollegialem Gruß Ihr ergebener... Unterschrift*". Dort wird es am nächsten Tag aufgenommen, vier Wochen später stirbt es an „Scharlach".

Im Hinblick auf die Begutachtung durch den „Reichsausschuß" bestätigen die vorliegenden Quellen den aus Abbildung 1 hervorgehenden Amtsweg und die bekannten Erfahrungen.

Kasuistik DC 030843: Das Staatliche Gesundheitsamt des Kreises Ludwigslust teilt am 9. Oktober 1944 der „Kinderfachabteilung der Heil- und Pflegeanstalt Schwerin/Sachsenberg" brieflich mit, dass das 14 Monate alte „*... Kind... gelegentlich eines anderen Transportes am 10. 10. 44 von Friedrichsmoor, NSV-Mütterheim,... nach dort überführt...*" wird. „*... Das Kind ist bereits vom Reichsausschuß für Erfassung v. Erbleiden [sic!], Berlin, dort angemeldet...*" Der Transport fand am vereinbarten Termin statt; am 5. Dezember 1944 „starb" der Knabe an „fieberhafter Bronchitis", dokumentiert durch die Schriftzüge von Dr. Leu. Bereits am 4. Lebenstag war durch den Rostocker Arzt Dr. E. die Meldung an das zuständige Staatliche Gesundheitsamt erfolgt.

Kasuistik MR 130237: In den Unterlagen des siebenjährigen Knaben findet sich ein Brief der Leitung der Heil- und Pflegeanstalt Sachsenberg vom 27. 11. 1944 an das Arbeitsamt in Eutin, Holstein, aus welchem eindeutig die durch den „Reichsausschuß" veranlasste Einweisung in die NS-„Kinderfachabteilung" dokumentiert ist. Im Auftrage der Direktion teilt der verantwortliche Mitarbeiter „Sch." mit: „*Vor kurzem war ... Frau ... seitens des RA [sic!] die Möglichkeit zur Aufnahme ihres Kindes in die KFA [sic!] bei der Heil- und Pflegeanstalt Sachsenberg b. Schwerin geboten worden. Nunmehr fordert Frau ... plötzlich gegen ärztlichen Rat die Entlassung ihres intellektuell tiefstehenden Jungen, möglicherweise um sich einem Arbeitseinsatz zu entziehen, was von hier aus nicht beurteilt werden kann... Unterschrift*". Daher wurde „pflichtgemäß Meldung" an das Arbeitsamt erstattet. Inwieweit der dem Text inhärente Zynismus beabsichtigt war, kann nicht entschieden werden. Der Knabe war bereits am 15. 8. 1944 in der NS-„Kinderfachabteilung" Sachsenberg aufgenommen worden und eine Woche, nachdem dieser Brief abgesandt war, nach den Aufzeichnungen von Dr. Leu am 5. 12. 1944 an „Diphtherie verstorben".

Auch an diesen und allen übrigen durch den „Reichsausschuß" veranlassten Einweisungen war zumindest jeweils ein Kinderarzt beteiligt. Die Untersuchungen über das Mitwirken des ganz normalen und überall anzutreffenden Kinderarztes und über seine Rolle im Netz der NS-„Kindereuthanasie" zeigen, dass auch in Mecklenburg eine Anzahl von Kinderärztinnen und Kinderärzten zwischen 1939 und I/1945 der staatspolitischen Doktrin der „Ausrottung der Minderwertigen" (Hitler, 1933) bzw. dem ärztlichen Paradoxon „Heilen durch Töten" (Lifton, 1988) erlegen waren und Kinder und Jugendliche in die NS-„Kinderfachabteilung" Sachsenberg bei Schwerin eingewiesen hatten. Der relative Anteil dieser Einweisungen liegt um 6% und entspricht damit in guter Annäherung jenem der NS-„Kinderfachabteilung" Görden (Pelz, 2005). Die Zahlen für ein anamnestisch begründetes Mitwirken von Kinderärztinnen und Kinderärzten sowie des „Reichsausschuß[es]" liegen deutlich unter jenen aus der Gördener „Kinderfachabteilung". Ein wichtiger Grund dafür liegt sicherlich in dem unterschiedlichen Informationsgehalt der Krankenakten beider NS-„Kinderfachabteilungen".

Aus naheliegenden Gründen sind in einer als „streng vertraulich!" organisierten und auf Geheimhaltung bedachten Staatsaktion wie der NS-„Kindereuthanasie" anhand des Materials eines Archivs nicht alle Beweisketten lückenlos zu schließen. Historische Schlussfolgerungen müssen deshalb stets auch Brücken zu Ergebnissen aus zeitgeschichtlicher Forschung, d.h. zu dem jeweiligen Zeitgeist, schlagen und berücksichtigen. Jedes Mal müssen als belastend anzusehende Hinweise an geeigneten Parametern des vorliegenden Materials erneut überprüft werden, z.B. an einem exzessiven Anstieg der Letalität. Sie betrug im Zeitraum zwischen 1941 und I/45 über 60%! In unserem thematischen Zusammenhang darf auf die Tatsache hingewiesen werden, dass sich der Anteil der Einweisungen durch Kinderärztinnen und Kinderärzte in der Zeit vom Beginn der Meldepflicht mental und/oder körperlich behinderter Kinder im Jahre 1939 bis zum Ende des Zweiten Weltkrieges gegenüber dem Zeitabschnitt von 1931 bis zum Beginn der Meldepflicht am 18. August 1939 von 1,5 auf 8,5 pro Jahr um reichlich das Fünffache erhöht hatte! Das ist ein wichtiger Hinweis auf die aktive Rolle, die auch mecklenburgische Kinderärztinnen und Kinderärzte im Netz der NS-„Kindereuthanasie" gespielt haben. Es darf deshalb vermutet werden, dass zumindest eine größere Anzahl von Kinderärzten über den Ausrottungscharakter der NS-„Kinderfachabteilungen" informiert war, bzw. sich der staatspolitischen Ausrottungsdoktrin anschloss. Diese Kinderärzte waren nicht zwangsläufig aktive oder altgediente parteipolitische Nationalsozialisten, wie das u.a. die Beispiele von Prof. O. U. und Dr. G. L. aus Rostock zeigen (UAR, Personalakten).

Wenig geklärt ist der Anteil pädiatrischer Qualifikation jener Ärzte, die in das Netz der NS-„Kindereuthanasie" als „Jugendärzte", „Schulärzte" und „Ärztliche Leiter oder Betreuer von Kinderheimen" eingebunden waren und in dieser Funktion Einweisungen in sog. „Kinderfachabteilungen" veranlassten; nach den Unterlagen des historischen Archivs der Carl-Friedrich-Flemming-Klinik ergibt sich in diesen Ämtern ein breites Spektrum ärztlicher Qualifikationen, unter denen auch Kinderärztinnen und Kinderärzte, z.B. Frau Dr. E. M. und Herr Dr. K. aus Rostock, zu finden sind. Weiterer Forschungsbedarf scheint hier geboten.

Insgesamt bestätigen meine Ergebnisse die antike Weisheit „Veritas filia temporis" (Aulus Gellius, um 175 n. Chr.) oder in den Worten von Bertolt Brecht (1938/39): „Die Wahrheit ist das Kind der Zeit, nicht der Autorität."

Aus den Ergebnissen meiner Untersuchungen kann andererseits *nicht* geschlossen werden, dass alle in die NS-„Kinderfachabteilung" Sachsenberg aufgenommenen Kinder und Jugendlichen mit einem Tötungsziel eingewiesen waren, was bis zum Beweis des Gegenteils für die sog. „Reichsausschuß"-Kinder begründet unterstellt werden kann.

Daran ändert auch die Tatsache nichts, dass von den insgesamt 18 nachweisbar durch den „Reichsausschuß" eingewiesenen Kinder und Jugendlichen vier in den letzten beiden Kriegsjahren und neun erst nach dem Ende des Zweiten Weltkrieges entlassen worden waren.

Des Weiteren kann aus dem vorliegenden Archivmaterial *nicht* geschlussfolgert werden, dass alle gestorbenen Kinder und Jugendlichen einem Tötungsdelikt zum Opfer fielen. Als Todesursachen hat Dr. Alfred Leu ein breites Spektrum der speziellen Krankheitslehre dokumentiert. Hierin unterscheiden sich diese Ergebnisse von jenen der NS-„Kinderfachabteilung" in Görden, wo sich die Todesursachen vorwiegend auf verschiedene Formen von Pneumonien und auf Entzündungen des Magen-Darm-Traktes zusammenfassen lassen. Immerhin kann nach dem damaligen Seuchenverhalten (Peiper, 1992) nicht ausgeschlossen werden, dass einzelne Kinder „natürlicherweise" an Diphtherie oder Scharlach starben.

Wahrscheinlicher erscheint aber die Möglichkeit, dass Dr. A. Leu seinen Opfern fiktive Todesursachen zuschrieb. Insgesamt hat er nach eigenen Angaben vor dem Schwurgericht in Köln etwa 100 Erwachsene und Kinder getötet (Klee, 2003; Dick de Mildt, 2009).

Ob die Kinder, an deren „Schicksal" mecklenburgische Kinderärztinnen und Kinderärzte nachweisbar mitwirkten, in dieser Zahl inbegriffen sind, bedarf weiterer Untersuchungen.

Dank

Die Untersuchungen wären ohne die Unterstützung und Hilfe interessierter Fachkollegen nicht möglich gewesen. So schulde ich Herrn Prof. Dr. A. Broocks, Direktor der Carl-Friedrich-Flemming-Klinik, Helios-Kliniken Schwerin, Dank für die Erlaubnis, das historische Krankenblatt-Archiv seines Hauses durchsehen zu dürfen. Seinem ehemaligen Archivleiter, Herrn N. Messal, danke ich für technische Hilfe bei der Bereitstellung der Akten und für einführende Diskussion.

Förderliche Hinweise erhielt ich durch Mitglieder der AG NS-„Kindereuthanasie" in der Historischen Kommission der Deutschen Gesellschaft für Kinder- und Jugendmedizin e.V. Dafür bin ich dankbar.

Literatur

Bästlein, K. (1991): Die „Kinderfachabteilung" Schleswig 1941 bis 1945. Schleswig-Holsteinisches Ärzteblatt, Heft 6: 18-34.
Beddies T.; Hübener K. (Hrsg.) (2004): Kinder in der NS-Psychiatrie. be.bra wissenschaft, Berlin
Beddies, Th.; Schmiedebach, H. P. (2004): „Euthanasie"-Opfer und Versuchsobjekte. Kranke und behinderte Kinder in Berlin während des zweiten Weltkrieges. Medizinhist. J. 39: 165-196.
Benzenhöfer, U. (2000): NS-Kindereuthanasie: „Ohne jeden moralischen Skrupel". Dtsch Ärzteblatt 97: 2089-2092.
Benzenhöfer, U. (2003): Genese und Struktur der „NS-Kinder- und Jugendlicheneuthanasie". Monatsschr Kinderheilkd 151: 1012.
Bernhardt, H. (1993): „Niemals auch nur zu den primitivsten Arbeiten zu gebrauchen". Die Tötung behinderter und kranker Kinder 1939 bis 1945 in der Landesheilanstalt Ueckermünde. Prax Kinderpsychol Kinderpsychiatr 42: 240-248.
Brecht, B. (1938/39): Das Leben des Galilei. Reclam, Leipzig, S. 47.
Dahl, M. (2004): Endstation Spiegelgrund: Die Tötung behinderter Kinder während des Nationalsozialismus am Beispiel der Kinderfachabteilung in Wien, 1940 bis 1945. 2. Aufl. Verlag Erasmus, Wien.
Forsbach, R. (2006): Die Medizinische Fakultät der Universität Bonn im „Dritten Reich". Oldenbourg, München.
Gellius, A. (ca. 175 n. Chr.): Attische Nächte, zit. in: Löwe, G.; Stoll, H. A. (1967): Die Antike in Stichworten. Koehler & Amelang, Leipzig, S. 111.
Hitler, A. (1933): Mein Kampf. Verlag Franz Eher Nachfolger, München 2, NO (Nachauflage der 1925 erschienenen Erstauflage).
Klee, E. (2003): Das Personenlexikon zum Dritten Reich. Wer war was vor und nach 1945. 2. Aufl. Fischer, Frankfurt am Main.
Klee, E. (1994): „Euthanasie" im NS-Staat. Die „Vernichtung des lebensunwerten Lebens". Fischer, Frankfurt am Main.
Klemperer, V. (1946): LTI Notizbuch eines Philologen. Niemeyer, Halle (Saale).
de Mildt, D. W. (Hrsg) (2009): Tatkomplex: NS-Euthanasie. Die ost- und westdeutschen Strafurteile seit 1945. Amsterdam University Press, Amsterdam.
Lifton, R. J. (1988): Ärzte im Dritten Reich. Klett-Cotta, Stuttgart.
Peiper, A. (1992): Chronik der Kinderheilkunde, 5. Aufl. Thieme, Leipzig, S. 414 ff.
Pelz, L. (2005): „.... Aber ich sorge mich so um mein Kind..." – Kinderärzte und NS-„Kinder-Euthanasie". Berichte aus den Sitzungen der Joachim-Jungius-Gesellschaft der Wissenschaften e.V., Hamburg, Jahrg. 23, Heft 2.
Pelz, L. (2003): Kinderärzte im Netz der „NS-Kindereuthanasie" am Beispiel der „Kinderfachabteilung" Görden. Monatsschr Kinderheilkd 151: 1027-1032.
Roick, C. (1997): Heilen, Verwahren, Vernichten. Die Geschichte der sächsischen Landesanstalt Leipzig-Dösen im Dritten Reich. Med. Diss. Med. Fak. Univ. Leipzig
Schilter, T. (1999): Unmenschliches Ermessen. Die nationalsozialistische „Euthanasie"-Tötungsanstalt Pirna-Sonnenstein 1940/41. Kiepenheuer, Leipzig.
Yalom, I. D. (2007): Und Nietzsche weinte. Piper, München.
Zimmermann, S. (2005): Überweisungen in den Tod. Nationalsozialistische „Kindereuthanasie" in Thüringen, 2. Aufl. Quellen zur Geschichte Thüringens. Landeszentrale für politische Bildung Thüringen.

II

Grenzen medizinischen Handelns – psychiatrische Patienten zwischen Ressourcenverknappung und Verteilungsgerechtigkeit

Ärztliche Entscheidungen am Lebensende

Hans Lauter

Zusammenfassung

Bei der Behandlung von Demenzkranken kommen auf den Arzt schwerwiegende ethische Entscheidungen zu. Sie betreffen die Unterlassung und den Abbruch lebenserhaltender Betreuung von Demenzkranken, die Suizidprävention, die Mitwirkung des Arztes bei der Durchführung eines freiverantwortlichen Suizids und die aktive Lebensbeendigung eines Demenzkranken auf dessen ausdrückliches Verlangen. Bei allen diesen Entscheidungen ist der Achtung vor der Selbstbestimmung des Erkrankten große Bedeutung beizumessen. Dieses Prinzip darf aber nicht die alleinige Handlungsmaxime bei der ärztlichen und pflegerischen Betreuung von Demenzkranken sein. Es bedarf der Ergänzung durch eine Ethik der mitmenschlichen Fürsorge. Angesichts der gegenwärtigen wirtschaftlichen Rezession und der in den nächsten Jahrzehnten zu erwartenden demographischen Entwicklung liegt die Versuchung nahe, die individuellen Interessen des Einzelnen mit den materiellen Interessen der Gesellschaft zu verknüpfen und den Gedanken der individuellen Selbstbestimmung am Lebensende aus ökonomischen Gründen zum Zwecke eines gesellschaftlich erwünschten, fremdbestimmten Sterbens zu instrumentalisieren. Die heutige Debatte um die Sterbehilfe ist daher in Gefahr, in Denkmuster zurückzufallen, welche die Euthanasiediskussion in der Weimarer Republik bestimmt haben und den Tötungsaktionen im Nationalsozialismus den Weg bereiteten. Gerade am Lebensende kommt es vielen Patienten nicht allein auf die Verwirklichung eines Lebensentwurfs an, der schwerpunktmäßig das Selbstbestimmungsrecht des Einzelnen hervorhebt. Sie sind vielmehr in besonderem Maße auf eine Einstellung der gesellschaftlichen Solidarität angewiesen, die eine veränderte Sichtweise auf das Leben unter extremen Bedingungen eröffnet und von den Möglichkeiten der palliativen Medizin Gebrauch macht, ohne einer Ideologie der einschränkungslosen Verfügbarkeit über menschliches Leben anheimzufallen oder sich durch Phantasien einer unbegrenzten medizintechnologischen Machbarkeit verführen zu lassen.

„Wer vor der Vergangenheit die Augen verschließt, wird blind für die Gegenwart. Wer sich der Unmenschlichkeit nicht erinnern will, wird wieder anfällig für neue Ansteckungsgefahren." Diese Mahnung, die der damalige Bundespräsident Richard von Weizsäcker vierzig Jahre nach dem Ende des Zweiten Weltkriegs ausgesprochen hat, setzt voraus, dass zwischen dem jeweils ins Auge gefassten historischen Geschehen und der gegenwärtigen Situation eine logisch begründbare Analogie besteht. Offensichtlich gehen auch die Veranstalter unseres zweitägigen Symposions davon aus, dass sich aus den nationalsozialistischen Euthanasieaktionen ein geschichtlicher Erkenntnisgewinn herleiten lässt, der auch in der Gegenwart für ärztliche Entscheidungen am Lebensende von Bedeutung sein kann.

Auf den ersten Blick scheint allerdings eine unmittelbare Parallele zwischen der Vernichtung lebensunwerten Lebens in der Nazi-Zeit und den heutigen Problemen der ärztlichen Sterbehilfe nicht zu bestehen. Die Massentötung von Geisteskranken und geistig Behinderten in der Hitler-Ära, die sich unter bewusst missbräuchlicher Verwendung des Begriffs „Euthanasie" vollzog, wurzelte in einem rassenideologischen Programm und beruhte auf einer kollektivistischen Staatsauffassung. Dagegen geht es bei der Euthanasiediskussion in der Gegenwart um das individualethische Prinzip der Patientenautonomie. Den unfreiwilligen, widerrechtlichen und unter strikter Geheimhaltung durchgeführten Mordaktionen von damals stehen die heutigen Bemühungen um eine von der Mehrheit der Bevölkerung getragene freiwillige Sterbehilfe gegenüber, bei der jeglicher Missbrauch ärztlicher Tötungshandlungen durch eine öffentliche Kontrolle weitgehend ausgeschlossen werden soll. Aus diesen Gründen verbietet sich nach weit verbreiteter Meinung jedweder Vergleich zwischen den verbrecherischen Aktionen des Nationalsozialismus und den Bestrebungen der jetzigen Euthanasiebefürworter, die sich um eine allgemeine gesellschaftliche Akzeptanz von ärztlicher Suizidbeihilfe und Verlangenstötung bemühen oder solche Handlungen nach deren Legalisierung in unseren Nachbarländern praktizieren. Derartige Analogien könnten leicht auf eine Verharmlosung der NS-Verbrechen hinauslaufen oder dazu missbraucht werden, die rechtliche Legitimation anderer Meinungen in Misskredit zu bringen und ohne zureichende Begründung an der moralischen Überlegenheit des Status quo festzuhalten.

Diese Einwände erscheinen zunächst plausibel, greifen aber historisch zu kurz. Hierbei wird nämlich verkannt, dass die gesellschaftliche Katastrophe des psychiatrischen Genozids nicht unmittelbar aus der spezifischen Gedankenwelt des Nationalsozialismus hervorging. Dieses Geschehen wurde vielmehr durch geistige Strömungen vorbereitet, die schon lange vor der nationalsozialistischen Machtergreifung eingesetzt hatten (Schmuhl, 1994: 51-60). Sie nahmen ihren Anfang mit einer Euthanasiediskussion, die in den 1890er Jahren begonnen hatte, vor dem Ersten Weltkrieg und zu dessen Beginn mit den Publikationen von Ernst Haeckel und den Diskussionen im Deutschen Monistenbund einen ersten Höhepunkt erreichte und um 1920 erneut mit großer Heftigkeit ausbrach. In diesem historischen Zusammenhang entstand die Schrift von K. Binding und A. Hoche über die „Freigabe der Vernichtung lebensunwerten Lebens". Sie baute auf einer schon seit drei Jahrzehnten dauernden Diskussion auf und erweiterte diese unter dem Einfluss des Weltkriegs und der wirtschaftlichen Krise der Nachkriegszeit zu einem systematischen Tötungsprogramm psychisch Kranker und geistig Behinderter.

Wenn man also nach geschichtlichen Wurzeln sucht, die den Entscheidungen am Lebensende in der Gegenwart zugrunde liegen können, so darf man nicht bei einem Vergleich mit den Vernichtungsaktionen der Hitler-Ära stehen bleiben. Man muss sich stattdessen dem Euthanasiediskurs im ersten Drittel des letzten Jahrhunderts zuwenden. Bei einem solchen erweiterten Blickwinkel lassen sich unschwer manche Analogien zwischen der damaligen Debatte und der gegenwärtigen internationalen Sterbehilfediskussion erkennen. Beiden Diskursen liegen eine Relativierung menschlichen Lebenswerts und ein Wegfall des grundsätzlichen ärztlichen Tötungsverbots zugrunde. Für beide Praktiken ist die Ausweitung der Euthanasie auf immer weitere Personengruppen kennzeichnend. Und beide haben die Tendenz, dass das Fremdmitleid, das zunächst auf die Erlösung anderer Menschen von einem unerträglichen Leiden gerichtet ist, in ein Selbstmitleid umschlägt, welches die Folgen fremden Leidens für das eigene Wohlbefinden oder das Glück der Gesellschaft aus der Welt zu schaffen sucht. Solche Beispiele zeigen, dass einige Leitgedanken des früheren Diskurses bis heute virulent geblieben sind und in ähnlichen Bahnen verlaufen. Wenn sich auch der verbrecherische Missbrauch des Euthanasiegedankens im Nationalsozialismus wohl nicht wiederholen wird, so könnten die Sterbehilfediskussionen und -praktiken der Gegenwart dennoch ein zweites Mal zu gesellschaftlich unerwünschten und gefährlichen Konsequenzen führen (Schmuhl, 1994: 51-60; Helmchen et al., 2006: 217-265).

Auf diesem medizingeschichtlichen Hintergrund wird im Folgenden auf einige Probleme eingegangen, die mit ärztlichen Entscheidungen am Lebensende von Demenzkranken verbunden sind. Ich beschränke mich auf die Krankheitskategorie progredient verlaufender Demenzprozesse, weil der Psychiater sehr viel häufiger mit derartigen Fallkonstellationen konfrontiert ist als mit tödlich verlaufenden körperlichen Krankheitsprozessen. Auch der internationale Euthanasiediskurs weist aber die Tendenz auf, sich immer stärker auf die Demenzerkrankungen und andere psychische Störungen zu konzentrieren.

Wenn ein Patient an einer eindeutig diagnostizierten Alzheimerkrankheit oder einem anderen progredient verlaufenden Demenzprozess leidet, so bedeutet dies eine – unter Umständen erhebliche – Verkürzung seiner weiteren Lebenserwartung. Damit kommen auf den Arzt Entscheidungen zu, die mit dem weiteren Krankheitsverlauf und dem bevorstehenden Lebensende des Betroffenen verbunden sind und in der Regel noch nicht bei Erkrankungsbeginn, sondern überwiegend erst in fortgeschrittenen Verlaufsstadien zur Debatte stehen. Es handelt sich dabei um die Unterlassung oder die Beendigung lebenserhaltender medizinischer Interventionen, die Suizidprävention, den ärztlichen Suizidbeistand und die Tötung auf Verlangen. Alle diese Entscheidungen müssen heute auf der Grundlage unterschiedlicher individueller Wertvorstellungen und einer von Land zu Land abweichenden rechtlichen Normierung von Sterbehilfepraktiken getroffen werden.

Unterlassung und Abbruch lebenserhaltender Behandlungsverfahren

Die Unterlassung oder vorzeitige Beendigung lebenserhaltender Maßnahmen ist bei Demenzkranken immer dann geboten, wenn eine solche Behandlung aus medizinischer Sicht nicht sinnvoll ist und daher hinsichtlich ihrer Durchführung keine ärztliche Indikation besteht. Dies ist vor allem dann der Fall, wenn die in Aussicht genommene Therapie keinen ausreichenden Erfolg verspricht oder wenn der erhoffte Erfolg mit Risiken oder Belastungen des Patienten erkauft werden muss, die dem Betroffenen bei sorgfältiger Abwägung von voraussichtlichem Nutzen und Schaden der jeweiligen Intervention nicht zugemutet werden können. Eine Behandlungsmaßnahme ist auch dann ärztlich nicht indiziert, wenn sie allenfalls einen nur sehr kurzfristigen Erfolg erwarten lässt, weil das Grundleiden des Erkrankten bereits weit fortgeschritten ist und die Therapie aufgrund des bereits eingetretenen Sterbeprozesses lediglich eine unnötige Leidensverlängerung des Betroffenen bedeuten würde. Die ärztliche Indikation stellt also ein Urteil über den Wert oder Unwert eines bestimmten Behandlungsverfahrens in seiner Anwendung auf einen konkreten Fall dar. Dieses Urteil soll es dem Arzt ermöglichen, aus den vielfältigen Handlungsalternativen diejenigen auszuwählen, die der Krankheitssituation des Patienten gerecht werden und die Therapie auf ein angemessenes Maß beschränken.

Das Vorrecht, eine medizinische Indikation stellen zu dürfen, eröffnet allerdings einen relativ großen Ermessensspielraum. Dies erweist sich unter anderem bei der künstlichen Ernährung von Demenzpatienten. Sie ist kein Ersatz für die zuweilen sehr mühselige und aufwändige natürliche Nahrungszufuhr und bietet keinen wirksamen Schutz vor den gefährdenden Folgewirkungen einer längerdauernden Unterernährung. Das Anlegen einer Nahrungssonde ist also bei Demenzkranken im Allgemeinen ärztlich nicht indiziert. Dennoch kann sie in begründeten Ausnahmefällen sinnvoll und geboten sein. Der Arzt ist daher verpflichtet, die mit der Bejahung oder Verneinung der medizinischen Indikation verbundene Wertentscheidung im konkreten Einzelfall zu begründen und im Dialog mit dem Erkrankten oder dessen Stellvertreter offenzulegen.

Durch die Voraussetzung der ärztlichen Indikationsstellung wird die Selbstbestimmung des Patienten begrenzt. Dieser kann keine Behandlung fordern, die aus medizinischer Sicht nicht oder nicht länger indiziert ist. Dagegen hat er das Recht, jedwede ärztliche Behandlung abzulehnen, und zwar auch dann und gerade dann, wenn sie medizinisch geboten erscheint und wenn dem Betroffenen aus der Abwehr der Therapie erheblicher gesundheitlicher Schaden erwachsen kann. Ein Arzt, der die abgelehnte Behandlungsmaßnahme dennoch durchführt, macht sich wegen eines unerlaubten Eingriffs in die körperliche Unversehrtheit des Patienten strafbar.

Allerdings hat dieses Abwehrrecht die Einwilligungsfähigkeit des Erkrankten zur Voraussetzung. Diese ist bei mittelgradigen oder schweren Demenzpatienten meist nicht mehr gegeben. Die Zustimmung zu einem ärztlich in Aussicht genommenen Behandlungsverfahren oder die Ablehnung eines Therapievorschlags muss also auf einer anderen Rechtsgrundlage erfolgen. Wenn die konkreten Behandlungswünsche des Patienten nicht bekannt sind, so ist für die Durchführung oder Unterlassung der jeweiligen medizinischen Intervention der mutmaßliche Wille des Betroffenen entscheidend, der vom Arzt und vom Bevollmächtigten oder rechtlich eingesetzten Betreuer zu ermitteln ist.

Darüber hinaus hat jeder Mensch bereits in gesunden Tagen oder spätestens in einem frühen Krankheitsstadium bei noch erhaltener Entscheidungsfähigkeit die Möglichkeit, seine Behandlungswünsche für den Fall des krankheitsbedingten Verlusts einer Einwilligungsfähigkeit vorab in Form einer Patientenverfügung schriftlich festzulegen. Er kann also verlangen, dass bestimmte therapeutische Maßnahmen – z.B. eine ausreichende Schmerztherapie oder eine künstliche Ernährung – unabhängig von seinem jeweiligen Krankheitszustand unbedingt vorgenommen werden, soweit sie rechtlich zulässig und ärztlich indiziert sind. Die meisten derartigen Verfügungen haben jedoch einen vorwiegend negativen Inhalt und dienen zur Abwehr konkreter lebenserhaltender oder lebensverlängernder therapeutischer Eingriffe beim Vorliegen irreversibler Erkrankungen. Der Bundestag hat nach jahrelanger kontroverser Diskussion im Juni 2009 ein Gesetz beschlossen, wonach solche Patientenverfügungen von Ärzten zwingend zu beachten sind. Diese Regelung gilt auch dann, wenn das Leiden des Patienten nicht unumkehrbar tödlich verläuft, sondern das Leben des Betroffenen – wie z.B. bei einer Demenz oder einem persistierenden Wachkoma – durch ärztliche Behandlungsverfahren noch über längere Zeiträume aufrechterhalten werden kann.

Patientenverfügungen haben den Vorteil, dass sie klare Erkenntnisse über den Willen des Patienten vermitteln. Sie verschaffen aber vor allem dem Arzt die erforderliche Rechtssicherheit, wenn er die Behandlung auf Wunsch des Patienten unterlässt oder abbricht. Andererseits ist aber das Vorsorgeinstrument einer Patientenverfügung und deren praktische Umsetzung mit einer Reihe von Problemen verbunden. Erstens kann hierdurch bei Demenzkranken meist nur ein sehr eingeschränkter Einfluss auf den Behandlungsverlauf ausgeübt werden. Patienten mit einer Demenz sind im Gegensatz zu Personen im Endstadium eines terminalen körperlichen Krankheitsprozesses nicht auf medizinische Technik, also auf Infusionen, Beatmung oder künstliche Ernährung angewiesen. Solche Maßnahmen kommen allenfalls in einem sehr späten Krankheitsstadium in Betracht. Ausnahmen sind allerdings interkurrente körperliche Erkrankungen wie z.B. eine Pneumonie, eine Niereninsuffizienz oder ein Herzstillstand, die schon sehr viel früher eine lebenserhaltende Intervention notwendig machen können.

Zweitens ist der Verfasser einer Patientenverfügung im Allgemeinen ein gesunder Mensch. Er kann sich zwar vorstellen, was ein Schmerz, eine Übelkeit oder ein völliges Erlöschen des Bewusstseins für ihn persönlich bedeutet. Er kann sich aber keine konkrete Vorstellung von der Art und Weise machen, wie eine Demenz subjektiv erlebt wird. Ebenso wenig lässt sich die konkrete Krankheitssituation vorhersehen, bei der sich die Frage der Zustimmung oder Ablehnung einer medizinischen Maßnahme stellen würde. Daher empfiehlt es sich, die Patientenverfügung mit der Bevollmächtigung einer vertrauenswürdigen Person in gesundheitlichen Angelegenheiten zu verbinden. Der Bevollmächtigte bleibt hierdurch zwar an den Willen des Vollmachtgebers gebunden, kann aber dabei mitwirken, dessen Behandlungswünsche angesichts der mittlerweile eingetretenen konkreten Krankheitsumstände zu interpretieren.

Des Weiteren ist zu bedenken, dass Menschen auch normalerweise ihre Meinung ändern und sich möglicherweise nicht endgültig und uneingeschränkt an eine einmal getroffene Entscheidung binden möchten. Die Demenzkrankheit kann zu einer wesentlichen Änderung von persönlichen Interessen und Präferenzen führen. Manche Patienten, die sich in einer Zeit völliger Gesundheit auf eine Abwehr lebenserhaltender Maßnahmen festgelegt hatten, lassen keinen dauerhaften Lebensüberdruss mehr erkennen, sobald sie selbst von dieser Krankheit betroffen sind. Sie erfreuen sich noch an den kleinen trivialen Annehmlichkeiten des Alltags und machen einen zufriedenen Eindruck. Ihr offensichtliches seelisches Wohlbefinden lässt daher die Annahme zu, dass sie an ihrem früher geäußerten, mittlerweile längst vergessenen Verlangen nach Behandlungsverzicht nicht mehr festhalten wollen und dass ihr „natürlicher" Wille nunmehr auf eine weitere Lebenserhaltung gerichtet ist. Für den behandelnden Arzt und für den Bevollmächtigten oder Betreuer ist es dann oft schwer zu entscheiden, ob er sich an die verbriefte Vorab-Verfügung halten soll oder ob nunmehr der aktuell erkennbare Lebenswille ausschlaggebend sein muss.

Schließlich kann die Umsetzung des vorausverfügten Willens auch ein medizinethisches Problem nach sich ziehen. Der Patient, bei dem die von ihm zu einem früheren Zeitpunkt geforderte Unterlassung einer lebenserhaltenden Therapie oder deren Abbruch zur Debatte steht, ist zwar ein Todkranker, aber kein Sterbender. Der Arzt, der auf der Grundlage der Patientenverfügung die Therapie abbricht, verkürzt das Leben des Erkrankten nicht um wenige Tage oder Wochen, sondern oft um viele Jahre, da normalerweise noch mit einer längeren Lebenserwartung des Patienten zu rechnen ist. Er leistet also keine Hilfe beim bzw. zum Sterben, sondern er führt mit seiner Unterlassung den Tod des Betroffenen herbei. Dieser wird ja nicht durch die zugrunde liegende Krankheit verursacht, sondern stellt eine unmittelbare Folge des Behandlungsverzichts dar. Trotz der mittlerweile gesetzlich festgelegten unbegrenzten Verbindlichkeit von Patientenverfügungen bleibt es dennoch fragwürdig, ob dieses Vorsorgeinstrument den Arzt in moralischer Hinsicht ebenso zur Umsetzung des Patientenwillens verpflichten kann, wie dies bei einer aktuellen Willenserklärung der Fall wäre, da ja nur die letztere auf einer ausreichenden ärztlichen Aufklärung und auf dem kommunikativen Dialog zwischen dem Erkrankten und seinem Arzt beruht. Daher muss dem Arzt prinzipiell das Recht zugestanden werden, den vorausverfügten Behandlungsabbruch eines Demenzkranken unter bestimmten Umständen aufgrund seiner individuellen Gewissensentscheidung abzulehnen; in einem solchen Fall ist er jedoch rechtlich dazu verpflichtet, die weitere Betreuung des Patienten einem anderen Fachkollegen zu überlassen.

Suizidprävention

Ein Demenzkranker, der sein Schicksal nicht länger auf sich nehmen will, kann von der Möglichkeit Gebrauch machen, sich dem weiteren Krankheitsverlauf durch einen frei gewählten Suizid zu entziehen, sobald die Diagnose eindeutig feststeht und solange er noch über das erforderliche Urteilsvermögen verfügt, um die Folgen dieses Entschlusses zu bedenken. Wenn der Arzt mit einer solchen Suizidabsicht konfrontiert wird, hat er zu prüfen, ob es sich hierbei um eine freiverantwortliche und dauerhafte Entscheidung handelt. Hierbei ist zunächst zu klären, ob mit einem solchen Wunsch tatsächlich die Herbeiführung des eigenen Todes angestrebt wird. In dieser Bitte kommt ja oft lediglich das Bedürfnis nach einem Mehr an ärztlichem Beistand und an pflegerischer und mitmenschlicher Zuwendung zum Ausdruck; ein solcher Todeswunsch bleibt in der Regel nicht dauerhaft bestehen, sobald die palliativen Hilfsangebote in ausreichendem Umfang zur Verfügung gestellt werden.

Selbsttötungswünsche bei Demenzkranken können auch durch äußere Einflüsse zustande kommen. Eine schwere und irreversibel verlaufende Krankheit führt meist zu einer vermehrten Abhängigkeit von anderen Menschen und hat zur Folge, dass der Betroffene den oft unmerklichen Einflüssen von Ärzten und Angehörigen sehr viel stärker ausgesetzt und gesellschaftlichen Einflüssen leichter zugänglich ist als in gesunden Tagen. Dazu kommt aber vor allem, dass somatische Erkrankungen und Demenzprozesse häufig mit behandlungsbedürftigen Depressionen einhergehen und deshalb einen erheblichen Anstieg des Suizidrisikos zur Folge haben. Auch kognitive Beeinträchtigungen des Entscheidungsvermögens können hierbei eine Rolle spielen. In Zweifelsfällen ist es meist äußerst schwierig, die Selbstbestimmbarkeit eines dementen Patienten verlässlich einzuschätzen. Die Beurteilung der Entscheidungsfreiheit unterliegt nämlich einer erheblichen Kriteriums- und Beobachtungsvarianz, sodass sie stark von individuellen Wertungen des Gutachters beeinflusst werden kann.

Sicher lassen sich aber die Suizidhandlungen von Demenzkranken nicht ausnahmslos pathologisieren. Dies würde dem verbliebenen individuellen Freiheitsspielraum der Erkrankten nicht gerecht. Es gibt Fälle, bei denen an der Entscheidungsfähigkeit und Tatfreiheit des Suizidwilligen nicht zu zweifeln ist. Der Betroffene will durch sein Handeln die individuellen Werte von Souveränität, Authentizität oder Integrität bekräftigen, die für sein Leben als Ganzes bestimmend waren und möchte dem entwürdigenden Krankheitsschicksal die Würde der persönlichen Selbstverantwortung entgegensetzen. Oft sollen auch den Angehörigen die emotionalen und wirtschaftlichen Belastungen erspart werden, die mit einer langwierigen Betreuung und Pflege verbunden wären.

Dies alles sind achtenswerte Beweggründe. Sofern sie auf einem freiverantwortlichen Willensentschluss beruhen, muss man dem Patienten das Recht auf die Durchführung des beabsichtigten Suizids grundsätzlich zubilligen. Eine solche authentische Entscheidung ist auch dann zu respektieren, wenn sie auf einer möglicherweise fehlerhaften Situationseinschätzung beruht und von Anderen nicht gutgeheißen werden kann.

Die Achtung vor der Freiheit des Suizidentschlusses bedeutet jedoch nicht, dass die tödliche Handlung lediglich als unabwendbare Folge einer tragischen Lebensbilanz hinzunehmen wäre. Der Arzt muss vielmehr gerade in einer solchen, zunächst ausweglos erscheinenden Situation seine suizidpräventive Verpflichtung wahrnehmen und kann nicht aus der Verantwortung entlassen werden, sich selbst ein lebensweltlich begründetes Urteil über die Wohlerwogenheit des Suizids zu bilden. Dabei ist zu klären, ob die Entscheidung mit den biographisch gewachsenen Wertvorstellungen des Patienten übereinstimmt und eine individuell angemessene Reaktion auf die konkreten äußeren Lebensumstände darstellt oder ob sie lediglich als verzweifelte und panische Antwort auf das bevorstehende Krankheitsschicksal anzusehen ist. In ausführlichen Gesprächen mit dem Betroffenen muss gemeinsam bedacht werden, inwieweit der Entschluss zum Suizid auf irrtümlichen Erwartungen über den weiteren Verlauf der Erkrankung und deren Beeinflussbarkeit durch ärztliche und palliativpflegerische Maßnahmen beruhen könnte. Der Versuch, eine Sinnesänderung des Erkrankten herbeizuführen, setzt die lange Aufrechterhaltung eines persönlichen Vertrauensverhältnisses voraus, in dem zwar das Recht auf die Verwirklichung des Suizidentschlusses anerkannt, gleichzeitig aber immer wieder gemeinsam nach den Bedingungsfaktoren und Hintergründen dieser Entscheidung gesucht werden muss. Ihre voraussichtlichen Rückwirkungen auf Andere sind in den Abwägungsprozess einzubeziehen und alternative Optionen der Krisenbewältigung zu erörtern. Der Patient ist hierbei auf einen Arzt angewiesen, der die Rolle eines einfühlsamen und nachdenklichen Begleiters übernimmt und sogar zum Schicksalsgefährten in einer extremen menschlichen Grenzsituation werden kann. Eine solche gemeinschaftliche Bemühung ist ihrem Wesen nach stets ergebnisoffen. Das Anliegen der Suizidverhütung gelangt an seine Grenze, wenn der Demenzkranke an seiner Absicht festhält und diese Entscheidung als eine konsistente Auffassung zu werten ist, der gegenüber sich alle ärztlichen Einwände und Überzeugungsversuche als machtlos erweisen. Dann darf man sich der Durchführung eines solchen Entschlusses nicht länger in den Weg stellen.

Ärztliche Suizidbeihilfe

Viele suizidwillige Personen sind nicht dazu in der Lage, ihre Absicht selbst in die Tat umzusetzen. Sie können die innere Schwelle zur Handlung nur mit Hilfe eines anderen Menschen überschreiten. Als Adressat eines solchen Beistands kommt in erster Linie der Arzt in Frage, weil nur er über die Medikamente und über das notwendige Wissen verfügt, um den erwünschten Handlungserfolg herbeizuführen und das Risiko eines Misslingens zu verhindern. Für manche Demenzkranke ist es eine große Beruhigung, einen Arzt zu kennen, der grundsätzlich zu einer Suizidbeihilfe als ultima ratio bereit wäre, wenn kein anderer Ausweg aus einem unerträglichen Leidenszustand mehr verfügbar erscheint. Das Wissen um die Erreichbarkeit eines solchen Rettungsankers kann oft dazu beitragen, kritische Krankheitssituationen mit größerer Gelassenheit zu ertragen und aufkommende Suizidimpulse abzuwehren.

Die ärztliche Hilfe zum Suizid ist jedoch nur in unseren Nachbarländern Holland, Belgien und der Schweiz sowie in den amerikanischen Bundesstaaten Oregon und Washington eine Maßnahme, die unter bestimmten Voraussetzungen rechtlich zulässig ist. In der Bundesrepublik stellt die Suizidbeihilfe zwar generell keine strafbewehrte Handlung dar. Voraussetzung für den ärztlichen Suizidbeistand ist jedoch, dass sich der Arzt ein ausreichendes Urteil über die Entscheidungsfreiheit des Suizidwilligen gebildet hat. Außerdem ist er als Garant für die Lebenserhaltung des Suizidenten zu einer Intervention verpflichtet, sobald dieser beim Eintreten einer Bewusstlosigkeit die Tatherrschaft über sein Handeln verloren hat. Im Falle des Unterlassens einer solchen Hilfe oder eines aktiv geleisteten Suizidbeistands muss er nicht nur mit strafrechtlichen, sondern auch mit empfindlichen standesrechtlichen Sanktionen rechnen.

In weiten Kreisen der Öffentlichkeit herrscht allerdings die Meinung vor, dass auf die rechtlichen und ethischen Barrieren, die dem ärztlichen Suizidbeistand hierzulande entgegenstehen, gänzlich verzichtet werden sollte. Auch in der juristischen Fachwelt (Deutscher Juristentag, 2006) und von den meisten Mitgliedern des Nationalen Ethikrats (Nationaler Ethikrat, 2006) wurde die Auffassung vertreten, die ärztliche Mitwirkung an dem Suizid eines entscheidungsfähigen Patienten sei zumindest dann als eine strafrechtlich zulässige und ethisch vertretbare Handlung anzusehen, wenn es sich bei der Erkrankung um ein „unerträgliches, unheilbares und palliativmedizinisch nicht ausreichend zu linderndes Leiden" handle. Sollten sich diese Bestrebungen in einer künftigen Rechtspraxis durchsetzen, so könnte möglicherweise auch die beginnende Demenz bei urteilsfähigen Kranken – generell oder unter bestimmten Voraussetzungen – in den Indikationsbereich eines zulässigen ärztlichen Suizidbeistands einbezogen werden. Einer solchen Erweiterung stünde jedoch die Tatsache entgegen, dass das Recht eines Demenzkranken auf die vorzeitige Herbeiführung des Todes nicht wegen der Unerträglichkeit des gegenwärtigen Krankheitszustands, sondern wegen eines künftigen, in der Erwartung vorweggenommenen Leidens in Anspruch genommen würde; dieses wird von den Betroffenen selbst allen Einschränkungen und Schrecknissen zum Trotz überwiegend als erträglich wahrgenommen (de Boer et al., 2007: 1021-1039). Außerdem würde der im Frühstadium einer Demenz unter ärztlicher Mitwirkung vollzogene Suizid das Leben des Betroffenen nicht wie bei tödlich verlaufenden körperlichen Erkrankungen um einige Tage oder wenige Wochen, sondern um viele weitere Jahre verkürzen. Auch im Falle einer Liberalisierung des Strafrechts oder der Abschwächung standesrechtlicher Sanktionen dürfte sich also kaum etwas daran ändern, dass der ärztliche Suizidbeistand bei Demenzkranken auch weiterhin eine rechtlich fragwürdige und ethisch unzulässige Handlung bliebe oder zumindest einer Grauzone zwischen eindeutig Unerlaubtem und ausnahmsweise Erlaubtem zuzuordnen wäre.

Vor allem ist aber zu bedenken, dass sich die Sinnstruktur der ärztlichen Suizidbeihilfe grundsätzlich von der Unterlassung lebenserhaltender ärztlicher Interventionen unterscheidet (Fuchs, 1997: 78-90). Im Gegensatz zu der letzteren wird der Suizidbeistand vom Arzt in der Absicht vorgenommen, den Tod des Patienten herbeizuführen, und hat ausnahmslos den tödlichen Behandlungserfolg. Die ärztliche Verantwortung bei der Mitwirkung an einer solchen Handlung ist daher sehr viel größer als bei der Forderung des Demenzkranken nach Behandlungsverzicht oder bei der Nichthinderung eines eigenständig durchgeführten selbstverantwortlichen Suizids.

Trotz dieser ethischen Bedenken kann der Arzt, an den der sorgfältig erwogene und dauerhafte Wunsch eines Demenzkranken nach Suizidbeihilfe herangetragen wird, in einen schwerwiegenden Gewissenskonflikt geraten. Einerseits hat er die autonome Entscheidung des Erkrankten zu respektieren, vor allem dann, wenn die individuellen Motive dieses Entschlusses verständlich und nachvollziehbar sind und sich das Leiden nicht durch palliative Behandlungsmaßnahmen lindern lässt. Er will den Patienten in dieser extremen Krisensituation nicht allein lassen und hat das Bedürfnis, ihm den erbetenen Beistand zu leisten. Andererseits widerspricht die aktive Mitwirkung an der Herbeiführung des Todes den traditionellen ärztlichen Verpflichtungen, die primär auf Krankheitsbekämpfung, Leidenslinderung und Lebenserhaltung gerichtet sind. Wenn sich dieser Arzt in einem extremen Ausnahmefall nach langer Begleitung des Patienten, genauer Abwägung der divergierenden sittlichen Verpflichtungen, Prüfung sämtlicher Handlungsalternativen und Hinzuziehung eines anderen Kollegen zugunsten des erbetenen Suizidbeistands entscheidet und die zum Tode führende Tat eindeutig in der Hand des Suizidenten bleibt, ist ein solches Vorgehen als eine exzeptionelle Gewissensentscheidung selbst dann moralisch zu respektieren, wenn man sich ihr aus der Sicht eines Außenstehenden nicht anzuschließen vermag. In einem solchen Fall muss der Arzt dem Patienten bis zum Eintritt des Todes beistehen dürfen. Angesichts des freiverantwortlichen Suizids gibt es keine Garantenpflicht, an die er gebunden sein könnte. Derartige ärztliche Handlungen sind standesethisch als tragische Einzelfallentscheidungen zu akzeptieren, sodass eine berufsrechtliche Ahndung nicht in Betracht zu ziehen ist. Ihre Zulässigkeitsgrenzen lassen sich aber durch rechtliche Sonderregelungen nicht eindeutig genug definieren. Auch in den Grundsätzen der Bundesärztekammer zur ärztlichen Sterbebegleitung (Bundesärztekammer, 2004: A1298-1299) wird ja zum Ausdruck gebracht, dass dem Arzt die individuelle Verantwortung in der konkreten Situation nicht abgenommen werden kann.

Dies ändert aber nichts daran, dass es sich bei der rechtlich und ethisch vertretbaren Suizidbeihilfe stets um Ausnahmekonstellationen handelt, aus denen sich keine neuen allgemeingültigen Normen ableiten lassen. Ein solcher Beistand darf also nicht zu einem normalen Bestandteil ärztlicher Professionalität werden. Es wäre zwar für viele Patienten eine große Erleichterung, wenn sie im Falle einer unheilbaren Krankheit mit einem Arzt rechnen könnten, der ihren Suizidentschluss als eine ultima ratio akzeptiert und ihnen bei dessen Vollzug kompetenten fachlichen Beistand leistet. Andererseits könnte aber schon das Angebot einer derartigen Hilfestellung den Suizidwilligen in seinem Entschluss bestärken und ihn von der Ausschöpfung palliativer Maßnahmen abhalten. Außerdem erscheint zwar die Suizidbeihilfe zunächst als eine wenig missbrauchsanfällige Maßnahme, da sie die Eigenaktivität des Patienten voraussetzt. Aber gerade weil der Arzt hierbei nicht selbst zum Tötenden wird, liegt für ihn die Hemmschwelle zur Hilfe bei einer Selbsttötung relativ niedrig. Er könnte sich also allmählich an derartige Handlungen gewöhnen und ihren Indikationsbereich immer mehr auf Konstellationen ausweiten, bei denen der Todeswunsch des Suizidwilligen nicht auf einem unerträglichen Krankheitszustand, sondern auf einer behandelbaren psychischen Erkrankung oder auf einer seelischen Krise beruht, die vorübergehender Art ist und in der überwiegenden

Mehrzahl der Fälle wieder einer lebensbejahenden Einstellung Platz macht. Das berufsethische Verdikt gegen den ärztlichen Suizidbeistand schützt den Arzt vor einer solchen Missbrauchsgefahr und bewahrt ihn vor dem Druck, dem er vonseiten eines suizidalen Patienten ausgesetzt sein kann. Ein verzweifelter Mensch ist ja oft während eines längeren Zeitraums so sehr in seinen Todeswunsch verstrickt, dass er keine gangbaren Handlungsalternativen mehr erkennt und kein Weg mehr an seiner Selbsttötungsabsicht vorbeizuführen scheint. Es bleibt in diesem Fall nur die Möglichkeit, durch einen therapeutischen Pakt wenigstens einen Aufschub der Suizidintention zu erreichen. Eine solche Vereinbarung steht aber nur dann auf einer ernsthaften und glaubwürdigen Grundlage, wenn vonseiten des behandelnden Arztes von vornherein klargestellt ist, dass weder er selbst noch irgendeiner seiner Berufskollegen der erwünschten Option eines Suizids zustimmen können oder sich hieran beteiligen dürfen. Würde diese Voraussetzung nicht bestehen, so wäre einer erfolgreichen Suizdprävention in vielen Fällen der Boden entzogen. Auch das Vertrauensverhältnis zwischen Arzt und Patient könnte erheblich gefährdet sein, wenn der Schutz menschlichen Lebens nicht länger zu den unabdingbaren ärztlichen Verpflichtungen gehören würde.

Tötung auf Verlangen

Eine Legalisierung der Verlangenstötung in der Bundesrepublik wird von verantwortlicher Seite allgemein abgelehnt. Dennoch würde bereits die rechtliche Zulassung der ärztlichen Suizidbeihilfe eine sichere Eingangspforte für die aktive Euthanasie darstellen. Wenn nämlich der Suizidbeistand vonseiten eines Arztes als eine generell vertretbare Maßnahme legitimiert wäre, könnte eine vorzeitige Lebensbeendigung auch einem in gleicher Weise Erkrankten nicht verweigert werden, der zur selbständigen Durchführung eines Suizids nicht in der Lage ist. Daher müsste auch die ärztliche Tötung auf Verlangen generell zulässig sein. Dazu kommt noch, dass sich die Herbeiführung des Todes durch eine aktive Euthanasie mit größerer Sicherheit erreichen lässt, sodass ihr in unseren Nachbarländern Holland und Belgien überwiegend oder sogar ausschließlich der Vorzug gegenüber dem ärztlichen Suizidbeistand gegeben wird.

Sollte eine solche Entwicklung auch in der Bundesrepublik eintreten, so würde dies eine erhebliche Änderung des ärztlichen Berufsverständnisses nach sich ziehen. Im Gegensatz zur Suizidbeihilfe wäre es nicht länger der Sterbewillige, der die eigene Tatherrschaft über seine Handlung ausübt. Vielmehr müsste sich der Arzt zunächst dem Urteil des Patienten über dessen negativen Lebenswert anschließen und dieses Urteil dann auch selbst vollstrecken. Er würde also dem Erkrankten nicht mehr ausschließlich in der traditionellen Rolle des Helfenden und Heilenden, sondern gleichzeitig in der eines Tötenden begegnen, auch wenn die aktive Herbeiführung des Todes dem Wunsch des Betroffenen entspricht. Mit der rechtlichen Zulässigkeit der Verlangenstötung könnte diese bei nicht einwilligungsfähigen Demenzpatienten sogar in fortgeschrittenen Krankheitsstadien aufgrund einer Vorausverfügung vorgenommen werden, wie dies in Holland und Belgien bereits jetzt der Fall ist. Mit der

Zulassung der aktiven Euthanasie wäre die Indikation zur Tötung auf Verlangen auf zahlreiche andere krankheitsbedingte Leidenszustände ausweitbar. Auch Mitleidstötungen auf nichtfreiwilliger Grundlage würde der Weg gebahnt. Viele Demenzkranke würden voraussichtlich durch die doppelte Option eines ärztlichen Suizidbeistands und einer Tötung auf Verlangen unter einen erheblichen inneren Druck geraten, sich durch einen „würdigen Freitod" freiwillig aus der Welt der Lebenden zu verabschieden, um diesen nicht länger zur Last zu fallen. Schließlich liefe die rechtliche Legitimierung von Tötungshandlungen auf der Grundlage einer privaten Vereinbarung auf eine Unterhöhlung des staatlichen Lebensschutzes hinaus und könnte zu einer Entsolidarisierung zwischenmenschlicher Beziehungen führen.

Grenzen der Selbstbestimmung

Ärztliche Entscheidungen am Lebensende von Demenzkranken machen einen schwerwiegenden Abwägungsprozess erforderlich. Für die fachlichen und moralischen Probleme, die hierbei zu bedenken sind, gibt es keine glatten und einfachen Lösungen. Die Wahl der bestmöglichen Handlungsalternative wird zwar in erster Linie von dem individuellen Kontext der jeweiligen Krankheitssituation bestimmt. Sie ist jedoch auch von der persönlichen Auffassung abhängig, die sich der Arzt und sein Patient über einige grundsätzliche existentielle Fragen gebildet haben; hierzu gehören die Voraussetzungen eines menschenwürdigen Lebens und Sterbens, die Erträglichkeit von Krankheiten und Leidenszuständen, die Rolle von Selbstbestimmung und Abhängigkeit oder die Bedeutung transzendenter Sinnerfahrungen. In der pluralistischen Welt der Gegenwart fehlt es in dieser Hinsicht an dem archimedischen Punkt gemeinsam geteilter, auf bewährte Traditionen oder allgemein anerkannte Autoritäten gegründeter Wertauffassungen. Auf diese „letzten" Fragen des Lebens muss also jeder Mensch eine mehr oder weniger eigenständige Antwort finden, die sich entscheidend auf die „vorletzten" Fragen nach der Gestaltung eines guten Lebensendes auswirkt. Er steht dabei unter dem Einfluss von verschiedenartigen, teilweise außerordentlich konträren gesellschaftlichen Leitbildern, moralischen Denkfiguren und gesetzlichen Vorgaben.

Die heutigen Diskussionen um die Sterbehilfe gehen davon aus, dass es zu den Grundbedürfnissen jedes Menschen gehört, das eigene Leben soweit als möglich nach eigenen Vorstellungen und in persönlicher Verantwortung zu gestalten. Die Aufrechterhaltung und Förderung der Patientenselbstbestimmung gilt daher zu Recht als ein unerlässliches Leitprinzip bei der Behandlung und Begleitung von Demenzkranken. Hierbei wird aber leicht übersehen, dass der Kontrolle und Absicherung der eigenen Zukunft bestimmte Grenzen gesetzt sind. Menschliche Planungen und Zielsetzungen werden ja oft durch unerwartete Wechselfälle des Schicksals oder durch die Schwäche unserer biologischen Natur durchkreuzt. Diese Ungewissheit lässt sich durch keine noch so gründlich durchdachte Vorausverfügung hinsichtlich des persönlichen Lebensendes gänzlich beseitigen. Es ist zwar ratsam und hilfreich, frühzeitig dafür Sorge zu tragen, dass sich der Verlauf einer schweren Krankheit und das eigene Sterben unter Bedingungen vollziehen, die den individuellen Wünschen und Vorstellungen entsprechen, auch wenn man selbst hierauf nicht mehr unmittelbar Einfluss nehmen kann. Aber weil der Krankheitsprozess oft in unvorhersehbaren Bahnen verläuft, lässt sich dieses Geschehen durch individuelle Vorkehrungen nicht von vorneherein im Einzelnen festlegen. Die Hoffnung auf ein gutes Lebensende kann sich daher nicht allein auf die Durchsetzungskraft der eigenen Selbstbestimmung richten. Sie muss zugleich auf dem Vertrauen beruhen, dass wir in den Tagen des Sterbens von einfühlsamen Menschen begleitet werden und auf Ärzte treffen, die zu vernünftigen und maßvollen Entscheidungen in der Lage sind und uns zu einem menschenwürdigen Tod verhelfen.

Diese Überlegungen legen es bereits nahe, dass das Prinzip der Patientenselbstbestimmung als einzige und ausschließliche Handlungsmaxime bei der ärztlichen und pflegerischen Betreuung von Demenzkranken nicht ausreicht. Jede ethische Norm, so wertvoll sie auch ist, muss nämlich im Gleichgewicht mit anderen sittlichen Grundsätzen stehen und kann von diesen nicht losgelöst werden, wenn sie nicht schädliche Folgen haben soll (Dörner, 2001). Das Absolutsetzen der Selbstbestimmung mag zwar einem individualistischen Menschenbild entsprechen, es wird jedoch der Lebenswirklichkeit vor allem deshalb nicht gerecht, weil hierbei die Bedeutung von mitmenschlicher Fürsorge, wechselseitiger Hilfeleistung und Fremdverantwortung außer Acht gelassen wird. Der Mensch ist ein zoon politikon, also ein Gemeinschaftswesen. Sein Selbst entwickelt sich in der Kindheit in enger Symbiose mit der Mutter und den nächsten Bezugspersonen. Auch zu den Vorbedingungen des Erwachsenenlebens gehört die Anwesenheit anderer Personen, denen wir täglich begegnen, mit denen wir sprechen, zusammenarbeiten, unser Dasein teilen und zu denen wir oft in einem Konkurrenzverhältnis stehen. Die hierdurch bedingte Abhängigkeit hat zur Folge, dass die Freiheit unserer Selbstbestimmung von vorneherein durch Verpflichtungen der sozialen Rücksichtnahme begrenzt ist. Wir können nicht unbeschränkt auf unserem Eigenwillen und unserer persönlichen Vorteilnahme bestehen, ohne die Rechte und Pflichten anderer Personen zu bedenken, die an dem jeweiligen Handlungszusammenhang unmittelbar beteiligt sind oder mittelbar von dessen Folgen betroffen werden könnten. Eine unbegrenzte Handlungsfreiheit würde die Voraussetzungen unserer sittlichen Ordnung untergraben und wäre unvereinbar mit den Grundlagen menschlichen Zusammenlebens. Diese Grenzen der Selbstbestimmung sind aber auch deshalb zu respektieren, weil wir bei der Erreichung unserer Lebensziele in hohem Maße auf das Wohlwollen und die Unterstützung anderer Menschen angewiesen sind. Ohne das Vertrauen in diese Hilfeleistungen können wir gar nicht existieren.

Das Angewiesensein auf mitmenschliche Achtung und Hilfe wird besonders bei Demenzerkrankungen erfahrbar. Die Fürsorge durch andere Personen stellt dann den schützenden Rahmen dar, der auch einem geistig hinfälligen und extrem hilfsbedürftigen Kranken noch ein Höchstmaß an Selbständigkeit und Eigenaktivität ermöglicht und ihm erniedrigende Lebensumstände soweit wie irgend möglich erspart. Sie macht die unverlierbare Würde sichtbar, die jedem Menschen unabhängig von seinem jeweiligen Zustand zuerkannt werden muss. Selbstbestimmung und fürsorgende Fremdverantwortung sind also keine Gegensätze; sie sind vielmehr so eng aufeinander bezogen, dass keine dieser beiden Zielsetzungen ohne die Berücksichtung des komplementären Leitgedankens erreichbar ist.

Die sozialen und rechtlichen Normen, unter denen sich das Lebensende von Demenzkranken in der Gegenwart vollzieht, tragen diesem Zusammenhang von Patientenautonomie und gesellschaftlicher Fremdverantwortung nicht ausreichend Rechnung. Die unlängst erfolgte gesetzliche Neuregelung, mit welcher einer vorab festgelegten Patientenverfügung uneingeschränkte rechtliche Bindungskraft zuerkannt wurde, geht von der Vorstellung aus, das Problem am Lebensende von Demenzkranken bestehe hauptsächlich in einer das Leben meist unangemessen verlängernden medizinischen Überversorgung; ihr müsse daher durch das Recht des Patienten auf selbstbestimmte Abwehr eines derartigen ärztlichen Aktionismus entgegengewirkt werden.

Von einem solchen ärztlichen oder psychosozialen Überangebot kann aber bei Demenzkranken keine Rede sein. Eher trifft das Gegenteil zu. Es fehlt vielfach an einer ausreichenden Versorgung der Patienten und ihrer Familienmitglieder durch ambulante pflegerische Dienste und durch ein vielfältiges Angebot geschützter Wohngruppen. Ein Angehöriger, der die häusliche Betreuung eines Demenzkranken übernimmt, hat keine Möglichkeit einer längerfristigen beruflichen Freistellung, ohne dabei den Verlust des Arbeitsplatzes oder eine erhebliche Kürzung der Rentenbezüge zu riskieren. Nur wenige Ärzte verfügen über hinreichende Erfahrungen auf dem Gebiet der Palliativbehandlung, um die fachliche Beratung von Demenzpatienten oder von Personen zu übernehmen, die einem solchen Schicksal durch geeignete Vorsorgemaßnahmen entgegenwirken möchten. Es gibt nicht genug Pflegeheime, die über die notwendige Zahl geschulter Mitarbeiter verfügen, um eine optimale menschenwürdige Betreuung von Demenzkranken gewährleisten zu können. Obwohl die Leistungen der Pflegeversicherung in letzter Zeit in vermehrtem Umfang auch den Demenzkranken zugute kommen, bedeutet die Aufnahme in eine Pflegeinstitution, dass hierbei die persönlichen Ersparnisse des Betroffenen in einem Ausmaß in Anspruch genommen werden, das in vielen Einzelfällen als unzumutbar erscheint. Was nützt also dem Demenzkranken eine Patientenverfügung, in der er lediglich die Abwehr lebenserhaltender Behandlungsverfahren verlangen, nicht aber gleichzeitig die konkreten Fürsorgemaßnahmen einfordern kann, die für die Bewahrung seiner Menschenwürde und für die Erreichung einer höchstmöglichen Lebensqualität am allerwichtigsten sind? Es bleibt ihm dann letztlich nichts anderes übrig, als sich für einen schnellen Tod zu entscheiden, weil sich bessere Handlungsalternativen aus Kostengründen nicht verwirklichen lassen (Tolmein, 2006: 227-231).

Ebenso fragwürdig ist die Tatsache, dass der aktuellen Willenserklärung eines einwilligungsfähigen, über seinen gegenwärtigen Krankheitszustand ärztlich aufgeklärten Patienten die gleiche rechtliche Bedeutung beigemessen wird wie der Vorausverfügung einer Person, die bei der Abgabe dieser Erklärung die spätere Krankheitssituation und die hierbei auftretenden Entscheidungsprobleme nicht voraussehen konnte und nach Eintritt der Einwilligungsunfähigkeit keine Möglichkeit mehr hat, den früheren Willensentschluss auf der Grundlage ausreichender medizinischer Informationen und im Rahmen einer dialogischen Arzt- Patientenbeziehung noch einmal zu überdenken. Diese mittlerweile gesetzlich verankerte Regelung kann leicht als Appell an die Bevölkerung verstanden werden, sich vorsorglich für den Fall einer Demenz zu einer vorzeitigen Lebensbeendigung zu entschließen. Ein solcher Eindruck wird noch verstärkt durch die aktuellen Bestrebungen um eine juristische Absicherung des ärztlich assistierten Suizids. Es ist leicht vorhersehbar, dass eine solche Änderung der Rechtslage einen Einfluss auf das Bewusstsein der Erlebenden und Handelnden ausübt. Was zunächst lediglich als Straffreiheit eines vom Arzt geleisteten Suizidbeistands unter bestimmten Umständen gedacht war, wird rasch zu einer allgemeinen Erlaubnis, zu einer gebotenen Pflicht und schließlich zur Forderung zu dem weiteren Recht der Tötung auf Verlangen. Das Angebot eines guten Todes kann leicht zur Verbreitung einer diesbezüglichen Nachfrage führen. Aus der freiwilligen und selbstbestimmten Option entwickelt sich dann unversehens eine gesellschaftlich verhängte, scheinfreiwilige und fremdbestimmte Problemlösung, die nicht zur Eindämmung, sondern zur weiteren Ausbreitung des Notstands führt (Mieth, 2008).

So komme ich noch einmal auf den historischen Ausgangspunkt meiner Überlegungen zurück. Schon in den Euthanasiediskussionen im ersten Drittel des vorigen Jahrhunderts wurde anfangs betont, dass der Lebenswert eines Menschen stets vom Standpunkt des Individuums aus zu beurteilen sei. Der leidende Mensch selbst sollte über seinen Tod entscheiden, nicht sein soziales Umfeld, die Gesellschaft oder sogar der Staat. Doch zeigte sich schon bald, dass die Grenze zwischen Selbst- und Fremdbestimmung nicht scharf gezogen werden konnte, sodass sich die Diskussion allmählich von dem selbstverfügten Sterben mit ärztlicher Hilfe und unter gesellschaftlicher Duldung zum fremdbestimmten Gnadentod ohne eigenes Verlangen und schließlich bis zur Vernichtung lebensunwerten Lebens fortbewegte.

Der Ausmerzungsideologie des Nationalsozialismus lagen aber auch soziale und ökonomische Motive zugrunde. Deutschland befand sich nach dem Ersten Weltkrieg und auch noch zum Zeitpunkt der nationalsozialistischen Machtergreifung in einer tiefen Wirtschaftskrise. Das erforderliche wirtschaftliche Wachstum sollte dadurch erreicht werden, dass man sich rücksichtslos von dem gesellschaftlichen Ballast derjenigen befreite, die aufgrund ihrer sozialen Unbrauchbarkeit eine wirtschaftliche Belastung für den „Volkskörper" darstellten. Schon in der berüchtigten Schrift von Binding und Hoche und erst recht in Zeitungsartikeln, Anschauungskursen und Schulbüchern wurde ständig der unnötige Aufwand von Personal, Unterhaltskosten und Immobilien angeprangert, der für die Pflege von Geisteskranken aufgebracht werden müsse. Sicher ist es auch kein Zufall, dass das verbrecherische Tötungsprogramm in einem Augenblick einsetzte, als die beschränkten wirtschaftlichen Ressourcen für militärische Zwecke benötigt wurden.

In der heutigen Euthanasiediskussion werden ökonomische Erwägungen nicht offen zum Ausdruck gebracht. Angesichts der in den nächsten Jahrzehnten zu erwartenden demographischen Entwicklung, der ständigen Zunahme von Gesundheits- und

Sozialkosten und der gegenwärtigen wirtschaftlichen Rezession liegt aber dennoch die Versuchung nahe, die individuellen Interessen des Einzelnen mit den materiellen Interessen der Gesellschaft zu verknüpfen und den Gedanken der individuellen Selbstbestimmung am Lebensende aus ökonomischen Gründen zum Zwecke eines gesellschaftlich erwünschten, fremdbestimmten Sterbens zu instrumentalisieren.

Gesellschaftliche Voraussetzungen und kulturelle Grundlagen für ein menschenwürdiges Leben und Sterben Demenzkranker

Personen mit einer Demenzkrankheit sind heute einem öffentlichen Klima des „Hyperkognitivismus" (Kitwood, 2002) ausgesetzt, in welchem geistige Leistungsfähigkeit, Vernunft, Selbstverwirklichung und Fähigkeit zur aktiven Zukunftsgestaltung als unerlässliche Attribute personaler Existenz angesehen werden. Zum Bild des modernen Menschen gehört aber auch der vitale, rüstige und konsumfreudige Ältere, der seine freie Zeit in vollen Zügen genießt, weite Reisen unternimmt und sich weiterhin aktiv am gesellschaftlichen Leben beteiligt. Die Beeinträchtigungen, die mit einem Demenzprozess einhergehen, stellen daher einen Bruch mit wichtigen Werten unserer Zeitepoche dar. Diejenigen Menschen, die solche Defizite aufweisen, werden von ihren gesund gebliebenen Mitbürgern leicht diskriminiert und an den Rand der Sozietät gedrängt. Dadurch werden ihnen die Daseinsbedingungen vorenthalten, welche für die Aufrechterhaltung ihrer Personenwürde am Lebensende notwendig sind.

Dieser Gefahr kann nicht durch gesellschaftliche Normen begegnet werden, die ausschließlich auf eine Stärkung der individuellen Selbstbestimmung hinauslaufen. Gerade am Lebensende kommt es vielen Patienten nicht allein auf die Verwirklichung eines Lebensentwurfs an, der schwerpunktmäßig das Selbstbestimmungsrecht des Einzelnen hervorhebt. Sie sind vielmehr in besonderem Maße auf eine Ethik der zwischenmenschlichen Solidarität angewiesen (Tolmein, 2006: 227-231). Die heutigen Diskussionen um die Sterbehilfe würden ihren Sinn verfehlen, wenn sie sich lediglich darauf beschränkten, mithilfe neuer gesetzlicher Bestimmungen eine größere Rechtssicherheit zu schaffen und den von einer Demenz betroffenen Personen einen zusätzlichen Ausweg aus ihrer bedrängten Situation zu ermöglichen. Vielmehr muss diese Debatte eine veränderte Sichtweise auf das Leben unter extremen Bedingungen eröffnen und Problemlösungen finden, die nicht so sehr auf einem medizinischen Ansatz, sondern auf einer veränderten gesellschaftlichen Einstellung beruhen. Sie sollten die Menschen dazu ermutigen, nach gemeinsamen Wegen der Krankheitsbewältigung zu suchen, ohne einer Ideologie der einschränkungslosen Verfügbarkeit über menschliches Leben anheimzu fallen oder sich durch Phantasien einer unbegrenzten medizintechnologischen Machbarkeit verführen zu lassen.

Zu einer solchen Haltung der Solidarität gegenüber Demenzkranken könnte auch die Überlegung beitragen, dass das häufigste Erscheinungsbild dieses Leidens – nämlich die sich erstmals im Senium manifestierende Alzheimerkrankheit – nichts anderes ist als die Intensivierung und Beschleunigung der normalen Altersinvolution des Gehirns. Dieser Prozess setzt bereits im frühen und mittleren Erwachsenenalter, also Jahrzehnte vor der Manifestation deutlich erkennbarer kognitiver Defizite ein. Glücklicherweise verläuft er bei vielen Alten und Höchstaltrigen so langsam, dass er die klinische Demenzschwelle nicht erreicht. Dass wir diesen Prozess als eine medizinische Krankheit bezeichnen, entspricht einer psychiatrischen Konvention, die erst vor etwa vierzig Jahren begründet wurde. Sie ändert aber nichts daran, dass diese Erkrankung mit zunehmendem Lebensalter mehr und mehr einen Teil des natürlichen Lebenszyklus darstellt. Niemand kann sicher sein, von dieser Erfahrung verschont zu bleiben. Die biologische Natur des Menschen ist offensichtlich auf ein solches Lebensende hin programmiert. Die Altersdemenz stellt also ein Geschehen dar, das unmittelbar auf die Verletzlichkeit unserer Conditio humana verweist. Sie greift zu tief in das menschliche Leben ein, um ausschließlich in den Zuständigkeitsbereich der Medizin zu fallen. Sie muss in die Gesellschaft zurückgeholt werden (Wetzstein, 2005). Die Gemeinschaft als Ganzes wie auch jeder Einzelne muss sich dem wachsenden Problem der Altersdemenz stellen. Die Häufung von Demenzerkrankungen in unserem Zeitalter könnte geradezu als Auftrag verstanden werden, an einer menschenwürdigen Kultur gesellschaftlichen Zusammenlebens mitzuwirken.

Es gibt einige Mythen aus der archaischen und klassischen Periode der griechischen Literatur, die uns eine Vorstellung über die Entwicklung einer solchen Kultur vermitteln. Nach einer dieser Theorien, die in dem Platonischen Protagorasdialog (Platon) enthalten ist, war es Prometheus, der dem Hephaistos das Feuer und der Athene die Kunstfertigkeit entwendete und damit den Menschen die technische Intelligenz ($\H{\varepsilon}\nu\tau\varepsilon\chi\nu o\varsigma\ \sigma o\varphi\iota\alpha$) brachte. Dadurch gelangten sie zur Gewinnung von Nahrung, zur Erfindung von Werkzeugen, Kleidung und Behausung. Aus Furcht vor den Tieren suchten sie sich in Städten zusammenzuschließen. Da ihnen aber die „politische" Befähigung zur Gemeinschaftsbildung fehlte, wurde aus dem Zusammenleben ein Krieg aller gegen alle, in dem nur das Recht des Stärkeren galt. Daher mussten die Götter erneut eingreifen, um die Menschen zu staatlicher Kultur zu führen. Zeus schickte ihnen durch Hermes die zusätzlichen Fähigkeiten von wechselseitiger Rücksichtnahme ($\alpha\iota\delta\omega\varsigma$) und Rechtsempfinden ($\delta\iota\kappa\eta$). Erst dadurch wurden ihnen die beiden unentbehrlichen Grundlagen eines staatlichen Gemeinschaftslebens vermittelt, sodass sie sich erfolgreich und dauerhaft in Städten zusammenschließen konnten.

Diese mythische Erzählung enthält den Grundgedanken, dass unserer Natur durch göttliche Gabe ($\theta\varepsilon\iota\alpha\ \mu o\tilde{\iota}\rho\alpha$) der Respekt vor der Würde des Anderen und das Wissen um die Rechte des Schwächeren verliehen wurden. Erst hierdurch hat der Mensch ein Maß gewonnen, das ihn zur Gemeinschaftsbildung und zur Kulturentwicklung befähigt. Auch Wohl und Fortbestand der heutigen Gesellschaft werden nicht allein von kognitiven Leistungen, wissenschaftlichen Errungenschaften oder der Vermehrung wirtschaftlichen Wachstums bestimmt; sie sind in erster Linie davon abhängig, dass sich eine Vielzahl von Einzelindividuen vom Leiden ihrer Mitmenschen anrühren lassen und dadurch zu einer fürsorgenden Einstellung und zu einem solidarischen Verhalten bewegt werden. Das Bewusstsein dieser kulturellen Zusammenhänge erleichtert dem Arzt die Aufgabe, bei schwerwiegenden Entscheidungen am Lebensende von Demenzkranken das richtige Maß und das bestmögliche Ziel seiner Behandlung zu finden. Damit kann er zur Aufrechterhaltung einer Kultur menschlichen Lebens und Sterbens beitragen.

Literatur

Bundesärztekammer (2004): Grundsätze zur ärztlichen Sterbebegleitung. Deutsches Ärzteblatt 101, 19: A1298-1299.
de Boer, M. E.; Hertogh, C. M.; Dröes, R. M.; Riphagen, I. I.; Jonker, C.; Eefsting, J. A. (2007): Suffering from dementia – the patient's perspective: a review of the literature. Int Psychogeriatr 19 (6): 1021-1039.
Deutscher Juristentag (2006): Beschlüsse der Abteilung C Strafrecht.
Dörner, K. (2001): Der gute Arzt. Lehrbuch der ärztlichen Grundhaltung. Schattauer-Verlag.
Fuchs, T. (1997): Was heißt „töten"? Die Sinnstruktur ärztlichen Handelns bei passiver und aktiver Euthanasie. Ethik in der Medizin 9: 78-90.
Helmchen, H.; Kanowski, S.; Lauter, H. (2006): Ethik in der Altersmedizin. Kohlhammer-Verlag, S. 217-265.
Kitwood, T. (2002): Demenz: der personenzentrierte Ansatz im Umgang mit verwirrten Menschen. Zweite Auflage. Verlag Hans Huber.
Mieth, D. (2008): Grenzenlose Selbstbestimmung? Der Wille und die Würde Sterbender. Patmos-Verlag.
Nationaler Ethikrat (2006): Selbstbestimmung und Fürsorge am Lebensende – Stellungnahme.
Platon: Protagoras. Reclams Universal-Bibliothek Nr. 1708.
Schmuhl, H. W. (1994): Die Geschichte der Lebens(un)wert-Diskussion. Bruch oder Kontinuität? In: Daub, U.; Wunder, M. (Hrsg.): Des Lebens Wert. Lambertus-Verlag, S. 51-60.
Tolmein, O. (2006): Keiner stirbt für sich allein. Bertelsmann-Verlag, S. 227-231.
Wetzstein, V. (2005): Diagnose Alzheimer. Grundlagen einer Ethik der Demenz. Campus-Verlag.

Trends und Muster in Lebenserwartung und Gesundheit und Prognose der Demenzerkrankungen in Deutschland bis 2050

Gabriele Doblhammer, Uta Ziegler und Elena Muth

Zusammenfassung

Die Lebenserwartung in Deutschland und den meisten industrialisierten Ländern der Welt steigt kontinuierlich an und erhöht sich in den letzten hundert Jahren um etwa drei Monate pro Jahr. Dieser Gewinn an Lebensjahren führt zu einer überproportionalen Zunahme älterer Menschen und stellt damit Gesundheits- und Pflegesysteme vor neue Herausforderungen. Mit steigendem Alter nehmen Krankheit und Pflegebedarf zu. Gibt es Trends die auf die zukünftige Entwicklung von Krankheiten schließen lassen? In diesem Artikel werden der Anstieg der Lebenserwartung sowie der Rückgang der Sterblichkeit im hohen Alter beschrieben. In den letzten Jahrzehnten konnten trotz steigender Prävalenz von z.B. Herzkreislauferkrankungen ein Rückgang von funktionalen Beeinträchtigungen und schweren Behinderungen beobachtet werden. Gleichzeitig kommt es zu einer Verschiebung im Krankheitsspektrum, besonders die Prävalenz degenerativer Krankheiten nimmt mit dem Alter zu. Für eine Demenz gibt es gegenwärtig noch keine Heilung. Ein progredienter Verlauf mit zunehmendem Verlust der Persönlichkeit macht die Krankheit für den Betroffenen zu einer schweren Erkrankung. Für die Gesellschaft ist sie durch den zunehmenden Betreuungsaufwand eine der teuersten Krankheiten. In Deutschland leben gegenwärtig ca. eine Millionen Personen mit einer mittelschweren bis schweren Demenz. Wird es keine Veränderungen in der altersspezifischen Prävalenz geben, würde die Zahl der Betroffenen bis zum Jahr 2050 auf 2,2 bis 2,7 Millionen ansteigen, je nachdem, wie sich die Lebenserwartung entwickelt. Unter der Annahme medizinischen Fortschrittes und gesünderer Lebensweise werden alternative Szenarien mit einer sinkenden Prävalenz diskutiert.

In den letzten 160 Jahren ist die Lebenserwartung bei Geburt um jährlich drei Monate angestiegen (Christensen et al., 2009). Lag sie zu Beginn des 19. Jahrhunderts noch im Durchschnitt bei 45 Jahren, so leben japanische Frauen im Jahr 2007 im Durchschnitt 86 Jahre. Die Gewinne an Lebensjahren resultieren heute vor allem aus Sterblichkeitsrückgängen in den hohen Altersgruppen (Christensen et al., 2009).

So erfreulich diese Entwicklung für die individuelle Lebensgestaltung ist, so groß sind die Herausforderungen, vor die sie die Gesellschaften Europas stellt. In den nächsten Jahrzehnten wird besonders der Anteil älterer Menschen im Alter über 80 Jahren einen überproportionalen Anstieg erfahren. Damit rückt auch die Pflege und medizinische Versorgung der Hochaltrigen, insbesondere auch der Demenzerkrankten, ins Zentrum des gesellschaftlichen Interesses. Eine zentrale Frage ist, wie sich die Anzahl der Demenzerkrankten in Zukunft entwickeln wird und damit, welche Kosten der Versorgung auf unsere Gesellschaften zukommen werden.

Die Zahl der Demenzerkrankten wird von zwei entscheidenden Faktoren bestimmt: dem weiteren Zugewinn in der Lebenserwartung und dem medizinisch-technischen Fortschritt im Bereich der Demenz. Beide Faktoren sind mit einiger Unsicherheit behaftet. Das folgende Kapitel zeigt auf, wie sich die Lebenserwartung in den letzten Jahrzehnten entwickelt hat, diskutiert die Ursachen der Zugewinne und präsentiert Prognosen zur zukünftigen Entwicklung. Ob die steigende Lebenserwartung mit einer besseren Gesundheit einhergeht, ist ungewiss. Unterschiedliche Indikatoren von Gesundheit weisen unterschiedliche Trends auf. Eine Zusammenfassung des aktuellen Forschungsstandes zu den Trends in der Gesundheit schafft die Basis für die Ableitung von Szenarien über die weitere Entwicklung von Demenzerkrankungen. Diese werden mit der zukünftigen Bevölkerungsentwicklung in Verbindung gesetzt, um daraus Rückschlüsse über die Zahl der Demenzfälle bis zum Jahre 2050 zu ziehen.

Auch wenn das Ausmaß zukünftiger Gewinne an Lebensjahren unbekannt ist, so wissen wir aus der Vergangenheit, dass diese meist weit unterschätzt wurden (Oeppen und Vaupel 2002). Unabhängig von der weiteren Entwicklung der Lebenserwartung ist die Bevölkerungsalterung jedoch unabwendbar in der Alterstruktur der meisten Bevölkerungen festgeschrieben und kann in absehbarer Zeit weder durch vermehrte Zuwanderung noch durch höhere Geburtenraten gestoppt werden (Lutz et al. 2003). Selbst bei einer Kombination von einer unrealistisch hohen Fertilität von 2,2 Kindern im europäischen Durchschnitt (gegenwärtig liegt der EU Durchschnitt bei 1,5 Kindern) und einer Nettozuwanderung von 1,2 Millionen Zuwanderern pro Jahr (im Jahre 2002 hatte die EU einen Zuwanderungsgewinn von 700.000 Personen) fällt die Relation der Bevölkerung im Alter der 15- bis 64-Jährigen zu den über 65-Jährigen von 4:1 auf 2,5:1 (Lutz und Scherbov, 2003).

Der Anstieg der Hochaltrigen wird noch stärker ausfallen. Derzeit liegt der Anteil der über 80-Jährigen in Europa bei 4%, in Deutschland bei 5%. Prognosen gehen davon aus, dass der Anteil im Jahre 2050 mit einer Wahrscheinlichkeit von 95% europaweit zwischen 5% und 21% liegen wird (Lutz et al., 2008), Prognosen für Deutschland gehen von 15% bis 16% aus (11. koordinierte Bevölkerungsprognose des Statistischen Bundesamtes, Variante 1-W1 bzw. Variante 2-W1). Diese Entwicklung wird unweigerlich zu einer steigenden Zahl von Demenzfällen führen und gesellschaftliche Ressourcen im Bereich der Hochaltrigen konzentrieren.

Trends und Muster in der Lebenserwartung und Sterblichkeit in Deutschland

In den letzten Jahrzehnten stellt die steigende Lebenserwartung die Hauptursache der Bevölkerungsalterung dar. Zumeist wird die Lebenserwartung in Form der Periodenlebenserwartung angegeben: Diese gibt an, wie viele Jahre eine Person in einem bestimmten Alter durchschnittlich noch zu leben hat, wenn man unterstellt, dass diese Person in allen Lebensphasen den altersspezifischen Sterberaten des jeweils aktuellen Kalenderjahres ausgesetzt wäre. Die aktuellen Zahlen für Deutschland weisen für die Jahre 2006-2008 eine durchschnittliche Lebenserwartung bei Geburt von 82,4 Jahren für Frauen und 77,2 Jahren für Männer aus (Statistisches Bundesamt, 2009). Da jedoch davon ausgegangen wird, dass sich die Sterberaten auch in Zukunft verringern werden, stellt die Periodenlebenserwartung eines Jahres eine deutliche Unterschätzung der durchschnittlichen Lebenserwartung der in diesem Jahr geborenen Kinder dar.

Der unaufhaltsame Anstieg der Lebenserwartung in den letzten Jahrzehnten ist vor allem auf einen Rückgang der Sterblichkeit im hohen Alter zurückzuführen. Die Plastizität der Sterblichkeit im Alter und damit ihre Beeinflussbarkeit durch Umweltfaktoren werden eindringlich durch die Wiedervereinigung Deutschlands unter Beweis gestellt. Bis in die Mitte der 1970er Jahre hatten Frauen in der DDR eine zu Westdeutschland vergleichbare Lebenserwartung. Danach stieg die Lebenserwartung im Westen stärker an als im Osten, sodass sich bis zur Wiedervereinigung eine immer größere Schere auftat. Zwischen 1991 und 2006 verkleinerte sich jedoch der Abstand zwischen den alten und neuen Bundesländern von 3,3 Jahren auf 1,2 Jahre bei den Männern und von 2,6 auf 0,2 Jahre bei den Frauen. Die Angleichung der Lebenserwartung erfolgte dabei vor allem durch den Rückgang der Sterblichkeit bei über 60-jährigen Frauen, und hier in besonderem Maße bei den Hochaltrigen. Viele Ursachen trugen zu dieser positiven Entwicklung bei. Einen bedeutenden Einfluss scheint jedoch die verbesserte medizinische Versorgung und Pflege der Hochaltrigen zu haben (Luy, 2009). Kibele und Scholz (2008) untersuchen die Angleichung der Lebenserwartung in Ost- und Westdeutschland im Altersbereich von 0 bis 75 Jahren zu den Zeitpunkten 1990 bis 1994 und 2000 bis 2004 unter Verwendung des Konzeptes der „vermeidbaren Sterblichkeit" (Nolte et al., 2002). Die Sterbefälle werden dabei in drei Gruppen unterteilt, wobei die erste Gruppe der Sterbefälle durch adäquate medizinische Versorgung, die zweite Gruppe durch entsprechende Prävention (Lungenkrebs, Verkehrsunfälle, Leberzirrhose) und die dritte Gruppe (Ischämische Herzkrankheiten) teils durch gesundheitsrelevantes Verhalten, teils durch entsprechende medizintechnische Versorgung vermeidbar gewesen wären. Die übrigen Sterbefälle gelten als nicht vermeidbare Sterbefälle. Bei Männern lässt sich zu Beginn der 90er Jahre etwa ein Drittel der höheren Sterblichkeit in Ostdeutschland durch höhere Sterblichkeit im Bereich der Prävention erklären, wovon besonders die jungen und mittleren Erwachsenenalter betroffen sind. Ein weiteres Drittel wird dem Bereich der medizinischen Versorgung und den ischämischen Herzkrankheiten zugeordnet. Dies betrifft vor allem die höheren Altersklassen. Bei Frauen, wo die Ost-West-Unterschiede in der Sterblichkeit geringer ausgeprägt waren, geht etwa ein Drittel der Differenz auf die bessere medizinische Versorgung im Westen zurück. Zehn Jahre später sind die Ost-West-Unterschiede in der Sterblichkeit, die aus Versorgungsunterschieden resultieren, aufgehoben. Große Unterschiede in der Sterblichkeit bestehen jedoch noch hinsichtlich der Prävention im gesundheitspolitischen Bereich und des gesundheitsrelevanten Verhaltens.

Die Lebenserwartung in Deutschland unterscheidet sich nicht nur nach Ost und West, auch regionale Unterschiede auf Ebene der Bundesländer umfassen eine deutlich weitere Spanne der Lebenserwartung. Generell weisen die Bundesländer im Osten eine niedrigere Lebenserwartung als jene im Westen auf, mit der Ausnahme von Sachsen und (Ost-)Berlin, die seit Mitte der 90er Jahre erstmals eine höhere Lebenserwartung haben als die westdeutschen Länder Saarland und Bremen.

Zusätzlich zu dem Ost-West-Gefälle findet sich auch ein Nord-Süd-Gefälle, sowohl in den alten als auch den neuen Bundesländern. Dabei weisen die südlichen Bundesländer eine höhere Lebenserwartung auf als die nördlichen. Baden-Württemberg hat, gefolgt von Bayern und Hessen, zwischen 1990 und 2006 die mit Abstand höchste Lebenserwartung, Mecklenburg-Vorpommern und Sachsen-Anhalt die niedrigste. Unter den westdeutschen Bundesländern liegen Bremen und das Saarland an letzter Stelle.

Trends und Muster der Sterblichkeit im internationalen Kontext

Über die Zeit betrachtet finden sich Zyklen der Konvergenz und Divergenz in der Sterblichkeitsentwicklung der europäischen Länder. Neue Ansätze der Sterblichkeitsforschung gehen davon aus, dass eine Verbesserung der sozialen, ökonomischen, medizinischen und technischen Umweltbedingungen in einer ersten Phase zu einer Divergenz des Sterblichkeitsgeschehens führen, da einige Länder früher als andere diese Änderungen in zusätzliche Lebensjahre umsetzen können (Vallin, 2005; Vallin und Meslé, 2005). Danach kommt es zu einem Aufholprozess, indem andere Populationen, oft sogar schneller als die Vorreiter, die notwendigen Voraussetzungen für einen Anstieg der Lebenserwartung schaffen. Dies führt zu einer Phase der Konvergenz, die so lange anhält, bis neue gesellschaftliche Entwicklungen zu einem weiteren Anstieg der Lebenserwartung in einigen Vorreiternationen führen und damit eine neue Phase der Divergenz einleiten.

Seit dem 18. Jahrhundert machten Vallin und Meslé zwei, möglicherweise auch drei Konvergenz-Divergenz-Phasen aus, die in den einzelnen Ländern zu unterschiedlichen Zeitpunkten eintraten. Die erste Phase begann Mitte des 18. Jahrhunderts, reichte bis in die Mitte des 20. Jahrhunderts und wird als der erste epidemiologische Übergang bezeichnet (Omran, 1971). Die Säkularisierung der Gesellschaft und die Industrielle Revolution führten auch zu neuen hygienischen Standards in allen Bereichen des Lebens, zu einer Verbesserung der Ernährung und der Ausweitung der Bildung in weiten Teilen der Bevölkerung. Das Resultat war die Reduktion von Infektionserkrankungen zuerst in den Nord- und Westeuropäischen Ländern, danach gefolgt von Süd- und Osteuropa und schließlich von Japan. Abhängig von der Geschwindigkeit dieses Prozesses in den einzelnen Ländern kam es von der Mitte des 18. Jahrhunderts bis 1900 zu einer enormen Divergenz der Lebenserwartung, die in den darauf folgenden 50 Jahren von einer rapiden Konvergenz abgelöst wurde.

Mitte der 1960er Jahre wurde eine neue Phase der Sterblichkeitsentwicklung eingeleitet, der Rückgang der Herz-Kreislauferkrankungen. Vorreiter dieser Entwicklung waren die Länder der westlichen Welt, in denen neben medizinisch-technischen Innovationen vor allem auch individuelle Änderungen in einer Reihe von Verhaltensfaktoren und des Lebensstils zu enormen Gewinnen an Lebensjahren führten. Die früheren kommunistischen Länder konnten diesem Prozess nicht folgen. Als Ursache führen Vallin und Meslé ökonomische Gründe an, die die Ausweitung kostspieliger neuer medizinischer Technologie verhinderten, aber auch die Beibehaltung von gesundheitsschädigenden Lebensstilen in Bezug auf Ernährung, Tabakkonsum und geringe körperliche Fitness sind Ursachen dafür. Mit den politischen Änderungen Ende der 1990er Jahre kam es auch in den früheren kommunistischen Ländern zu einer Reduktion der Herz-Kreislauferkrankungen und damit zu einer neuen Phase der europaweiten Konvergenz der Sterblichkeit.

Eine dritte Phase im Sterblichkeitsgeschehen machen Meslé und Vallin in der Auseinanderentwicklung der Sterblichkeit von Frauen in Ländern wie Japan und Frankreich auf der einen Seite, sowie Holland, Dänemark und den USA auf der anderen Seite aus. In Holland und Dänemark zeigt sich in den letzten Jahren eine Verlangsamung bzw. Stagnation der Gewinne an Lebensjahren, die vor allem auf die geringer werdende Reduktion der Herz-Kreislauferkrankungen zurückzuführen ist. Der Grund dafür wird häufig im Tabakkonsum, insbesondere von Frauen, gesehen (Janssen et al., 2003; Janssen et al., 2004; Nusselder und Mackenbach, 2000). Japan und Frankreich hingegen, zwei Länder mit besonders hoher Lebenserwartung, verzeichnen weiterhin starke Zunahmen an Lebensjahren unter den Hochaltrigen (80+). In Frankreich scheinen die Ursachen dieses positiven Trends vor allem in den Lebensumständen im höheren Alter zu liegen, wobei Verbesserungen in der medizinischen Versorgung eine herausragende Rolle einzunehmen scheinen (Janssen et al., 2007)

Entsprechend steigen in Holland und den USA mehrere Todesursachen, aber auch mentale Erkrankungen wie Demenzen an, während es in Japan und Frankreich generell zu Rückgängen kommt. In der Literatur wird die Möglichkeit diskutiert, dass nach dem Rückgang der Infektions- und chronischen Erkrankungen der nächste Durchbruch in der Lebenserwartung im Bereich der Demenzerkrankungen und der Gebrechlichkeit und Pflegebedürftigkeit im Alter liegt. Japan und Frankreich mögen dabei den USA und Holland einen Schritt voraus sein.

Einen Überblick über die Konvergenz-Divergenz-Phasen in der Lebenserwartung Europas geben die Abbildungen 1 und 2, die die Entwicklung der Lebenserwartung in deutschsprachigen, nord- und mittel- sowie süd- und osteuropäischen Ländern von 1950 bis 2006 zeigen.

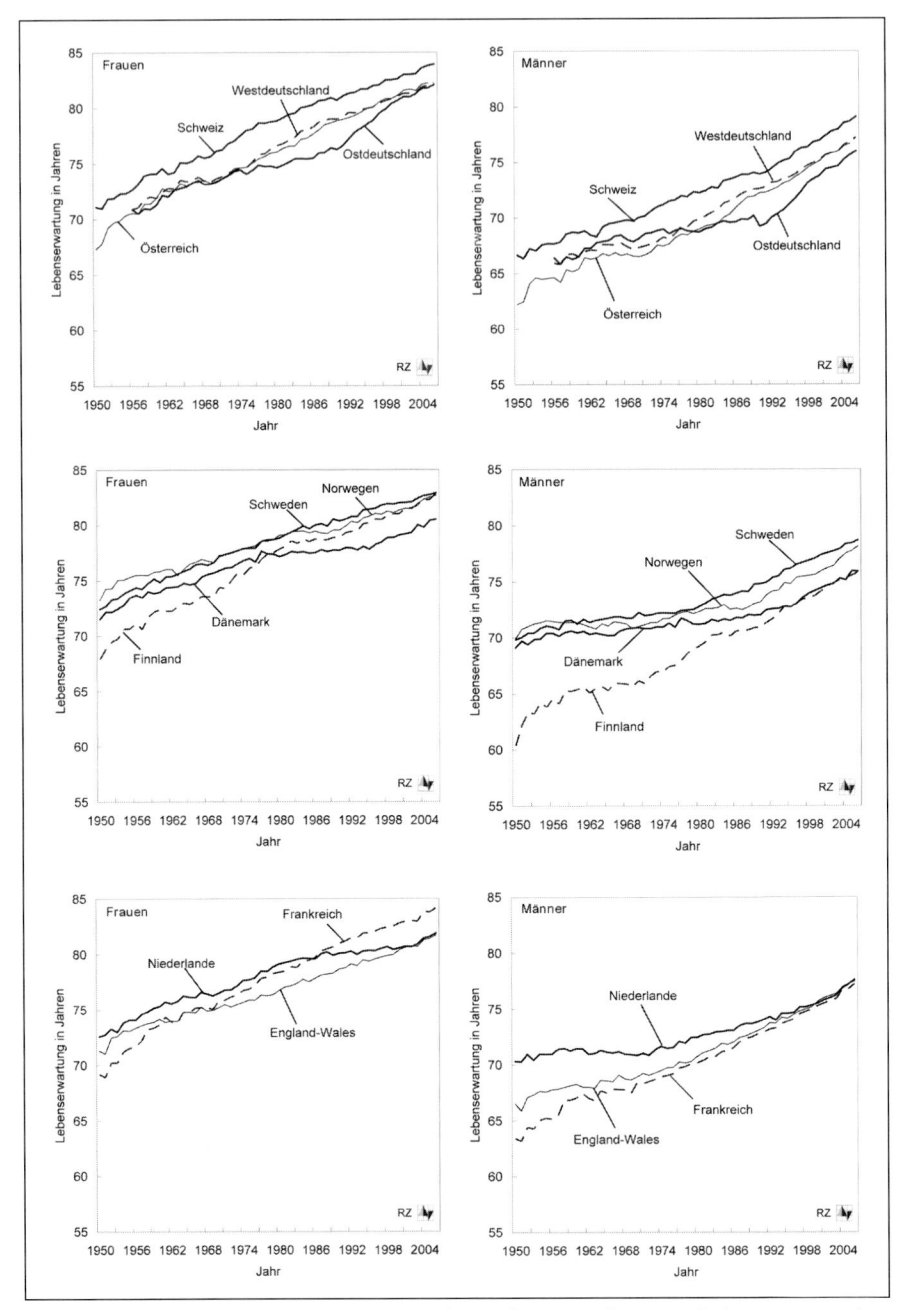

Abbildung 1: Trends in der Lebenserwartung bei Geburt 1950 bis 2006 (links: Frauen; rechts: Männer): deutschsprachige Länder, Nordeuropa und Mitteleuropa

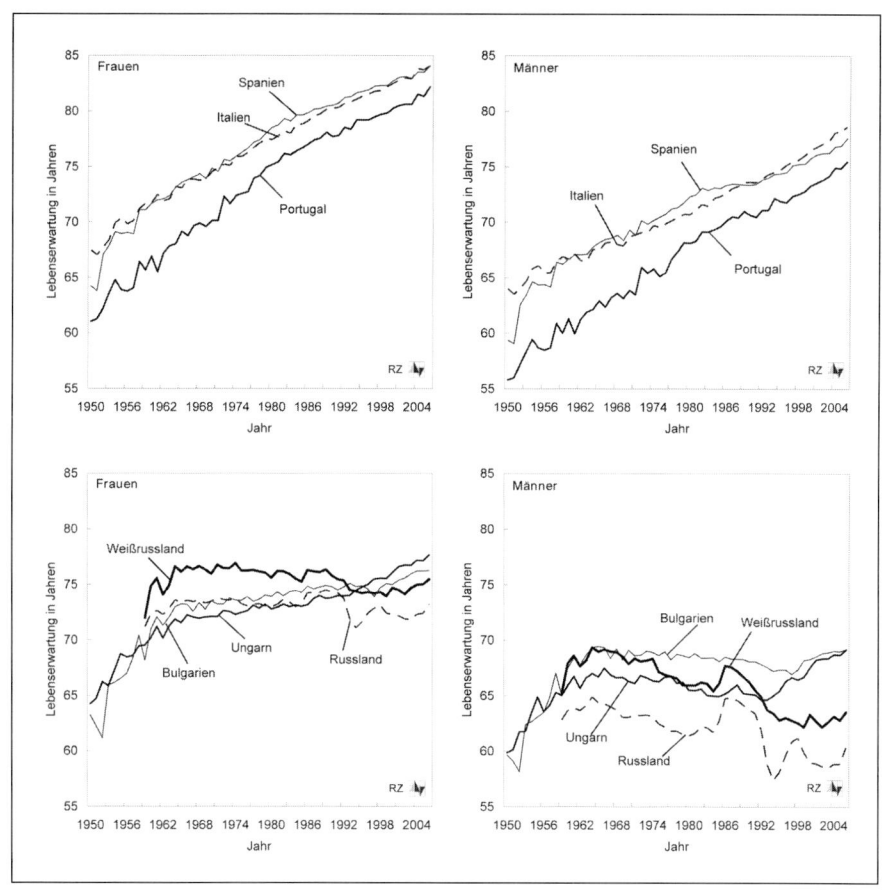

Abbildung 2: Trends in der Lebenserwartung bei Geburt 1950 bis 2006 (links: Frauen; rechts: Männer): süd- und osteuropäische Länder

Quelle: Human Mortality Database (07/2008) · Darstellung: Rostocker Zentrum zur Erforschung des Demografischen Wandel

Die zukünftige Entwicklung der Lebenserwartung

Neueste Prognosen der Lebenserwartung zeigen, dass in den Ländern mit der höchsten Lebenserwartung (Japan, Schweden und Spanien) drei Viertel aller Neugeborenen das Alter 75 erreichen und die Mehrheit der seit dem Jahr 2000 geborenen Kinder ihren hundertsten Geburtstag erleben wird (Christensen et al., 2009). Diese Prognosen gehen davon aus, dass die gegenwärtig erzielte jährliche Reduktion der Sterblichkeit auch in der Zukunft eintreten wird. Wie weit diese Annahme gerechtfertigt ist, wird kontrovers diskutiert (Fries, 1980; Manton et al., 1991; Oeppen und Vaupel, 2002).

Der Annahme von Fries (1980), dass ein maximales Limit der durchschnittlichen Lebenserwartung im Alter von 85 erreicht wird, ein Limit, das übrigens von japanischen Frauen im Jahre 2008 überschritten wurde, steht das Argument gegenüber, dass es keine biologische Grenze gibt und dass ein Rückgang der Sterblichkeit im hohen Alter auch in Zukunft weiter möglich sein wird (Wilmoth, 2000; Oeppen und Vaupel, 2002; Christensen et al., 2009). Weder konzentrierte sich die Verteilung des durchschnittlichen Sterbealters auf einen kleineren Altersbereich (Wilmoth, 2000), noch zeigte sich über die Zeit eine Verlangsamung des Rückgangs in den Sterberaten (Oeppen und Vaupel, 2002; Christensen et al., 2009; Janssen et al., 2007). Während die steigende Prävalenz von Übergewicht und Adipositas und damit verbundene Erkrankungen wie Diabetes oft als mögliche Hindernisse für weitere Reduktionen in der Sterblichkeit genannt werden (Olshansky et al., 1990; Olshansky et al., 2001), weisen andere Forscher auf die positiven Effekte des rückläufigen Tabakkonsums hin (Janssen et al., 2007).

Ein weiteres Indiz dafür, dass sich der Rückgang der Sterblichkeit bis in die allerhöchsten Altersgruppen erstreckt, ist der Anstieg der Personen im Alter von 100 Jahren und mehr (Kannisto, 1994; Vaupel, 1997). Gleichzeitig stieg die maximale Lebensspanne innerhalb von 20 Jahren um 10 Jahre von 112 auf 122 Jahre (Robine und Vaupel, 2002).

Auch in Deutschland ist die Lebenserwartung ständig gestiegen und die Prognosen lassen kein Ende des Anstiegs erkennen. Die erste offizielle Sterbetafel in Deutschland wurde für den Zeitraum 1871-1881 berechnet. Danach hatten Männer bei Geburt eine Lebenserwartung von 35,6 und Frauen von 38,5 Jahren. Bis 2006/08 ist diese um 41,6 und 43,9 Jahre auf 77,2 Jahre für Männer und 82,4 Jahre für Frauen gestiegen, was einem Anstieg um mehr als das Doppelte entspricht (Human Mortality Database, 2008; Statistisches Bundesamt, 2009).

Laut den Annahmen des Statistischen Bundesamtes wird sich der Anstieg der Lebenserwartung in Deutschland auch in den nächsten Jahrzehnten fortsetzen, sodass die vom Statistischen Bundesamt herausgegebene 11. koordinierte Bevölkerungsvorausberechnung des Bundes von 83,5 bis 85,4 Jahren für Männer und 88,0 bis 89,8 Jahren für Frauen ausgeht. Das entspräche einem Anstieg von 7,6 bis 8,5 Jahren für Männer und von 6,5 bis 8,3 Jahren für Frauen innerhalb der nächsten 47 Jahre (Statistisches Bundesamt, 2006). Prognosen des Max-Planck-Instituts für demografische Forschung gehen von einem deutlich stärkeren Anstieg der Überlebenswahrscheinlichkeit aus und kommen auf eine Lebenserwartung von 92,6 Jahren für Männer und 94,0 Jahren für Frauen im Jahr 2050 (Schnabel et al., 2005).

Trends in Morbidität, funktionaler Beeinträchtigung und Behinderung

Während der Anstieg der Lebenserwartung unbestritten ist, sind die Befunde zu Trends in der Entwicklung von Gesundheit, Morbidität und Behinderung widersprüchlich. Da Gesundheit ein multidimensionales Konzept ist, können Trends nicht an einem Indikator festgemacht werden (Verbrugge und Jette, 1994). Zumeist werden dazu Indikatoren der Morbidität, der funktionalen Beeinträchtigung, oft im Bereich der Mobilität sowie der Behinderung in den Aktivitäten des täglichen Lebens (ADL) oder den Instrumentellen Aktivitäten des täglichen Lebens (IADL) herangezogen. Während Sterberaten und Lebenserwartung auf den Daten der amtlichen Statistik beruhen, werden Informationen zu Krankheit und Gesundheit zumeist in Surveys erhoben und beruhen auf der subjektiven Selbsteinschätzung der Befragten. Die Analyse von Trends wird generell dadurch erschwert, dass Studiendesigns uneinheitlich sind, der „Non-response" variiert und Fragen zur Gesundheit im Wortlaut geändert werden. Zudem fehlt in den meisten Studien die institutionelle Bevölkerung, was in Anbetracht der sich mit dem Alter verschlechternden Gesundheit zu einer Unterschätzung von Morbidität und Behinderung führt. Dennoch findet sich in der Literatur ein genereller Konsens, dass in den letzten Jahrzehnten die Prävalenz von Erkrankungen zugenommen hat, während funktionelle Beeinträchtigungen in der Mobilität und in ADL/IADL-Behinderungen rückläufig sind (Christensen et al., 2009). Der Anstieg in der Prävalenz von Diabetes, Herz-Kreislauferkrankungen, Asthma und Rückenproblemen (Crimmins und Saito, 2000; Freedman und Martin, 2000; Fors et al., 2008; Lafortune und Balestat, 2007; Rosen und Hagelund, 2005; Puts et al., 2008; Parker et al., 2005) mag teilweise auf vermehrte medizinische Aufklärung und Kontrolle in der älteren Bevölkerung zurückzuführen sein, ohne dass die zugrundeliegenden Erkrankungen zugenommen haben. Typ-II-Diabetes, eine Reihe von bösartigen Neubildungen, aber auch Bluthochdruck werden früher diagnostiziert und effizienter behandelt (Jeune und Bronnum-Hansen, 2008). Der Anstieg in der Prävalenz von Herz-Kreislauferkrankungen ist auch das Resultat unterschiedlicher Trends in der Inzidenz der Erkrankung und der Sterblichkeit, wobei der Rückgang der Sterblichkeit stärker ausgefallen ist als jener der Inzidenz (Paul et al., 2007).

Positive Trends finden sich für viele Mobilitätsbeeinträchtigungen wie Bücken, Knien, Stehen, Gehen, Treppensteigen, aber auch für die Beeinträchtigungen des Seh- und Hörvermögens. Eine insgesamt positive Entwicklung zeichnet sich ab bei den ADL-Behinderungen wie Baden, Waschen, Toilettengang, Kontinenz, Zubettgehen/Aufstehen und Essen. Dies gilt auch für IADL-Behinderungen, die eine Reihe von Tätigkeiten in und außerhalb des Haushaltes umfassen wie Telefonieren, Einkaufen, Mahlzeitenzubereitung, Haushaltsarbeiten, Wäsche waschen, Transport, Medikamenteneinnahme und den Umgang mit finanziellen Angelegenheiten (Christensen et al., 2009).

Der Indikator „Health Expectancy" (Lebensjahre in Gesundheit) verbindet Daten zur Lebenserwartung und zur Prävalenz von Morbidität oder Behinderungen und gibt Auskunft darüber, ob die steigende Lebenserwartung mit einem Anstieg an morbiditäts- bzw. behinderungsfreier Lebenszeit einhergeht. Es können je nach verwendetem Gesundheitsindikator unterschiedliche „Health Expectancies" berechnet werden. Dementsprechend lassen sich auch für Health Expectancies unterschiedliche Trends feststellen. Allgemein gilt jedoch, dass die Lebensjahre mit Morbidität angestiegen sind, Lebensjahre mit schweren ADL-Behinderungen rückläufig und Lebensjahre mit leichter ADL-Behinderung angestiegen sind (z.B. Cambois et al., 2008, für Frankreich; Doblhammer und Ziegler, 2006, für Deutschland). Eine Harmonisierung der Health Expectancies wird in Europa durch die „European Health Expectancy Monitoring Group" (EHEMU) angestrebt, die dazu den Indikator Healthy Life Years (HLY) entwickelt hat. Dieser Indikator beruht auf der Frage „Sind Sie durch physische oder psychische Erkrankungen oder Behinderungen in den Aktivitäten des täglichen Lebens beeinträchtigt?". Die Antwortmöglichkeiten „ja, teilweise" und „ja, sehr stark" werden dabei als Behinderung kodiert. Auf Basis dieses Indikators sind die Unterschiede in Europa in HLY beträchtlich, zudem findet sich weder eine Korrelation zwischen den Lebensjahren in Gesundheit und der Gesamtlebenserwartung noch eine Korrelation zwischen dem Trend in der Lebenserwartung und dem Trend der HLY (van Oyen, 2005).

Die empirischen Befunde zu Trends in kognitiven Beeinträchtigungen und Demenz sind noch wesentlich uneinheitlicher als jene zur physischen Gesundheit. Während Studien für die 1990iger Jahre in den USA eine Reduktion von kognitiven Beeinträchtigungen finden (Manton et al., 2005; Freedman et al., 2002; Langa et al., 2008), weisen Daten für Schweden (Meinow et al., 2006) und Japan (Lafortune und Balestat, 2007) eine steigende Prävalenz auf. Zudem konnten Rodgers et al. (2003) mit den Daten von Freedman et al. (2002) zeigen, dass der Rückgang der Prävalenz durch methodische Effekte erklärt werden kann.

Prognose der Demenzfälle in Deutschland bis zum Jahre 2050

Etwa ein Viertel der über 65-jährigen Bevölkerung leidet unter einer mentalen Störung, wovon ca. 6-10% einer schweren Demenz und schweren funktionellen Psychosen zuzuordnen sind (Bickel, 2003; Hendrie, 1998). Vor dem Alter 65 tritt die Krankheit als „präsenile Demenz" sehr selten auf. Danach steigt die Prävalenz jedoch mit einer Verdopplungsrate alle 5-6 Jahre ab dem Alter 60 stark an (Jorm und Jolley, 1998; Jorm et al., 1987). Studien zeigen Raten von ca. 1% im Alter 60-64 und einen Anstieg auf ca. 35% bis 55% für über 95-Jährige. Demenz ist in den entwickelten Ländern die vierthäufigste Todesursache nach Herz-Kreislaufkrankheiten, Neubildungen und zerebrovaskulären Krankheiten (Bickel, 2003).

In Deutschland leben gegenwärtig ca. eine Million Menschen mit einer mittelschweren bzw. schweren Demenz, wobei die Angaben zwischen 0,8 und 1,3 Millionen schwanken [für das Jahr 2000 z.B.: 0,8-1,3 Millionen (Bickel, 2002), 0,95 Millionen (Bickel, 2003), 1,13 Millionen (Hallauer et al., 2000), 1,0-1,3 Millionen (Priester, 2004)].

Mehrere Probleme erschweren die Quantifizierung von Demenz. Zum einen fasst der Begriff verschiedene Krankheitsformen zusammen, was eine eindeutige Definition und Messung behindert. Die häufigste Form ist die Alzheimer Krankheit, die für etwa drei Viertel aller Demenzen verantwortlich ist (Larson et al., 1992; Breteler et al., 1992; European Community, 2005; Eurostat, 2003; Weyerer, 2005). Vaskuläre Demenzen werden auf einen Anteil von etwa ein Viertel geschätzt (European Community, 2005; Weyerer, 2005; Skoog, 2004). Die meisten anderen Formen wie z.B. Morbus Pick (fronto-temporale Demenz), Morbus Binswanger, Demenz mit Parkinson, Chorea Huntington oder die Lewy-Körperchen-Krankheit werden als sekundäre Demenzen bezeichnet, da sie durch andere Krankheiten entstehen. Sie verursachen zusammen weniger als 10% der Fälle (Priester, 2004; Weyerer, 2005; Werner, 1995). Zum anderen ist das Anfangsstadium der Krankheit oft nicht eindeutig von der normalen kognitiven Alterung abgrenzbar (Fratiglioni und Rocca, 2001; Wernicke und Reischies, 1994). Weiterhin erschweren inter- und intrakulturelle Unterschiede über die Zeit ein konsistentes Verständnis des Krankheitsbildes. Allein durch ein erhöhtes Bewusstsein könnte sich in den letzten Jahren die Anzahl der Diagnosen erhöht haben.

Diese Probleme führen dazu, dass die Durchführung von Studien nicht immer einheitlich gehandhabt wird. Ältere Studien schwanken teilweise sehr stark in den Angaben zur Prävalenz von Demenz: unterschiedliche Definitionen und Messungen und geringe Fallzahlen führen zu altersspezifischen Angaben, die sehr weit auseinander liegen (Ziegler und Doblhammer, 2009). Um Schwankungen, die allein auf methodologischen Unterschieden beruhen, zu verhindern, wurden internationale Klassifizierungssysteme entwickelt. Die zwei am weitesten verbreiteten sind das „International Classification of Diseases" System (ICD-) der World Health Organization (2006) und das System der „Diagnostic & Statistical Manual of the American Psychiatric Association" (DSM-) (American Psychiatric Association, 1987, 1994). Explizite Kriterien für milde, moderate und schwere Demenz erleichtern die Diagnose der Krankheit. Neuere Studien verwenden fast ausschließlich diese Kriterien, um die Vergleichbarkeit mit anderen Studien und die Genauigkeit der Ergebnisse zu erhöhen.

Um eine ausreichend große Fallzahl an Demenzkranken zu erhalten ist eine sehr große Stichprobe nötig. Die Diagnose ist zeitaufwändig und wird häufig von Spezialisten durchgeführt. Daher sind in vielen Studien nur kleine Fallzahlen enthalten und die Ergebnisse schwanken stark durch einen hohen Unsicherheitsbereich. Um diese Probleme kleiner Fallzahlen und großer Unsicherheitsbereiche zu umgehen, werden in Meta-Studien mehrere Datensätze gepoolt, z.B. Jorm et al. (1987), Hofman et al. (1991), Ritchie et al. (1992), Ritchie und Kildea (1995), Fratiglioni et al. (1999), Lopes und Bottino (2002), Lobo et al. (2000). Bickel (2000, 2002) bildet einen Mittelwert verschiedener Meta-Analysen und von Studien mit größeren Fallzahlen.

Bisher existiert für Deutschland keine Berechnung der Anzahl und der Neuerkrankungen demenzkranker Personen, die auf einer deutschen Studie beruht. Es gibt einige kleinräumige Studien, die jedoch nur Raten berechnen und nicht auf die Gesamtbevölkerung hochrechnen. Bisherige Angaben der Anzahl der Personen mit Demenzen und der Neuerkrankungen in Deutschland ab dem Jahr 2000 beruhen fast alle auf den durchschnittlichen Prävalenzen und Inzidenzraten von Bickel (2000) oder (2002) (für einen Überblick siehe Ziegler und Doblhammer,

2009). Ziegler und Doblhammer (2009) berechnen Prävalenzen und Inzidenzen, die auf einem einzigen sehr großen gesamtdeutschen Datensatz der Gesetzlichen Krankenversicherungen (GKV) mit 2,3 Millionen Personen beruhen. Er wird vom Forschungsdatenzentrum des Statistischen Bundesamtes bereitgestellt (Lugert, 2007).

Für Deutschland existieren bisher nur wenige Demenzprognosen. Ziegler und Doblhammer (2009) fassen die Studien zusammen und finden, dass alle auf konstanten Prävalenzen von Bickel (2000) oder Bickel (2002) beruhen (Kern und Beske, 2000; Bickel, 2001; Bickel, 2006; Bickel, 2008; Hallauer et al., 2002; Priester, 2004). Die Unterschiede zwischen den prognostizierten Zahlen für das Jahr 2050, die zwischen 2,1 und 3,5 Millionen Demenzkranken liegen, beruhen demzufolge hauptsächlich auf unterschiedlichen Annahmen zur Entwicklung der Lebenserwartung.

Die vorliegenden Demenzprognosen beruhen auf eigenen Bevölkerungsprognosen, die mit Prävalenzen von Ziegler und Doblhammer (2009) multipliziert werden. Es werden vier Varianten der Bevölkerungsentwicklung und zwei Varianten der Prävalenzentwicklung angenommen. In Szenario 1 bleiben Mortalität und Demenzprävalenz konstant, um den reinen Altersstruktureffekt zu zeigen. Die Lebenserwartung steigt in Szenario 2 auf 82,61 Jahre für Männer und 87,51 für Frauen, in den Szenarien 3 und 4 auf 84,30 und 89,08, und auf 87,90 und 92,52 Jahre für Männer bzw. Frauen. Der Anstieg in den Szenarien 2 und 3 entspricht in etwa dem Anstieg der „Basisannahme" bzw. der „hohen Annahme" der 11. koordinierten Bevölkerungsvorausberechnung des Statistischen Bundesamtes (Statistisches Bundesamt, 2006). In Szenario 4 werden höhere Annahmen getroffen.

In einem zweiten Schritt werden die Bevölkerungsprognosen mit Demenzprävalenzen multipliziert, um die Anzahl der betroffenen Personen zu erhalten. Jedes Szenario wird jeweils mit konstanten Prävalenzen und mit Prävalenzen, die in jedem Jahr um 1% abnehmen, multipliziert. Insgesamt ergeben sich sieben Szenarien:

1. Szenario 1: konstante Mortalität und konstante Prävalenzen
2. Szenario 2.1: niedriger Anstieg der Lebenserwartung und konstante Prävalenzen
3. Szenario 2.2: niedriger Anstieg der Lebenserwartung und sinkende Prävalenzen um 1%
4. Szenario 3.1: mittlerer Anstieg der Lebenserwartung und konstante Prävalenzen
5. Szenario 3.2: mittlerer Anstieg der Lebenserwartung und sinkende Prävalenzen um 1%
6. Szenario 4.1: hoher Anstieg der Lebenserwartung und konstante Prävalenzen
7. Szenario 4.2: hoher Anstieg der Lebenserwartung und sinkende Prävalenzen um 1%.

Wenn konstante Prävalenzen angewendet werden, wird das Ergebnis nur von dem Anstieg der Lebenserwartung beeinflusst. Das Ergebnis von Szenario 1 zeigt, dass

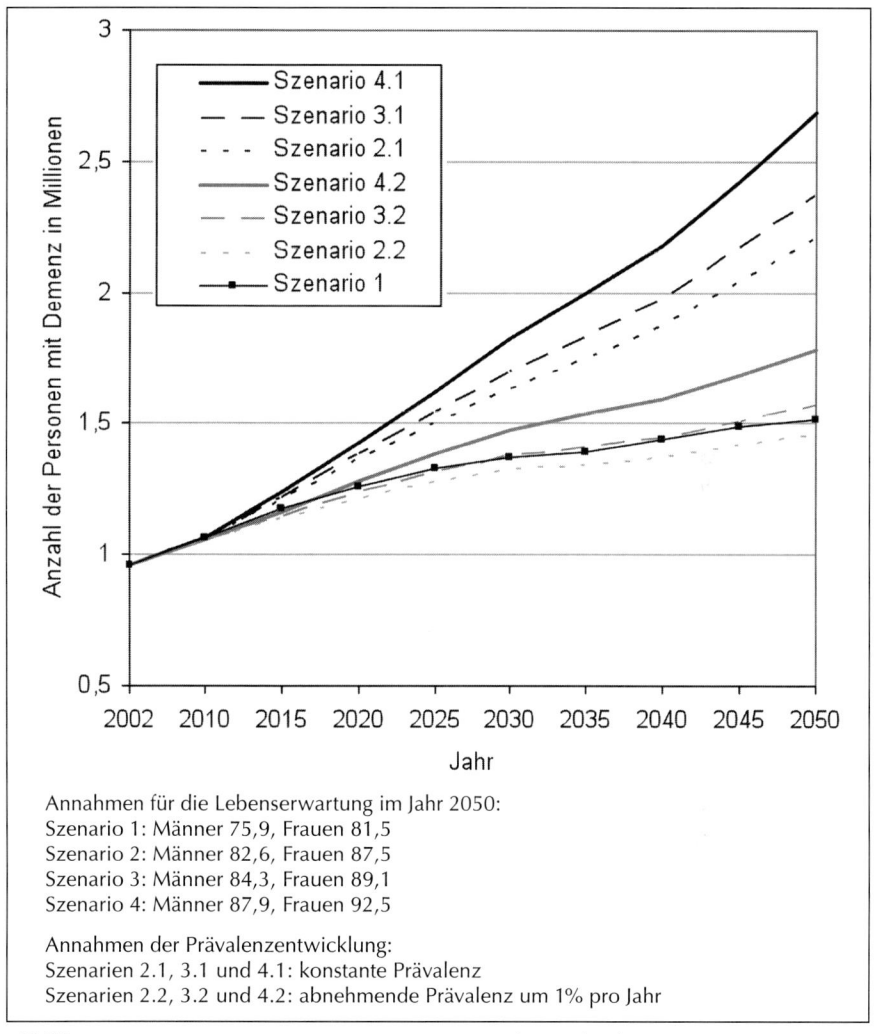

Abbildung 3: Prognosen von Personen mit Demenz nach verschiedenen Szenarien

Annahmen für die Lebenserwartung im Jahr 2050:
Szenario 1: Männer 75,9, Frauen 81,5
Szenario 2: Männer 82,6, Frauen 87,5
Szenario 3: Männer 84,3, Frauen 89,1
Szenario 4: Männer 87,9, Frauen 92,5

Annahmen der Prävalenzentwicklung:
Szenarien 2.1, 3.1 und 4.1: konstante Prävalenz
Szenarien 2.2, 3.2 und 4.2: abnehmende Prävalenz um 1% pro Jahr

selbst bei konstanter Mortalität mit einem Anstieg der betroffenen Personen über 60 Jahre von 0,96 Millionen im Jahr 2002 auf 1,52 Millionen im Jahr 2050 zu rechnen ist (Abbildung 3). Ein Anstieg der Lebenserwartung wie im Szenario 2.1 führt bei konstanter Prävalenz zu 2.2, ein hoher Anstieg (Szenario 4.1) zu 2,7 Millionen Personen mit Demenz.

Wenn es gelingen würde die Prävalenzen in jeder Altersgruppe jedes Jahr um 1% zu senken, könnte man die Anzahl der Personen mit Demenz deutlich reduzieren (graue Linien in Abbildung 3). Je nach Anstieg der Lebenserwartung ergibt sich ein Anstieg auf 1,5 bzw. 1,8 Millionen Personen.

Die Ergebnisse zeigen, dass es ungeachtet der Prävalenzentwicklung zu einem deutlichen Anstieg der Anzahl Demenzkranker kommen wird. Dass es selbst bei konstanter Mortalität zu einem Anstieg kommt, ist der alternden Bevölkerungsstruktur geschuldet, die selbst innerhalb der Altersgruppe 60+ einen Anstieg des Durchschnittsalters erfährt. Weiterhin spielt die Entwicklung der Lebenserwartung eine entscheidende Rolle – sie führt zu einem Unterschied von 500.000 betroffenen Personen je nachdem, ob es zu einem niedrigen oder einem hohen Anstieg der Lebenserwartung kommt. Nur mit einer deutlichen Reduktion der Prävalenzen könnte es gelingen den Anstieg zu bremsen, wobei es trotzdem mindestens zu einem Anstieg um 50% führen würde.

Wie wahrscheinlich ist die Reduktion der altersspezifischen Prävalenz von Demenz um 1% pro Jahr? Wie stark müssten Prävalenzen in höhere Alter verschoben werden um diese Reduktion zu erreichen? Nimmt man einen Rückgang um 1% pro Jahr an, so findet sich im Jahre 2050 für 80-Jährige dieselbe Prävalenz wie für 76-Jährige im Jahr 2002. Mit anderen Worten: die altersspezifische Prävalenz der heute 76-Jährigen müsste für die 80-Jährigen im Jahr 2050 gelten. Die Prävalenz der heute 84-Jährigen müsste sich um sechs Jahre bis in das Alter 90 verschieben. Ziegler und Doblhammer (2009) finden für West- im Vergleich zu Ostdeutschland eine Verschiebung der Prävalenz bei 80jährigen um drei Monate und bei 90-Jährigen um 1,5 Jahre in ein höheres Alter. Da sich die medizinische Versorgung in den beiden Teilen des Landes seit der Wiedervereinigung angeglichen hat (Kibele und Scholz, 2009; Luy, 2009), ist die Ursache vor allem in Lebensstilfaktoren zu suchen. Ungesündere Ernährung sowie weniger Sport führen im Osten häufiger zu Übergewicht, Diabetes und Herz-Kreislauferkrankungen, die wiederum als klassische Risikofaktoren für Demenz gelten. Betrachtet man die Unterschiede zwischen Ost- und Westdeutschland, so scheint eine Verschiebung der Prävalenz um vier bzw. sechs Jahre in einem Zeitraum von 40 Jahren möglich. Eine gesündere Lebensweise und die Vermeidung von Risikofaktoren, das steigende Bildungsniveau in der älteren Bevölkerung und die damit verbundene steigende kognitive Reserve, aber auch der medizinisch-technische Fortschritt lassen ein Hinausschieben von Demenzen in höhere Lebensalter möglich erscheinen.

Literatur

American Psychiatric Association (Hrsg.) (1987): Diagnostic and Statistical Manual of Mental Disorders, DSM-III-R (3rd ed., revised). Washington, DC, APA.
American Psychiatric Association (Hrsg.) (1994): Diagnostic and Statistical Manual of Mental Disorders, 4th Edition. Washington, DC, APA.
Bickel, H. (2008): Die Epidemiologie der Demenz. Deutsche Alzheimer Gesellschaft, Berlin.
Bickel, H. (2006): Die Epidemiologie der Demenz. Deutsche Alzheimer Gesellschaft, Berlin.
Bickel, H. (2003): Epidemiologie psychischer Erkrankungen im Alter. In: Förstl, G. (Hrsg.) Lehrbuch der Gerontopsychiatrie und -psychotherapie. Stuttgart: Thieme: 11-26.

Bickel, H. (2002): Stand der Epidemiologie. In: Hallauer, J.; Kurz, A. (Hrsg.): Weißbuch Demenz. Versorgungssituation relevanter Demenzerkrankungen in Deutschland. Stuttgart: Thieme: 10-14.
Bickel, H. (2001): Demenzen im höheren Lebensalter: Schätzungen des Vorkommens und der Versorgungskosten. Zeitschrift für Gerontologie und Geriatrie 34: 108-115.
Bickel, H. (2000): Demenzsyndrom und Alzheimer Krankheit. Eine Schätzung des Krankenbestandes und der jährlichen Neuerkrankungen in Deutschland. Das Gesundheitswesen 62: 211-218.
Breteler, M. M. B.; Claus, J. J.; van Duijn, C. M.; Launer, L. J.; Hofman, A. (1992): Epidemiology of Alzheimer's disease. Epidemiologic Reviews 14: 59-82.
Cambois, E.; Clavel, A.; Romieu, I.; Robine, J. M. (2008): Trends in disability-free life expectancy at age 65 in France: consistent and diverging patterns according to the underlying disability measure. European Journal of Ageing 5: 287-298.
Christensen, K.; Doblhammer, G.; Rau, R.; Vaupel, J. W. (2009): Ageing populations: the challenges ahead. Lancet 374: 1196-1208.
Crimmins, E. M.; Saito, Y. (2000): Change in the prevalence of diseases among older Americans: 1984-1994. Demographic Research 3: 9.
Doblhammer, G.; Ziegler, U. (2006): Future elderly living conditions in Europe: demographic aspects. In: Baltes, G. M.; Lasch, V.; Reimann, K. (Hrsg.) Gender, health and ageing. European perspectives on life Course, health issues and social challenges. Alter(n) und Gesellschaft
European Community (2005): Rare forms of dementia. Final report of a project supported by the community rare diseases programme 2000-2002. European Communities, Luxembourg
Eurostat (2003): Health statistics. Key data on health 2002, European Commission. Theme 3 Population and social conditions.
Fors, S.; Lennartsson, C.; Lundberg, O. (2008): Health inequalities among older adults in Sweden 1991-2002. Eur J Public Health 18: 138-43.
Fratiglioni, L.; Rocca, W. A. (2001): Epidemiology of dementia. In: Boller, F.; Cappa, S. F. (Hrsg.) Handbook of Neuropsychology, Volume 2. Amsterdam: Elsevier: 193–215.
Fratiglioni, L.; De Ronchi, D.; Agüero-Torres, H. (1999): Worldwide prevalence and incidence of dementia. Drugs and Aging 15 (5): 365-375.
Freedman, V. A.; Martin, L. G. (2000): Contribution of chronic conditions to aggregate changes in old-age functioning. J Am Public Health Assoc 90: 1755-1760.
Freedman, V. A.; Martin, L. G.; Schoeni, R. F. (2002): Recent trends in disability and functioning among older adults in the United States: a systematic review. JAMA 288: 3137-3246
Fries, J. F. (1980): Aging, Natural death and the compression of morbidity. The New England Journal of Medicine 303 (3): 130-135.
Hallauer, J. (2002): Epidemiologie für Deutschland mit Prognose. In: Hallauer, J.; Kurz, A. (Hrsg.) Weißbuch Demenz. Versorgungssituation relevanter Demenzerkrankungen in Deutschland, Stuttgart: Thieme: 15-17.
Hallauer, J. F.; Schons, M.; Smala, A.; Berger, K. (2000): Untersuchung von Krankheitskosten bei Patienten mit Alzheimer-Erkrankung in Deutschland. Zeitschrift für Gesundheitsökonomie und Qualitätsmanagement 5: 73-79.
Hendrie, H. C. (1998): Epidemiology of dementia and Alzheimer's disease. The American Journal of Geriatric Psychiatry 6 (2 [Suppl 1]): 3-18.
Hofman, A.; Rocca, W. A.; Brayne, C.; Breteler, M. M.; Clarke, M.; Cooper, B.; Copeland, J. R.; Dartigue,s J. F.; da Silva Droux, A.; Hagnell, O. and the Eurodem prevalence research group (1991): The prevalence of dementia in Europe: a collaborative study of 1980-1990 findings. International Journal of Epidemiology 20: 736-748.
Human Mortality Database, www.mortality.org
Janssen, F.; Mackenbach, J. P.; Kunst, A. E. (2004): Trends in old-age mortality in seven European countries, 1950–1999. Journal of Clinical Epidemiology 57: 203-216.
Janssen, F.; Nusselder, W. J.; Looman, C. W. N.; Mackenbach, J. P.; Kunst, A. E. (2003): Stagnation in mortality decline among elders in The Netherlands. The Gerontologist 43: 722-734.

Janssen, F.; Kunst, A. E.; Mackenbach, J. (2007): Variations in the pace of old-age mortality decline in seven European countries, 1950-1999: the role of smoking and other factors earlier in life, Eur J Population 23: 171-188.

Jeune, B.; Brønnum-Hansen, H. (2008): Trends in health expectancy at age 65 for various health indicators, 1987–2005, Denmark. Eur J Ageing 5: 279-285.

Jorm, A. F.; Jolley, D. (1998): The incidence of dementia: A meta-analysis. Neurology 51 (3): 728-733.

Jorm, A. F.; Korten, A. E.; Henderson, A. S. (1987): The prevalence of dementia: A quantitative integration of the literature. Acta Psychiatrica Scandinavica 76: 465-479.

Kannisto, V. (1994): Development of oldest-old mortality, 1950-1990: Evidence from 28 developed countries. Monographs on Population Aging, 1. Odense University Press.

Kern, A. O.; Beske, F. (2000): Demenzen, Daten und Fakten zur Prävalenz. ZNS & Schmerz 3: 10-12.

Kibele, E.; Scholz, R. (2006): Trend der Mortalitätsdifferenzen zwischen Ost und West unter Berücksichtigung der vermeidbaren Sterblichkeit. In: Cassens, I.; Luy, M.; Scholz, R. (Hrsg.) Die Bevölkerung in Ost- und Westdeutschland: demografische, gesellschaftliche und wirtschaftliche Entwicklungen seit der Wende. VS Verlag für Sozialwissenschaften, Wiesbaden, S. 124-139 (VS Research: Demografischer Wandel – Hintergründe und Herausforderungen).

Lafortune, G.; Balestat, G. (2007): Trends in severe disability among elderly people: assessing the evidence in 12 OECD countries and the future implications. OECD health working paper, No 26, Paris: Organisation for Economic Co-operation and Development.

Langa, K. M.; Larson, E. B.; Karlawish, J. H.; Cutler, D. M.; Kabeto, M. U.; Kim, S. Y.; Rosen, A. (2008): Trends in the prevalence and mortality of cognitive impairment in the United States: is there evidence of a compression of cognitive morbidity? Alzheimers Dement 4: 134-144.

Larson, E. B.; Kukull, W. A.; Katzman, R. L. (1992): Cognitive impairment: dementia and Alzheimer's disease. Annual Review of Public Health 13: 431-449.

Lobo, A.; Launer, L. J.; Fratiglioni, L.; Andersen, K.; Di Carlo, A.; Breteler, M. M.; Copeland, J. R.; Dartigues, J. F.; Jagger, C.; Martinez-Lage, J.; Soininen, H.; Hofman, A. (2000): Prevalence of dementia and major subtypes in Europe: A collaborative study of population-based cohorts. Neurology 54 (11 [Suppl 5[): 4-9.

Lopes, M. A.; Bottino, C. M. (2002): Prevaléncia de deméncia em diversas Regioes do mundo. Análise dos estudos epidemiológicos de 1994 a 2000 [Prevalence of dementia in several regions of the world: analysis of epidemiologic studies from 1994 to 2000]. Arq Neuropsiquiatr 60 (1): 61-69.

Lugert, P. (2007): Stichprobendaten von Versicherten der gesetzlichen Krankenversicherung – Grundlage und Struktur des Datenmaterials, FDZ Arbeitspapier Nr. 22. Available online at: http://www.forschungsdatenzentrum.de

Lutz, W.; Sanderson, W.; Scherbov, S. (2008): The coming acceleration of global population ageing. Nature 451: 716-719.

Lutz, W.; O'Neill, B.; Scherbov, S. (2003): Europe's population at a turning. Science 299: 1991-1992.

Lutz, W.; Scherbov, S. (2003): Can immigration compensate for Europe's low fertility? Vienna Institute of Demography, 16 p. (European Demographic Research Papers, 1). http://www.oeaw.ac.at/vid/publications/EDRP_No1.pdf

Luy, M. (2009): Der Einfluss von Tempo-Effekten auf die ost-west-deutschen Unterschiede in der Lebenserwartung. In: Cassens, I.; Luy, M.; Scholz, R. (Hrsg.) Die Bevölkerung in Ost- und Westdeutschland. Demografische, gesellschaftliche und wirtschaftliche Entwicklungen seit der Wende, VS Verlag für Sozialwissenschaften, Wiesbaden.

Manton, K. G.; Gu, X. and Ukraintseva, S. V. (2005): Declining Prevalence of Dementia in the U.S. Elderly Population. Adv Gerontol 16: 30-37.

Manton, K. G.; Stallard, E.; Tolley, H. D. (1991): Limits to human life expectancy: evidence, prospects, and implications. Population and Development Review 17 (4): 603-637.

Meinow, B.; Parker, M.; Kåreholt, I.; Thorslund, M. (2006): Complex health problems in the oldest old in Sweden 1992-2002. Eur J Ageing 3: 98-106.
Nolte, E.; Scholz, R.; Shkolnikov, V.; McKee, M. (2002): The contribution of medical care to changing life expectancy in Germany and Poland. Social Science and Medicine 55 (11): 1905-1921.
Nusselder, W. J.; Mackenbach, J. P. (2000): Lack of improvement of life expectancy at advanced ages in The Netherlands. International Journal of Epidemiology 29: 140-148.
Oeppen, J.; Vaupel, J. W. (2002): Broken limits to life expectancy. Science 296: 1029-1031.
Olshansky, S. J.; Carnes, B. A.; Cassel, C. (1990): In: Search of Methuselah: Estimating the upper limits to human longevity. Science 250 (4981): 634-640.
Olshansky, S. J.; Carnces, B. A.; Désesquelles, A. (2001): Prospects for human longevity. Science 291: 1491-1492.
Omran, A. R. (1971). The epidemiologic transition: a theory of the epidemiology of population change. Milbank Quarterly. 49 (4): 509-538.
Parker, M. G.; Ahacic, K.; Thorslund, M. (2005): Health changes among Swedish oldest old: prevalence rates from 1992 and 2002 show increasing health problems. J Gerontol A Biol Sci Med Sci 60: 1351-1355.
Paul, S. L.; Srikanth, V. K.; Thrift, A. G. (2007): The large and growing burden of stroke. Curr Drug Targets 8: 786-793.
Priester, K. (2004): Aktuelle und künftige Dimensionen demenzieller Erkrankungen in Deutschland – Anforderungen an die Pflegeversicherung. Veröffentlichungsreihe der Arbeitsgruppe Public Health, Forschungsschwerpunkt Arbeit, Sozialstruktur und Sozialstaat, Wissenschaftszentrum Berlin für Sozialforschung (WZB).
Puts, M. T. E.; Deeg, D. J. H.; Hoeymans, N.; Nusselder, W. J.; Schellevis, F. G. (2008): Changes in the prevalence of chronic disease and the association with disability in the older Dutch population between 1987 and 2001. Age Ageing 37: 187-193.
Ritchie, K.; Kildea, D.; Robine, J. M. (1992): The relationship between age and the prevalence of senile dementia: A meta-analysis of recent data. International Journal of Epidemiology 21: 763-769.
Ritchie K, Kildea D (1995): Is senile dementia "age-related" or "ageing related"? – evidence from meta-analysis of dementia prevalence in the oldest old. Lancet 346: 931–934
Robine, J. M.; Vaupel, J. W. (2002): Emergence of supercentenarians in low mortality countries. North American Actuarial Journal 6 (3): 54-63.
Rodgers WL, Ofstedal MB, Herzog AR (2003): Trends in scores on tests of cognitive ability in the elderly U.S. population, 1993-2000. J Gerontol B Psychol Sci Soc Sci 58: 338-346.
Rosen, M.; Haglund, B. (2005): From healthy survivors to sick survivors – implications for the twenty-first century. Scand J Public Health 33 (2): 151-155.
Schnabel, S.; v. Kistowski, K. G.; Vaupel, J. W. (2005): Immer neue Rekorde und kein Ende in Sicht. Der Blick in die Zukunft lässt Deutschland grauer aussehen, als viele erwarten. Demografische Forschung aus erster Hand 2 (2).
Skoog, I. (2004): Psychiatric epidemiology of old age: the H70 study – the NAPE Lecture 2003. Acta Psychiatrica Scandinavia 109: 4-18.
Statistisches Bundesamt Deutschland (2006): Bevölkerung Deutschlands bis 2050, 11. koordinierte Bevölkerungsvorausberechnung, Statistisches Bundesamt, Wiesbaden.
Statistisches Bundesamt (Hrsg.) (2008): Periodensterbetafeln für Deutschland. Allgemeine und abgekürzte Sterbetafeln. Wiesbaden: Statistisches Bundesamt, DESTATIS.
Statistisches Bundesamt (Hrsg.) (2009): Sterbetafel Deutschland 2006/08. Statistisches Bundesamt, Wiesbaden.
Vallin, J (2005): Disease, death, and life expectancy. Genus 61: 279–96
Vallin, J.; Meslé F. (2005): Convergences and divergences in mortality. A new approach to health transition. Demographic Research, Special Collection 2: 12-40
Van Oyen, H. (2005): Living longer healthier lives, comments on the changes in life expectancy and disability free life expectancy in the European Union since 1995. In: Robine, J. M.;

Jagger, C.; van Oyen, H. et al. (Hrsg.) Are we living longer healthier lives in the EU? Disability-free life expectancy (DFLE) in EU countries from 1991 to 2003 based on the European Household Panel (ECHP) EHEMU Technical Report 2. Montpellier: EHEMU: 1-29.

Vaupel, J. W. (1997): The remarkable improvements in survival at older ages. Philosophical Transactions of the Royal Society of London, Series B 352: 1799-1804.

Verbrugge, L. M.; Jette, A. M. (1994): The disablement process. Soc Sci Med 38: 1-14.

Werner, B. (1995): Zur Epidemiologie der Demenz im 20. Jahrhundert – ein Übersichtsbericht; Teil 2: Epidemiologie der Demenz; der Prozeß der Spezialisierung nach 1945, Zeitschrift für Gesundheitswissenschaften 3 (2): 156-185.

Wernicke, T. F.; Reischies, F. M. (1994:) Prevalence of dementia in old age: Clinical diagnoses in subjects aged 95 years and older. Neurology 44 (2): 250-253.

Weyerer, S. (2005): Altersdemenz. Bundesberichtserstattung des Bundes, Heft 28. Robert-Koch-Institut, Berlin.

Wilmoth, J. (2000): Demography of longevity: past, present, and future trends. Experimental Gerontology 35: 1111-1129.

World Health Organization (2006): International classification of diseases and related health problems. (ICD-). http://www3.who.int/icd/currentversion/fricd.htm

Ziegler, U.; Doblhammer, G. (2009): Prävalenz und Inzidenz von Demenz in Deutschland – Eine Studie auf Basis von Daten der gesetzlichen Krankenversicherungen von 2002. Das Gesundheitswesen 71 (5): 281-290.

Anthropologie der Endlichkeit – der Beitrag psychiatrischer Krankheit, speziell der Demenzerkrankungen, zu unserem Verständnis vom Menschen

Hans G. Ulrich

Zusammenfassung

In der alternden Gesellschaft werden zunehmend neue Fragen nach dem laut, was Alt-Werden und damit verbundene Krankheiten für unser Verständnis des Menschen bedeuten. Der Beitrag geht diesen Fragen unter dem Aspekt nach, wie das Verständnis des Menschen im Besonderen angesichts der Demenzerkrankungen neu zu reflektieren ist. Wie ist durch die Erfahrung von Demenzerkrankungen unsere Sicht von der Endlichkeit des Menschen berührt? Dies kann an verschiedenen Kennzeichen gezeigt werden, insbesondere an dem, was Gedächtnis und Erinnerung bedeuten. Aus der biblisch-christlichen Tradition lassen sich Unterscheidungen gewinnen, die gesellschaftlich fixierte Verständnisweisen und Normen, denen demenzkranke Menschen unterworfen werden, kritisch sehen lassen. Es wird beschrieben, wie sich diese Kritik am Verständnis der conditio humana als Geschöpflichkeit orientieren kann. Von hier aus werden Perspektiven für die Praxis des Zusammenlebens mit demenzkranken Menschen angezeigt.

Demographischer Wandel – lernende Gesellschaft – sich erinnernde Gesellschaft

Was immer sich im größeren und manchmal im kleineren Maßstab in unserem Leben verändert, es bedarf des *lernenden Verstehens*, um nicht abgestoßen, verdrängt oder ausgesondert zu werden. Und dieses lernende Verstehen umgreift beides: Erinnern und Neues verstehend erfassen. Wir unterstellen dabei noch keine weiterreichende Theorie, sondern eine alltägliche Erwartung an uns, an die Gesellschaft und die Politik, sofern sie darauf bezogen ist, zu lernen im Sinne von: *verstehend zu verarbeiten*, zu integrieren und mit der *Erinnerung* zu verbinden, jedenfalls in einem positiven Sinne zu behandeln, vielleicht auch zu therapieren. Damit ist *nicht* gemeint – wie derzeit in den Bildungsprogrammen – eine Gesellschaft von Menschen, die beständig Schritt halten müssen mit den Anforderungen an Wissen und Kompetenz. Vielmehr ist eine Gesellschaft von Menschen gemeint, die die Aufgaben, Probleme und Perspektiven sich lernend aneignen, die sich in Bezug auf unsere *menschliche Lebensform* stellen. Dazu gehört vieles, was wir als Hausaufgaben wahrgenommen haben, das Lernen von „Demokratie", „Solidarität", „Gerechtigkeit" und vieles andere, was wir tagtäglich auch im guten Sinne vorgetragen bekommen.

Wir sprechen von *Lernen und Erinnern,* um dieses positiv von *kollektiven* Prozessen zu unterscheiden, die wie auch immer zustande kommen und gesteuert werden. Wir sprechen von Lernen mit der Unterstellung, dass es ein ausdrückliches Lernen und Erinnern gibt, das in der Verständigung, der Diskussion, dem Diskurs sein Medium hat, und das sich „orientieren" lässt, das sich auch *kritisch* auf das hin lenken lässt, was unserer „menschlichen Lebensweise" entspricht, das also sich an etwas orientieren lässt, was *„normativ"* genannt werden kann. Die seit vielen Jahren geführte Werte-Debatte verweist darauf. Freilich soll dies nicht abstrakt meinen, dass *„die Gesellschaft"* lernt. Es sind die Menschen in ihrer Verständigung. Im Blick sind hier bestimmte *Inhalte*, die zu erinnern und zu lernen sind, die auch zur Bildung gehören und nicht nur die Erfordernisse einer Wissensgesellschaft oder Informationsgesellschaft betreffen.

Wie also lernen wir, was wir den *„demographischen Wandel"* nennen? Wie lernt eine „alternde Gesellschaft" eine solche Gesellschaft zu bilden, die unserer *menschlichen Lebensweise* entspricht? Damit ist auch die *Erinnerung* angesprochen, wenn wir denn in einem kollektiven Vergessen diese Lebensweise nicht vergessen haben. So gefragt kommen wir nicht ohne eine *normative Perspektive* oder eine *kritische Spur* aus, an der wir uns entlang bewegen. Diese *kritische* Spur in ihrer eigenen Normativität braucht es, um gesellschaftlich fixierte Normen aufzubrechen, statt nur andere, neue einzufordern oder die gegebenen Normen – z.B. Normen bezüglich der aufzurufenden menschlichen Leistungen – anders anzuwenden.[1] Diese kritische Spur ist hier angezeigt mit der Frage nach *„unserer menschlichen Lebensweise",* die wir nicht aus dem Auge verlieren wollen – allgemein gesagt, die Frage, wer wir Menschen sind, was wir Menschen sind und sein dürfen. Diese Perspektive kann allgemein als die einer „menschlichen" Gesellschaft bezeichnet werden – und nicht von ungefähr können aktuelle Programme darauf zielen, einen (neuen) *„Humanismus"* als *Leitkultur"* (Nida-Rümelin und Özmen, 2006) in den Blick zu rücken oder ähnliche Perspektiven einzufordern.

Dass wir Menschen *verfehlen* könnten, was zu uns gehört, *was wir sind* – ja, dass wir dies *vergessen* oder auch *verlernen* könnten, kommt in den Blick, aber auch, dass Neues/Altes zu lernen ist und mit dem kritisch Erinnerten – im Sinne einer Ethik der Erinnerung[2] – zusammenzubringen, um eben die Menschen zu *bleiben*, die wir sein dürfen, und dieses Bleiben auszuloten in neuen Erfahrungen. Wir werden sehen, warum die Theologie – und die Philosophie – hier im Besonderen ins Spiel

---

[1] Das ist das Problem bei Schirrmacher (2004).
[2] Wir beziehen uns vor allem auf Wyschogrod (1998).

kommt. Kurz vorweg gesagt: weil es darum gehen wird, dass wir Menschen auch der Befreiung zu diesen Erfahrungen bedürfen.

Die *kritische Spur,* auf der wir uns bewegen, betrifft auch das, was man als unser „Menschen-Bild" bezeichnet. Wie der Verweis auf „Werte", so ist der Verweis auf ein *Menschenbild* eine generelle Perspektive, die helfen soll, zu erkennen, wo wir uns in unserer menschlichen Lebensform befinden, wohin wir uns bewegen, wenn dies überhaupt gesagt und kritisch bedacht werden kann. Jedenfalls wird vorausgesetzt, dass es eine solche *gemeinsame Orientierung* gibt, geben kann, auch wenn wir von einer wie auch immer *pluralistischen* Gesellschaft sprechen. Damit können wir zunächst in den Blick zu fassen suchen, was mehr oder weniger als *„Konsens"* in der Gesellschaft gehandelt wird. Das versuchen dann etwa auch die politischen Parteien aufzugreifen, wie dies derzeit in der Bildungsdebatte geschieht. Hier geht es bei allen akuten Erfordernissen für die Anpassungsleistungen an eine sich wandelnde Gesellschaft etc. auch um die *Ausrichtung* an einem Verständnis vom Menschen, das von allen geteilt wird oder geteilt werden soll – so das Verständnis von einem Menschen, der selbständig, kompetent an dem teilzunehmen imstande ist, was die Gesellschaft bereitstellt. Selbstbestimmung und aktive Partizipation – primär durch Kompetenz – sind geläufige Stichworte. Welches Problem auch immer zur öffentlichen Verhandlung kommt, es wird auf dieses Verständnis bezogen. So wird auch Bildung weitgehend definiert. Ebenso werden Vorstellungen vom Alter fixiert, wie sie inzwischen auch diskutiert werden.[3] Sie bestimmen in Verbindung mit einem solchen *artikulierten* Verständnis[4] die Orientierung.

Es ist immer nötig, *kritisch* zu bedenken und zu diskutieren, wie ein solches artikuliertes Verständnis beschaffen ist, wie es zustande kommt und inhaltlich zu beurteilen ist. Wir würden dann nicht mehr in einer lernenden Gesellschaft sein, wenn wir dies als gültig stehen ließen, ohne zu *erkennen,* „warum" wir dieses oder jenes Verständnis akzeptieren und ohne sagen zu können, worin es in unserem menschlichen Leben *verwurzelt* ist. Wir brauchen also eine Unterscheidung zwischen unserem gelebten und damit normativ gesetzten Verständnis vom Menschen und dem, was wir für uns *kritisch* festhalten können, als das, was zu uns gehört, was unsere *conditio humana*[5] ausmacht, die es zu erkennen gilt. Eine kritische Spur können wir nur verfolgen, wenn diese an dem entlang geht, was zur conditio humana gehört, an ihren Kennzeichen, die es zu erkennen gilt. Hier ist die Aufgabe einer kritischen Anthropologie[6] gegeben, die das Problem der Anthropologie mitreflektiert, d.h. vor allem die Frage, wie wir Menschen zur Erkenntnis dessen kommen, was wir sind und sein dürfen. Andernfalls würde nur die eine normativ gesetzte Vorstellung durch eine andere ausgetauscht oder das Verständnis vom Menschen bliebe unthematisiert.

---

[3] Siehe den Vorstoß von Schirrmacher (2004).
[4] Davon spricht Taylor (1994).
[5] Der Begriff wird hier gebraucht in dem Sinne, wie ihn Hannah Arendt (1959) bestimmt hat.
[6] Siehe dazu in unserem Zusammenhang Schoberth (2006).

Existentielles Lernen – öffentliches Lernen

So weit einige generelle Bemerkungen zu der *weitergreifenden Aufgabe,* um die es hier geht. Sie betreffen die Konturen einer *kritischen Ethik*. Im Besonderen wollen wir fragen, wie unser Lernen beschaffen ist, das sich auf diese „alternde Gesellschaft" und die damit besonders hervortretenden *Herausforderungen* bezieht. Zu den signifikanten Herausforderungen gehört das breite Spektrum dessen, was „Demenz" heißt. Die Frage ist hier, wie dies unsere Orientierung an dem, was wir Menschen sind und sein dürfen, *tangiert* – wenn wir denn darauf positiv setzen dürfen, dass eine solche Orientierung nötig und möglich ist. Vieles ist zu lernen, auch wieder neu zu gewärtigen, was zu uns im Sinne der conditio humana gehört und worin wir uns verständigen müssen und können. Es bleibt abstrakt und unrealistisch das Gemeinsame auf eine „Freiheit" zur Lebensgestaltung zu reduzieren. Es wird manches geben, von dem wir noch nicht wissen, wie wir es präsent halten oder lernend aufnehmen können, ohne dass wir uns damit aufgeben oder verfehlen in dem, was zu uns gehört. Aber es gibt manches, was wir dabei sind zu lernen. Es gibt manches, was auf einem durchaus *positiven* Weg ist. Freilich ist gesagt worden, dass wir hier mit einer neuen Lernsituation konfrontiert sind, weil mit dem was „Altern" heißt, oder mit einer Krankheit wie „Demenz" *„Existentielles"* angezeigt ist und damit ein *gesellschaftliches Lernen mit existentiellem Inhalt* gefragt ist. Gerade dies macht es zum Signum einer Zeit, in der ein Lernen gefordert ist, das tiefer geht als eine Neuverteilung von Bewertungen – etwa so, dass das Alter mit unveränderten Normen eine neue Wertigkeit erhalten soll. Es geht vielmehr um ein Lernen, das unser gelebtes Menschenverständnis betrifft und es kritisch wahrnimmt.

Die älter werdende Gesellschaft ist zu einem *öffentlichen Thema* geworden und damit auch die Demenz. Es ist in unabsehbar vielen Initiativen, Aktionen und Institutionen präsent. Das ist in mancher Hinsicht *positiv* zu bemerken. Dennoch ist noch viel Arbeit zu leisten und viele einzelne Menschen wissen sich von dieser öffentlichen Wahrnehmung keineswegs getragen und entlastet, vielleicht sehen sie sich gar unter Druck gesetzt, weil sie neuen Anforderungen ausgeliefert werden. Hier setzen daher – durchaus auf dem Hintergrund der öffentlichen Ansprechbarkeit – weitere Bemühungen und Perspektiven an, die z.T. auch weit über das hinausreichen, was bisher in Gang gekommen ist. So ist von einer „neuen Kultur" die Rede (vgl. z.B. Kitwood, 2005: 192 ff.) oder von einer *„sozialen Bewegung",* die entstehen soll, auch von einer „neuen Kommune" oder *kommunal* strukturierten Gesellschaft (Wißmann et al., 2008), einer anderen Zivilgesellschaft, inklusive neuer *praktischer Lebenskonzepte*. Nicht nur an den Phänomenen des Altseins, sondern im Besonderen an der „Demenz" bricht sich das Verständnis des Menschen, auch das unseres gesellschaftlichen und politischen Zusammenlebens. Ebenso sind neue *Grundkonzeptionen* von Ethik namhaft gemacht worden wie z.B. eine „Fürsorge-Ethik" im Unterschied zu Ethiken, die moralische Verallgemeinerung verfolgen.

Alternde Gesellschaft – was in Bezug darauf zu lernen ist, kann hier nur in einem Ausschnitt betrachtet werden, freilich in einem paradigmatischen. Und: Es ist zu bedenken, inwiefern die generelle Aufgabe des Lernens, wer wir Menschen sind, durch solche Themen hindurchgeht – nicht zuletzt durch das hindurch, was „Krankheit und Gesundheit" heißt. Und dies gilt dann wiederum fokussiert für einige Krankheiten wie „Demenz". Was ist hier über uns Menschen zu lernen und was geht von hier aus in den „gesellschaftlichen" Lernvorgang ein?

So können wir uns die Frage zurechtlegen und dabei – wie gesagt – auch die Frage wachhalten, warum und inwiefern wir ausgerechnet über diesen Weg nun darüber nachdenken, wer wir Menschen sind. Im Weiteren sind es gewiss noch manche andere Kontexte – wie das Gebiet der Biowissenschaften oder auch der politischen Wissenschaften, sofern sie sich mit Gesundheitspolitik oder Biopolitik befassen.

Demenz als Krankheit

Was ist in den Blick gekommen? Gewiss wäre eine lange Geschichte zu erzählen, die zu dem Punkt überhaupt erst hinführt, an dem wir gegenwärtig stehen. In den Blick gekommen ist, dass „Demenz" eine *Krankheit* ist, wenn sie denn als solche medizinisch diagnostiziert wird und nicht an gesellschaftlich fixierten Kennzeichen gemessen wird, und das heißt, wenn die Medizin selbst gegenüber der gesellschaftlichen Fixierung eine kritische Aufgabe wahrnimmt. Zu bedenken ist von hier aus gewiss zum einen, was diese Krankheit in all ihren Stadien und Ausprägungen darstellt. Es geht um ein Vertrautwerden damit, zugleich ein Vertrautwerden mit den Möglichkeiten und Perspektiven der Therapie und der Pflege. In einer immensen Arbeit ist dieses Lernen in Gang gesetzt. Manche Aufklärung ist erfolgt und wird weiterhin erfolgen müssen. Zu lernen ist nicht zuletzt, wie zu unterscheiden ist zwischen dem, was im Sinne einer *Krankheit* der *Therapie* zugänglich ist und auch der Therapie bedarf, und was nicht zu therapieren ist.

Zu lernen sind immer solche Grenzlinien und entsprechende Unterscheidungen. Diese *Grenzlinie* ist paradigmatisch. Entscheidend ist hier, dass zunächst einmal *Demenz als Krankheit* gegen manche gesellschaftlichen Wahrnehmungen steht, die man auch als *Stigmatisierung* erfahren und gekennzeichnet hat. Kranke jedoch haben einen eigenen gesellschaftlichen Status, sie gehören der Solidargemeinschaft aller an, eine Solidargemeinschaft, die nicht nur auf dem Kalkül beruht, dass jeder betroffen sein könnte, sondern auf der von allen akzeptierten Einsicht, dass Krankheiten zu der menschlichen „Natur" gehören, die wir miteinander teilen. Diese Selbstverständlichkeit ist von Bedeutung für die öffentliche Wahrnehmung. Es kann nicht darum gehen, Kranke in *Legitimationsnot* zu bringen. Es kann nicht sein, dass sich jemand für seine Krankheit rechtfertigen muss. Das setzt umso mehr voraus, dass eine Verständigung darin erreicht wird, was als „Krankheit" gilt.

Krankheit – Kennzeichen menschlicher Existenz und ihre Endlichkeit

Krankheit ist einem bekannten Schema zufolge immer mehrfach bestimmt: gesellschaftlich (infirmitas), medizinisch (insanitas), individuell (aegritudo). Sie ist aber auch, zusammen mit all diesen Bestimmungen, *existentiell* bestimmt als „passio"

– als das, was zu dem gehört, was Menschen als ihre conditio humana zu erfahren und erleiden haben, wie das Altern, das Schwach-Werden. Die Frage ist, wie dies in die verschiedenen, zusammenwirkenden Wahrnehmungen eingeht oder darin sichtbar wird.

Kranksein heißt, an allen medizinischen Möglichkeiten partizipieren zu dürfen, und diesen entsprechend verändern sich auch die Wertigkeiten von Krankheiten. Wir alle haben zu lernen, wo die Grenzen verlaufen zwischen dem, was medizinisch möglich ist und was nicht, inklusive weiterer Grenzen, die markieren, was wir Menschen „machen" können und dem, was eben *lernend anzunehmen* ist. Es wäre für diesen Lernvorgang Entscheidendes gewonnen, wenn deutlich würde, dass es wirklich um *diese* Grenzlinie geht, auf der sich zu bewegen gelernt werden muss. Es ist nicht nur die Grenzlinie zwischen dem, was die Medizin kann und was von ihr *künftig* noch zu erwarten ist. Dies würde die *existentielle Reichweite,* die mit dieser Krankheit angezeigt ist, nicht erfassen. Diese kommt erst in den Blick, wenn wir zu fragen und auch öffentlich davon zu reden beginnen, auf welche *Kennzeichen* unseres Menschseins wir durch diese Krankheit hingewiesen werden – wie auch durch andere Krankheiten. Kennzeichen, das heißt *Konturen,* die auch die Umgrenzung (Definitio) dessen markieren, was zu unserer menschlichen Existenz gehört. Darin ist die *Endlichkeit* unserer menschlichen Existenz bestimmt.

Dies ist hier zu sagen, weil es Bemühungen darum gibt, „Demenz" primär nicht als Krankheit zu sehen, sondern als eine besondere Lebensbedingung, auf die es gilt, sich entsprechend einzurichten. Dafür gibt es gute Gründe, die auch festzuhalten sind. Sie sprechen für eine *„Entpathologisierung"* von Demenz (Wißmann et al., 2008). Das bedeutet, dass wir die Aspekte deutlicher sehen sollen, die als *Kennzeichen unserer menschlichen Existenz* zu markieren sind und die deshalb auch weitere praktische Folgerungen ermöglichen, als wenn wir von *Krankheit* sprechen. Diese Wahrnehmung kann freilich *nicht* die Differenz aufheben, die zwischen dementen Menschen und anderen besteht. Das gilt auch dann, wenn man wie Tom Kitwood statt von Krankheit von *„Behinderung"* spricht.

Selbst und Geist, Gehirn – Demenz

Im Besonderen ist zu betrachten, welche Differenz zu den Gesunden mit „Demenz" als Krankheit hervortritt und was dies für unsere Wahrnehmung des Menschen bedeutet. Mit „Demenz" fokussieren wir uns auf die *„mens",* was auch immer diese umfasst. Der Begriff verweist – auch mit den hier angesprochenen Kennzeichen – offensichtlich auf die *mental-leibliche* Seite unserer menschlichen Existenz, sofern Gedächtnis, Orientierung und Selbst-Wahrnehmung mental-leibliche Funktionen sind. Damit ist offenkundig ein Verständnis vom Menschen angezeigt, das Menschen entscheidend durch diese mental-leiblichen Funktionen gekennzeichnet sieht. Dazu kommt, dass diese geistigen Funktionen (die auch in weiteren Kennzeichen enthalten sind, wie der Kennzeichnung als kommunikatives Wesen) im Gehirn lokalisiert oder substantiiert erscheinen. Der homo sapiens erscheint als *homo cerebralis* (Hagner, 2008). Die alte Trias von Leib, Seele, Geist ist neu synthetisiert und neu organisch verortet. Doch hier ist nachzufragen – auch nach einem Gedächtnis, das nicht allein cerebral zu identifizieren ist, wie von der Medizin zu erfahren ist. Im Weiteren ist jene Trias von Geist, Seele und Leib neu, anders in ihrer Verortung zu erkennen, vor allem ist neu wahrzunehmen, was es für uns Menschen bedeutet, was auch immer im Gehirn sich vollzieht, *Empfangende* zu sein, nicht nur aus uns zu leben.

Die Fokussierung auf die cerebral ablesbaren Funktionen wird durch vieles verstärkt und bestätigt, was auch als öffentlich verhandelt wird, nicht zuletzt in der Bildungsdiskussion. Der Mensch ist so viel wert, wie er geistig zu leisten imstande ist. Auf dieser Linie werden dann auch alte Menschen vor allem in ihrer geistigen Leistung verteidigt, in ihrer Konkurrenzfähigkeit dargestellt oder gar als „Ressource" reklamiert.[7] Sofern diese geistige Leistung im Gehirn organisch fassbar wird, wird das Gehirn in gewisser Weise auch zum Ganzen, das diesen Menschen ausmacht, das heißt seine Wahrnehmungen, Gefühle, Leidenschaften und was sich sonst als im Gehirn lokalisierbar zeigt. Es heißt nicht mehr „die Seele ist in gewisser Weise alles" (Aristoteles).[8] Die Demenz rückt umso mehr in die Aufmerksamkeit, als diese Ausrichtung am homo cerebralis verstärkt wird. Diese Ausrichtung auf die geistige *Leistung* und ihre cerebrale *Substanz* ist verbunden mit einer Anthropologie des „Selbst-Seins", das eben in solcher Leistung und ihrer Regeneration besteht. In der Diskussion um die Demenz ist die Differenz zwischen „kognitiver Fähigkeit" und anderen Lebensvollzügen hervorgehoben worden. Doch die Fokussierung auf das Gehirn, auf den homo cerebralis nivelliert diese Unterscheidung, wenn auch Gefühle im Gehirn abgebildet oder in einem bestimmten Sinne bereitgestellt werden. Jedenfalls erweitert sich die Wahrnehmung von organisch fassbaren Symptomen. Das ist eine Frage an die *medizinische Forschung*.

Für die Frage nach dem *Menschenbild* ergibt sich das Problem, wie anders der Mensch im Blick bleibt, wenn er nicht als vorrangig cerebral identifizierbares Wesen erscheint. Jedenfalls muss im Blick sein, was sich als die *erfahrene* Krankheit, das erfahrene Leiden des Betroffenen ausmachen lässt, wie auch immer dies dann cerebral fassbar wird. Für die Wahrnehmung des Menschen kann das erfahrene Leiden nicht auf das reduziert werden, was sich organisch wie auch immer identifizieren lässt. Es kommt darauf an, was als *Leiden* präsent, wahrgenommen und artikuliert wird. Wenn eben dies schwer zu fassen ist, auch für die Betroffenen in ihrer Selbst-Wahrnehmung oder Äußerung, dann ist gerade hier Demenz ein Signal dafür, die *Aufmerksamkeit für den anderen* zu schärfen. Nicht *seine Mitteilungsfähigkeit*, sondern die eigene aufmerksame und *verstehende Wahrnehmung* ist dann gefragt: Mit-Leid in diesem bestimmten Sinn hat hier seinen Ort. Dieses muss freilich von Projektion unterschieden bleiben, der andere muss der *andere* Nächste

---

[7] So Schirrmacher (2004). Er bewegt sich generell im vorgegebenen Normenkanon. Es geht nur um den Streit darum, wie die Alten gemessen an diesen unbestrittenen Normen zu beurteilen sind.

[8] Zur philosophischen Problemgeschichte siehe Uslar (2005).

bleiben dürfen, wenn es denn die Zuwendung auf seine Not richten und nicht einer Norm folgen soll. Dies gehört in der Fokus einer Ethik, die sich darauf einlässt zu sagen: Der andere ist als ein *anderer* dir gleich. Liebe deinen Nächsten – dir gleich (3. Mose 19,18)[9], er ist ein Mensch wie du und gehört zu dir und bleibt doch der *andere* Nächste, der nicht als dieser oder jener zu vereinnahmen ist, und der auch nicht nur ein irgendwie anderes Individuum bleibt.

Menschenverständnis – tangiert

Aber in der Tat, die Frage ist: Was kommt mit der Wahrnehmung der Demenz für unser Verständnis des Menschen in den Blick – oder was soll damit in den Blick kommen? Auch wenn „Demenz" auf die Tagesordnungen gekommen ist, auch wenn es eine inzwischen unübersehbare Diskussion gibt, fällt hier manche *Leerstelle* auf und es gibt deshalb auch nicht wenige Bemühungen, diese aufzufüllen. In dieser Leerstelle hat die Rede von der „Menschenwürde"[10] Platz gegriffen. Es zeichnet sich immer deutlicher ab, dass hier unser *Verständnis vom Menschen* tangiert ist. Das haben Analysen wie die von Wißmann und Gronemeyer vor Augen geführt (Wißmann et al., 2008). Das Verständnis des Menschen, das kritisch in den Blick kommt, wird tangiert von einem neuen Verständnis für die Differenz von *Normalität* und *Krankheit, Gesundheit* und *Krankheit*. Was gegen die Normalität steht, verschiebt sich und es kommen Aspekte auf, die zeigen, wie das, was wir „Krankheit" nennen, mit vielem verbunden und auch verwandt ist, was wir als normal erkennen, ebenso wie die Differenz zu dem, was wir als Menschenbild pflegen, deutlich hervortritt. So wird mit Recht die Frage laut, was der Beitrag dieser Krankheit für unser Verständnis vom Menschen ist. Wie wird dieses davon tangiert? Was hätten wir davon zu *lernen?*

Wir können darin eine *Botschaft* wahrnehmen, eine Botschaft davon, wie unser Leben auf eine besondere Weise begrenzt, konturiert und bestimmt ist und nicht nur irgendwie limitiert. Darin finden wir auf, was die *Endlichkeit* menschlicher Existenz bestimmt. Im Blick auf Demenz werden uns *kritische* Einsichten, aber auch Perspektiven zurückgespiegelt, die unser Verständnis vom Menschen – und wie wir es leben – betreffen. Was wir als *Normalität* beschreiben, wird sinnvoll nur in einer solchen *kritischen* Brechung wahrzunehmen sein. Es ist dann aber auch davon zu reden, wo denn unsere Kritik festgemacht ist, welche kritische Spur wir verfolgen können, weil wir sagen können: Das gehört bestimmt zu uns. Das ist dann nicht ohne weiteres das faktisch gelebte Menschenverständnis, sondern das, was gelten soll, weil es dem entspricht, was zu erkennen ist, was im Erscheinen-Lassen des Gegebenen und nicht nur in der kritischen Brechung präsent wird.

---

[9] Martin Buber übersetzt dieses Gebot in seiner Bibelübersetzung entsprechend: „Halte lieb Deinen Genossen, dir gleich." (Lev 19,18).
[10] Zur theologischen Klärung siehe Heuser (2004).

Gedächtnis – Orientierung – Selbst-Bewusstsein: drei Aspekte

Nehmen wir diesen Aspekt, der besonders viel Beachtung erfahren hat: Verlust des *Gedächtnisses,* oder Veränderung der Erinnerungsvorgänge. Wir verzeichnen dies als *Verlust,* weil Gedächtnis und Erinnerung in bestimmter Form zur *Normalität* und *Gesundheit* gehören, mit der wir Erscheinungsweisen von „Demenz" vergleichen. Wir müssten freilich auch hier etwas über diese Normalität des Erinnerungsvermögens sagen können. Was ist seine Form, was ist sein Maß, was bedeutet es für uns? Was bedeutet Gedächtnis für uns? Was bedeutet Gedächtnis *individuell* und „kollektiv" oder gemeinsam? Wo verläuft die Grenze zu einer „normalen" Gedächtnis„leistung"? Oder: Wie sieht überhaupt unser Ethos der Erinnerung[11] aus? Offensichtlich gibt es hier eine bestimmte Erwartung an Erinnerungsleistungen einerseits, aber zugleich auch eine Dominanz des Lebens in der Gegenwart. So gibt es einen *Widerspruch,* der es schwer macht, eine bestimmte feste Erwartungsnorm zu fixieren. Der gegenwärtige Mensch wird als „synchronischer Mensch" bezeichnet, dem alles auf den Effekt in der Gegenwart ankommt (Wißmann et al., 2008).

Das gelebte Menschenverständnis gibt hier keine genaue Auskunft über das, woran wir uns halten können. Anders, wenn wir fragen, was wirklich zu uns gehört, was unsere conditio humana bestimmt. Einen solchen Zusammenhang zwischen unserer conditio humana und einem begrenzten Gedächtnis hat Hans Jonas in den Blick gerückt (Jonas, 1994). Er fragt, was denn wäre, wenn wir Menschen nicht sterben würden in einem uns (bei allen Unterschieden) *gemeinsamen Zeitraum,* worin wir Menschen gleich sind und was so gesehen zur „conditio humana" gehört. Hans Jonas gibt zu bedenken, dass wir dann, wenn wir unbegrenzt lange leben würden, eine unabsehbare individuelle Gedächtniskapazität haben müssten, wenn wir denn zugleich daran festhalten möchten, dass das Erinnern in einer bestimmten *Normalität* zu uns gehört, und ihr Kennzeichen ist, dass wir Gleiches (oder Kommunizierbares) erinnern. Die Normalität ist daran bemessen, wie dicht unser Zusammenleben ist, so dass wir nicht nebeneinander her in verschiedenen „Welten" leben.

Hier treffen wir also ausdrücklich auf die Frage, was denn zu uns Menschen gehört, wo wir unsere Normalität – begründetermaßen – festgemacht sehen (Jonas, 1994: 99). Wir würden, wollten wir alle länger leben als es jetzt im Durchschnitt geschieht, unsere *geistige* und *kommunikative* Existenz anders verstehen müssen, sie aufgeben müssen, jedenfalls, solange wir nicht mit einem anderen Gehirn ausgestattet sind. Das würde aber unsere Fragestellung aufheben. Jonas fragt also nach dem Zusammenspiel von *Gedächtnisleistung* und *Lebenszeit.* Beides muss irgendwie aufeinander abgestimmt bleiben, wenn es nicht zu einem *Missverhältnis* kommen soll.

Es gehört offenkundig zu unserer – begründeten – Normalität, dass wir unser Leben – und was dazu gehört – im Gedächtnis so weit präsent halten, als es „unser" Leben sein soll. Warum? Warum Gedächtnis? Diese Frage ist in aller Schärfe gestellt wor-

---

[11] Siehe dazu Wyschogrod (1998).

den dort, wo das Gedächtnis dazu dient, Menschen bei etwas zu behaften (Nietzsche, 1887). Anders gewendet – so Hans Jonas – ist das Gedächtnis nötig, damit wir mit anderen eine *gemeinsame Welt* teilen können. Ein individuelles Gedächtnis ist nicht sinnvoll, sondern nur das, was wir gemeinsam erinnern, um uns darin zu verständigen. So gehört das Erinnern zum Gewinnen einer gemeinsamen Welt. „Welt" heißt, dass wir uns – gemeinsam – mit dem Gedächtnis *orientieren*[12] in naher und ferner Reichweite, jedenfalls in einer bestimmten Reichweite und nicht immer neu „erinnert werden müssen". Ebenso ist mit dem Gedächtnis die Frage nach der *Kontinuität* oder *Diskontinuität* gegeben, die auf die „Selbst-Wahrnehmung" eines Individuums oder der Gesellschaft (ihre Identität) bezogen ist. Dies ist ein eigenes Kapitel im Verständnis der Endlichkeit des Menschen.

Externes Gedächtnis – Endlichkeit

Solche Überlegungen stoßen die Frage an, inwiefern die Probleme mit dem Gedächtnis bei Demenz auf Konturen unserer conditio humana hinweisen, aber auch auf unser gelebtes Menschenverständnis, das vielleicht nicht mit der conditio humana übereinstimmt oder ihr gar widerspricht. Gehen wir noch einmal von Hans Jonas aus. Er stellt fest: Wenn wir Lebensverlängerung wollten, dann müsste auch die Gedächtnisleistung mithalten können, sonst würden wir etwas Substantielles von uns aufgeben. Hier wird eine bestimmte Auffassung von der conditio humana festgehalten, wie sie auch in theologischen Traditionen erscheint. Zu ihr gehört das *Gedächtnis,* die Erinnerung, vielleicht so etwas wie ein Zu-Hause-Sein in der Erinnerung oder auch in der geistig (cerebral) präsenten „Welt", in der wir uns aufhalten. Jonas spricht dann auch vom *Fremd*-Werden in einer Welt, deren Veränderungen wir nicht mehr verarbeiten können. Auch das gehört zur conditio humana (dieser Normalität), die uns Demenz als Verlust kennzeichnen lässt.

In Bezug auf unser gelebtes Menschenverständnis stellt sich freilich die Frage, ob wir uns nicht in vielfältiger Weise damit arrangiert haben, in verschiedenen Welten zu leben. Das wäre nicht spezifisch für das Zusammenleben mit Dementen. Und doch werden wir dies als Verlust wahrnehmen und dabei nicht stehen bleiben wollen. Wir haben freilich auch zu bedenken, ob die Feststellung einer Konformität oder Synchronizität von *Gedächtnis* und *Lebenszeit* so unabdingbar als conditio humana festzuhalten ist. Könnte das Gedächtnis nicht etwas sein, das andere für uns bewahren? In der biblischen Rede vom Menschen kommt dies in den Blick, wenn gesagt wird, dass Menschen in Gottes Gedächtnis bewahrt sind – so in Psalm 8: „Was ist der Mensch, dass Du, Gott, ihn ins Gedächtnis nimmst". Könnten wir nicht von einem *externen Gedächtnis,* oder auch von einer externen Geschichte, der wir angehören, sprechen? In dieser Logik reflektiert die biblische Tradition, die wir in diesem Psalm antreffen, über die Würde des Menschen. Er ist von Gott gewürdigt, sein Gegenüber zu sein, sein Geschöpf zu sein.

---

[12] Dazu sind einige Aspekte auch bei Johannes Fried (2004) zu finden.

Externes Gedächtnis? Wir setzen ohnehin beständig darauf, dass wir uns aus Gedächtnis, Speicher oder Archiv etwas abrufen müssen, was wir selbst vergessen haben. Wie viel oder welcher Art von „eigenem" aktualisiertem Gedächtnis sollten wir denn haben? Ist darauf eine Antwort zu geben, oder muss dies nicht am Ende offen bleiben?

Das wäre also ein Kennzeichen, das die spezifische *Begrenztheit* und *Bestimmtheit* von uns Menschen und darin ihre *Endlichkeit* hervorhebt. Es ist eine *Begrenztheit* in unserem menschlichen Geist. Es ist aber hier *nicht* (auch bei Jonas) von einer *Beschränktheit* zu reden, sondern davon, was im guten Sinne diesen menschlichen Geist begrenzt sein lässt. Wir können sagen: er ist bestimmt dazu, einem anderen Geist zu begegnen, nicht alles in sich selbst zu vereinen, bestimmt auch dazu, die Welt zu verlassen und diese Welt anderen zu überlassen. So ist auch die (bei Jonas und anderen reflektierte) *Abfolge der Generationen* zu verstehen. Eine gibt an die andere weiter, was zur gemeinsamen Welt gehört. Jede neue Generation beginnt aber *auch* von neuem, vergisst vieles und muss dies vergessen, wenn es denn auch zur conditio humana gehört, dass mit jedem Menschen etwas Neues beginnt, wie es Hannah Arendt in den Blick gerückt hat.

Schon an diesem zentralen Aspekt wird uns in Bezug auf die Demenz deutlich, dass wir zu fragen haben, was zur conditio humana gehört. So wie wir von Selbstbestimmung und Partizipation selbstverständlich reden und dies kritisch zu bestimmen haben, so auch von weiteren spezifischen Kennzeichen einer conditio humana.

Kritische Grundlinie: Selbst-Sein oder Geschöpflichkeit

Wir haben mit dem Gedächtnis eingesetzt. Es sind aber viel mehr Aspekte, die hier auf die Tagesordnung unseres Nachdenkens kommen. Man kann sie in *drei Aspekte* bündeln, die im Besonderen hervortreten. Negativ: *Vergessen,* Des-*Orientierung* oder Verwirrung und Verlust der *„Identität"* oder des (bewussten) Selbst-Seins. Diese Aspekte zusammen betreffen dann die weitere Frage, wie dieses Selbst-Sein mit unserer *„leiblichen"* Existenz verbunden ist und wie diese in den Blick kommt. Wird diese vor allem als cerebrale gesehen, oder wie sind hier die Konturen der menschlichen Existenz als leiblicher nachzuzeichnen?

Die Grundlinie, die sich von hier aus schon andeutet, ist die Frage nach dem *„Selbst-Sein"* als Anfrage an unser leitendes Verständnis vom Menschen. Inwiefern finden wir Menschen entscheidend darin die Kontur unseres Menschseins, dass wir ein „Selbst" sind, eine „individuelle Person" und darin auch „Selbst-Ständig", ohne dass wir dies zuspitzen müssen als „Selbst-Bestimmung"? Die Rede vom *Selbst* mit allen seinen Modifikationen bestimmt unser Verständnis vom Menschen.[13] Die Frage wird sein, wo dieses selbst-verständlich gewordene Verständnis durchbrochen wird oder einer anderen Rede vom Menschen gegenübertritt, in der nicht

---

[13] Siehe zur Problem-Geschichte Taylor (1994).

das „Selbst"-Sein (mit allen Modifikationen) der Brennpunkt der Betrachtung ist, auch nicht das Selbst-Sein in Beziehung mit anderen, sondern das, *woraus* und *worin* wir leben, also ein Außer-sich-Sein, ein Leben, das nicht auf dieses Selbst-Sein fixiert ist.

Für die *christlich-biblische Anthropologie* zeichnet sich hier die Unterscheidung ab zwischen der Wahrnehmung des Menschen in seinem *Selbst-Sein* auf der einen – und seiner *Geschöpflichkeit,* auch in seiner spezifisch leiblichen Verfasstheit auf der anderen Seite.[14] Mit dieser Unterscheidung, die unsere *kritische Spur* markiert, kommt dann auch in den Blick, dass vom „Selbst" affirmativ die Rede ist. Diese Affirmation verbindet sich mit allem, was wir als Lebenserfüllung, gelingendes Leben thematisieren, ohne dafür bestimmte Konturen zu haben. Und deshalb, weil hier nicht diese oder jene Lebensform markiert werden kann, wird diese Affirmation *end-los.* Sie lebt davon, dass das Leben als unabsehbar offen gilt. Die Unterscheidung zwischen einem *erfüllten* Leben und einem *vollen* Leben gelingt nicht und mit ihr manche anderen Unterscheidungen, die uns zeigen könnten, was zur conditio humana und ihrer Bestimmtheit in ihrer Endlichkeit gehört.

Die Wahrnehmung des Menschen als Geschöpf sieht die Erfüllung des Lebens nicht in dem, was wir erwerben oder uns aneignen (was wir dann auch verlieren und vergessen können), sondern darin, wie wir die Menschen geblieben sind, die wir sein dürfen: eben diese Geschöpfe, offen, empfänglich, nicht verschlossen, frei. So haben die biblische Tradition und ihre Auslegung von *„Erfüllung"* gesprochen. In der biblischen Tradition ist auf vielfältige Weise das „erfüllte" Leben auch mit einer „Fülle des Lebens" verbunden, die der Mensch empfängt. Erfüllung besteht darin, in der Offenheit dafür erfüllt zu *„werden".* „Was hülfe es dem Menschen, wenn er die ganze Welt gewönne und nähme doch Schaden an seiner Seele" (Matth. 16,26). Die „Seele" ist, wenn wir dies vom Alten Testament her lesen, das Organ der Offenheit für Gott: „meine Seele dürstet nach Gott" (Psalm 42, 2-3). Dass wir diese Menschen sein dürfen, macht die „Menschenwürde" aus, wenn wir denn davon zu sprechen haben: Darin ist der Mensch gewürdigt, Gottes Gegenüber zu sein. Dem kann unsere Praxis des Zusammenlebens entsprechen.

Menschen müssen sich nicht von der Frage bedrängt wissen, wie lange zu leben ist, um ein „erfülltes" Leben zu haben, das bestimmten Erwartungen an ein volles Leben oder an Lebensqualität entspricht, und dürfen sich an jedem Tag erfreuen, an dem die Erfüllung eines ganzen Lebens geschieht. Dies zu erinnern, heißt nicht eine bestimmte Lebenskunst zu fordern, sondern eben diese Offenheit, diese Offenheit der „Seele" als Lebensform in den Blick zu rücken als die Selbstverständlichkeit eines solchen seelenbegabten Wesens. Die conditio humana freilich kann in ihren Konturen sich verändern, etwa dort, wo der Mensch als „arbeitendes Wesen" (animal laborans) gesehen wird, das sich einzig in der Arbeit findet.[15]

---

[14] Siehe zur Fragestellung Ulrich (2007).
[15] Siehe zu dieser Problemgeschichte Arendt (1959).

Es könnte freilich (vielleicht auch zwischen den „Kulturen") die conditio humana anders beschrieben werden und wir würden dann auch von „Demenz" anders sprechen. Es würde die Einstellung zur Demenz verändern, wenn sie derart als Anfrage oder Signal gelesen wird. Die Menschen mit Demenz zeigen uns etwas von unserer Existenz, so wie wir sie de facto leben und so wie sie uns zukommt. Das ist gemäß der Unterscheidung zwischen *Selbst-Sein* und *Geschöpflichkeit* an weiteren Kennzeichen zu zeigen.

Zwischen-Betrachtung: Bleibende Differenz – und doch Ineinander

Auch wenn „Demenz" nicht als Krankheit gekennzeichnet wird, bleibt die *Differenz*, über die wir schließlich offensichtlich doch nicht mit einem anderen Verständnis vom Menschen hinweggehen können. Was sagt diese „Differenz" über die conditio humana? Diese Frage wollen wir festhalten. „Demenz" soll *nicht* als *Metapher* erscheinen, die diese Erfahrung (Passio) auf viele oder alle überträgt und von ihrer Realität ablenkt. Das würde das individuell Leidvolle daran überspielen. Dennoch gilt es im Kontext unserer Wahrnehmung und unseres Verstehens, die Zugehörigkeit, das *Ineinander von Demenz und conditio humana* zu sehen.

Das *Ineinander von Krankheit und Gesundheit,* ohne die Krankheit wegzuinterpretieren oder eine Alternative „Krankheit oder nicht" aufzumachen, ist selbst Kennzeichen der conditio humana. So gehören demente Menschen in ihrer Krankheit mit den Gesunden zusammen. Wo von „Integration" dementer Menschen die Rede ist, kann dies sinnvoll nur bedeuten, dass in Frage steht, wie das Zusammengehören gelebt wird. So ist zu erkennen, wie Demente und Gesunde zusammengehören, in dem einen gemeinsamen menschlichen Leben. Wenn immer wir davon sprechen, dass Demente versorgt, umsorgt und geliebt werden sollen, ist dies darin verwurzelt. So ist auch das biblische *Liebesgebot* zu lesen: „Liebe Deinen Nächsten, er ist wie Du, er gehört zu Dir". Liebe wäre vermessen, wenn von ihr behauptet würde, sie würde den anderen erst zu einem anerkannten Menschen *machen*.[16] Es gilt, im anderen den Menschen zu erkennen, der wir selbst sind – ohne die Differenz zu verwischen, oder vielmehr um die Differenz zuzulassen, sie nicht überspielen zu müssen und in diesem fragwürdigen Sinne zu „entpathologisieren". Es ist immer wieder vom *Stigma* die Rede gewesen, das dementen Menschen anhängt. Diese Stigmatisierung zeigt sich als das Abstoßen dieser Erkenntnis (Wetzstein, 2005). Sie präsent zu halten und zu erlernen, ist die Aufgabe.

Weitere Kennzeichen der conditio humana – angesichts der Demenz

Bleiben wir erst einmal auf dieser Spur, die durch die Unterscheidung von *Selbst-Sein* und *Geschöpflichkeit* markiert ist. Im vielfältigen öffentlichen Nachdenken

---

[16] Martin Luther: Heidelberger Disputation (1518), These 28: „Die Liebe Gottes findet nicht vor, sondern schafft sich, was sie liebt. Die Liebe des Menschen entsteht nur an dem, was sie liebenswert findet."

über Demenzkranke wird immer wieder hervorgehoben, was hier wahrzunehmen und zu lernen ist. Es sind Kennzeichen unserer menschlichen Existenz:

Dass wir Menschen nicht „autark" sind, dass es eine Illusion ist, autark zu sein und aus eigenen Quellen und Ressourcen zu leben. Es wird als Kennzeichen der conditio humana hervorgehoben und es ist Kennzeichen eines jeden lebendigen Wesens. Seine Bedürftigkeit macht es von anderen Quellen und anderen Lebewesen abhängig (Jonas, 1994: 85 f.). Was wir als „Autonomie" oder „Selbstbestimmung" verhandeln, kann nicht darauf zielen, dies zu überdecken oder überlagern.

Die biblisch-christliche Tradition – die hier in der Sprache einer allgemeinen Einsicht erscheint – hat so vom Menschen gesprochen. Sie hat ihn in seiner vielfältigen Bedürftigkeit gesehen. Für den Menschen gilt im Besonderen, dass er diese Bedürftigkeit kennt und sich darauf ausdrücklich beziehen kann. Diese Rede vom Menschen ist in der biblischen Tradition nicht aus der Logik geboren, dass wir dieses Angewiesensein einsehen *müssen*, sondern aus der Logik einer *befreienden Erkenntnis* und Anerkenntnis dieser besonderen Existenzweise. Ausdrücklich wird dies von Jesus in der Bergpredigt in Erinnerung gerufen:

„25 Darum sage ich euch: Sorgt nicht um euer Leben, was ihr essen und trinken werdet; auch nicht um euren Leib, was ihr anziehen werdet. Ist nicht das Leben mehr als die Nahrung und der Leib mehr als die Kleidung? 26 Seht die Vögel unter dem Himmel an: sie säen nicht, sie ernten nicht, sie sammeln nicht in die Scheunen; und euer himmlischer Vater ernährt sie doch. Seid ihr denn nicht viel mehr als sie? 27 Wer ist unter euch, der seines Lebens Länge eine Spanne zusetzen könnte, wie sehr er sich auch darum sorgt? 33 Trachtet zuerst nach dem Reich Gottes und nach seiner Gerechtigkeit, so wird euch das alles zufallen. 34 Darum sorgt nicht für morgen, denn der morgige Tag wird für das Seine sorgen. Es ist genug, daß jeder Tag seine eigene Plage hat." (Matth. 6)

Diese umsorgte *Bedürftigkeit* wird uns in den Demenz-Kranken vor Augen gestellt. Sie spiegeln dieses Angewiesensein auf die Fürsorge anderer zurück. So kommt nicht isoliert oder primär eine moralische Pflicht gegenüber diesen Bedürftigen in den Blick, sondern die Wahrnehmung (recognition) eines Kennzeichens des Lebens, das unser eigenes Leben ist. Nicht die Fürsorgebedürftigkeit nur der anderen kommt in den Blick, sondern die eigene.[17]

Ein weiteres Kennzeichen: Leben ist Leben in *Beziehungen* und menschliches Leben ist Leben in menschlichen Beziehungen. Dies gehört in vielen Betrachtungen, auch praktischen Anleitungen für die Pflege zum Menschenbild, das erkanntermaßen zu erlernen ist.[18] Doch auch hier ist zu fragen, *was* denn genauer damit zu erlernen ist. „Leben in Beziehungen" gilt allgemein für alles Lebendige, wie Hans Jonas es beschrieben hat. Für uns Menschen kommt etwas *Besonderes* hinzu. Men-

---

[17] Dies fehlt weitgehend in den fürsorgeethischen Ansätzen, vgl. z.B. Wetzstein (2005).
[18] So auch Wetzstein (2005): Relationalität als Kennzeichen.

schen tauschen nicht nur aus, was jeder zum Leben braucht, Menschen gehen nicht nur symbiotische Verhältnisse ein, die irgendwie reziprok und relational sind, auch wenn diese nicht zu übersehen sind (vielleicht ein eigenes Kapitel), sondern Menschen sind einander *zugewandt,* so dass einer auch „durch" den anderen lebt – durch das, was der andere seinem Leben hinzufügt, durch das, was einer nur durch den anderen erfahren kann. Mit jedem Menschen kommt etwas Neues in die Welt, an dem andere teilhaben. Dies macht – wie Hannah Arendt sie beschrieben hat – seine Geburtlichkeit aus. Hier gibt es durchaus einseitige, nicht reziproke, *asymmetrische* Verhältnisse. Es gilt diese verschiedenen Relationen zu sehen. Wie lässt sich erlernen, nicht alles selbst leben und sein zu müssen, sondern andere für mich. Bonhoeffer und andere haben diese Stellvertretung als Kennzeichen von Verantwortung beschrieben (Bonhoeffer, 1992).

Es gibt viele *weitere Kennzeichen,* die uns präsent werden, wenn wir von dementen Menschen ausgehen. Wir können manche weitere Symptome aufzählen, die mit dieser Krankheit verbunden sind, aber was immer wir benennen: Wir wären gefragt, was dies für unser Menschsein bedeutet. Welche Art von Verhalten, Lebensweise, Lebensäußerung, die wir als „normal" verrechnen, kommt damit in den Blick und wie ist diese „Normalität" kritisch zu befragen? So setzen wir etwa eine bestimmte Weise der Eigen-Orientierung voraus, oder eine bestimmte Weise, sich zu erinnern, auch eine gewisse Kontinuität im eigenen Lebensvollzug. Hier sind wir zur Rechenschaft gefragt, warum dies uns zur Norm geworden ist, warum wir an diesem Menschenbild festhalten oder welcher Sinn damit gegeben ist.

So hätten wir noch die Erwartung an die *Kontinuität der Persönlichkeit* zu bedenken. Warum diese Kontinuität? Auch hier gibt es widersprechende gelebte Menschenbilder, Menschen, die sagen, sie haben viele Leben – „wer bin ich, und wenn ja wie viele" (Precht, 2007) – und Menschen, die darauf beharren, auf ihrer Linie geblieben zu sein.

Conditio humana – Alt-Werden und Sterben

Wir sehen an diesen *einzelnen Aspekten* – und es sind nur einzelne erst einmal unter vielen – dass es darauf ankommt, wie sich uns diese Erkenntnisse eröffnen und wie eben dies unser *Lernen* bestimmt. Es gilt, unsere conditio humana kennenzulernen, sie zu erlernen. Es gibt manche Anzeichen dafür, dass wir – unsere Gesellschaft – dabei sind, uns auf diesen Lernvorgang einzulassen. Freilich hängt dies daran, dass beides im Blick bleibt: die Differenz zwischen Kranken und Gesunden und ihre Zusammengehörigkeit. Auch die Krankheit muss im Blick bleiben. Dass das Alt-Werden mit bestimmten Krankheiten belastet ist, ist auch als Signal zu lesen. Dazu ist Demenz als „Krankheit" im Besonderen wahrzunehmen. Hier sollte durchaus eine „pathologische" Bestimmung gesehen werden, die Therapien, palliative Behandlung und Pflege fordert, die aber zugleich die Frage wachhält, was diese Krankheit für uns bedeutet.

Fragen wir hier also noch einmal danach, wie diese Krankheit als diese spezifische Krankheit unser Menschenbild tangiert. Dies wird auch von der medizinischen Beschreibung und Wahrnehmung abhängen – so in Bezug auf die Frage, wie Demenz und Lebenserwartung zusammenhängen. Wichtig ist, dass Demenz als die Krankheit wahrgenommen wird, die auf besondere Weise etwas sagt, was das Alt-Werden als solches mit Krankheit in allen Dimensionen zusammensehen lässt.

Demenz als Krankheit von alten und alternden Menschen ist als Signal zu lesen dafür, dass Altwerden auch heißt, die Lebenskraft verlieren, auf das Sterben zugehen, und dass das Sterben im Alter auf eigene Weise präsent wird. Krankheit in ihrer besonderen Symptomatik signalisiert uns gleichermaßen in besonderer Weise das Sterben. Auch hier also steht die Frage an, wie Sterben präsent bleibt. Es ist immer wieder an jene Lebenspraxis einer „ars moriendi" erinnert worden, die das Sterben im Leben präsent sein lässt und das Sich-Einfinden in das Sterben übt. Aber dies bleibt zu unterscheiden von einer Krankheit, einer Krankheit zum Tod, weil diese nicht verspricht, dass „Sterben" zu einer Praxis werden kann, sondern deutlich bleibt: Sterben wird *erlitten,* es ist mit Leiden verbunden, mit Pathos und einer passio moriendi. Demenz ist ein Signal dafür, dass Sterben erlitten wird. Es ist die leibliche Erfahrung nicht nur der Bedürftigkeit, sondern der Hinfälligkeit und der zeitlichen Vergänglichkeit. Sie ist vielen vertraut in der Sprache der Psalmen, die wir bei Beerdigungen hören: „Ein Mensch ist in seinem Leben wie Gras, er blüht wie eine Blume auf dem Felde; wenn der Wind darüber geht, so ist sie nimmer da, und ihre Stätte kennet sie nicht mehr." (Psalm 103) In der Demenz erscheint diese Hinfälligkeit in besonderer Weise. Demenz erscheint als Krankheit auf dem Weg zum Tod (auch wenn Demenz in seiner Bedeutung für das Eintreten des Todes medizinisch different zu sehen ist). Krankheit erscheint so auch in dieser Dimension: existentiell. Nicht nur als insanitas, infirmitas und aegritudo, sondern auch als Erleiden und Erfahren des Sterbens, nicht als ars moriendi, sondern als passio mortis.

Sterben und Tod sind, wenn wir der biblischen Tradition folgen, nicht einseitig als Fluch zu sehen, sondern Sterben und Tod sind, wie Martin Buber die biblische Aussage übermittelt hat, in die Gegensätzlichkeit (Buber, 1952) gestellt, die unser Menschsein bestimmt.[19] Mit dieser Gegensätzlichkeit ist nicht eine Ambivalenz gemeint, von der wir manchmal reden, sondern ein erlittener Widerspruch, der den Weg des Menschen markiert, nach beiden Seiten markiert. Diese Gegensätzlichkeit macht den Kontext aus, in dem wir leben. Sie ist nicht durch „Entpathologisierung" wegzunehmen. Die Seite des Erleidens gehört dazu – nicht um einer „ganzheitlichen" Betrachtung willen, die einzufordern wäre, sondern weil in beiden Seiten von unserer Geschöpflichkeit etwas sichtbar wird (Geburtlichkeit und Hinfälligkeit).

Hier ist erneut etwas davon zu lernen, wie Tod und Sterben zur conditio humana gehören. Nach der Seite des Segens ist der Tod – wenn wir Jonas folgen – Abschied

---

[19] Buber (1952) schreibt: „Für den Menschen als ‚lebende Seele' (2,7) ist der gewußte Tod die drohende Grenze; für ihn als das in der Gegensätzlichkeit umgetriebene Wesen kann er zum Hafen werden, um den zu wissen heilsam ist." (S. 21).

um anderer willen, die das Leben neu aufnehmen, weiterführen. Dies meint nicht eine überindividuelle, kollektive Perspektive der Gesellschaft, für die es irgendwie weitergeht, sondern es meint den Abschied im Blick auf die anderen Menschen, die neu beginnen dürfen. Der Sterbende darf aufhören um eines Neuanfangs durch andere willen. So ist die Sterblichkeit mit der Geburtlichkeit verbunden (Jonas, 1994: 95 f.). Auf die Demenz wird so das Licht von Abschied geworfen, der zugleich Übernahme durch andere ist. Das ist wiederum nicht als „Kunst" zu beschreiben, sondern doch auch ein Weggenommen-*Werden*, wie es in mancher Weise zum Ausdruck kommt, wenn wir sagen, ein Mensch ist abgerufen worden aus diesem Leben, heimgerufen worden. Es ist dieses Passivische kennzeichnend – und es ist entlastend, weil damit nicht die Erwartung im Raume steht: Wann nimmst du Abschied, wann hörst du auf? Diese Überlegung wird uns abgenommen. Heraustreten-Dürfen, *nicht* der Erinnerung verhaftet bleiben, macht den Segen aus, der zu dieser Realität gehört und ebenso „realistisch" ist, wie die andere Seite das erlittene Sterben als Fluch.

Ohne „Demenz" zur Metapher zu machen – hier tritt diese passive Seite, die Seite unserer Geschöpflichkeit hervor, keine ars moriendi, sondern ein Weg des Abgerufen-*Werdens*, mit allem Guten, was auf diesem Weg geschehen kann. Der Wunsch zu sterben hat hier seinen guten Ort, es bedarf keiner Form der Selbstbehauptung. So bekommt das Abschiedlich-Leben seine Form. Erst hier: denn es heißt, die „Welt" hinter sich zu lassen, die „Welt" sein zu lassen. Ohne diesen Ton wäre das Sterben nicht verstanden: „Oh Welt ich muss dich lassen." „Oma lebt in einer anderen Welt" – so hieß eine kirchliche Aktion zur Wahrnehmung von dementen Menschen. Nicht um hier zu metaphorisieren, sondern die Realität nicht zu verkürzen auf ein anderes Menschenverständnis, in dem diese Momente fehlen und aus dem Abgerufen-Werden etwas anderes wird, vielleicht ein Aufgeben, eine Kündigung oder was immer. Dieses Abgerufen-Werden ist in der Hoffnung verwurzelt, die sagen kann, wohin Menschen gerufen werden.

Und dann kommt die andere Seite neu in den Blick (im Sinne der Gegensätzlichkeit): das Sterben als Fluch, weil es nicht nur Leben beendet sein lässt, sondern auch Leben verdirbt, zerstört. Diese Seite des Gegensatzes muss, ja *darf* eben auch im Blick bleiben, sonst gehen diese Betrachtungen über das Leiden hinweg, das mit der leiblichen Existenz verbunden ist, sonst kommt es zur Aufhebung der Gegensätzlichkeit in eine allgemeine (dialektische) Betrachtung von Sterben und Neuanfangen. In dieser Position über den Gegensätzen befinden wir uns nicht, wie Martin Buber unterstreicht: Wir sind mitten hineingestellt. Darin ist die Zerstörung präsent, nicht zu „entpathologisieren", und verlangt nach Leidensminderung. Die Zerstörung leiblicher Existenz gehört zum Sterben – wie es in vielen biblischen Bildern gesagt wird: „Das Gras *verdorrt."* (Psalm 90,5 f.) Mit dem Sterben ist das *leibliche* Verschwinden verbunden und dieses erst gehört zusammen mit dem, was Christen als die Auferstehung glauben. Sie ist Neuschöpfung, nicht Wiederbelebung. So ist in die Auferstehung die conditio humana eingeschrieben.[20]

---

[20] Zur biblischen Tradition siehe Ulrich-Eschemann (2008).

Mit der Demenz rückt dies uns auf besondere Weise nahe – hier müssen jetzt Krankheitsverläufe eingetragen werden – weil eben die Kennzeichen, von denen die Rede war, schmerzlich tangiert werden.

Gelebtes Menschenverständnis – das Menschenbild für die Gesunden

Geteiltes Gedächtnis, externes Gedächtnis, Leben durch andere (vs. Identität), Leben in der Begrenzung auf Neues hin, Leben in der Erwartung des Abschieds – diese *Kennzeichen,* die zu sehen wir provoziert werden, bleiben präsent und lebendig allein dann, wenn sie *gelebt* werden, wenn es eine Lebenspraxis gibt, die ihnen entspricht. Es sind gelebte Kennzeichen, die den Raum, den Kontext bilden, in dem Segen und Fluch, das Abschiednehmen und die Zerstörung präsent bleiben. Es geht um diese Kennzeichen, die wir miteinander teilen und die unsere Endlichkeit bestimmen, nicht um Gegenstrategien, die ein „Menschenbild" aufrichten oder einfordern. Es geht um Kennzeichen, die die Realität sehen helfen, die es zu erfahren und zu teilen gilt. Diese conditio humana gilt es als unsere Wirklichkeit zu teilen, in der die einen diesen und die anderen jenen Ort einnehmen, die einen für die anderen.

Hier setzen durchaus ja viele *Ratgeber,* auch Lernprogramme für *diejenigen* an, die direkt mit dementen Menschen leben und sie umsorgen und pflegen. Wir könnten diese jetzt durchgehen und sehen, wie sie einem solchen Menschenverständnis entsprechen. Hier wird immens viel gelernt. Über diese Menschen lernt „die Gesellschaft". Von hier aus ist noch einmal zu bedenken, was davon die Tagesordnungen erreicht hat.

Es geht nach dieser Seite um das Menschenverständnis für die „Gesunden", das sich dort abzeichnet, wo Menschen dementen Menschen begegnen, mit ihnen leben oder sie pflegen. Was hier zu lernen ist, steht in *Differenz* zu vielem, was in der *Gesellschaft* als Lebenspraxis thematisiert und eingefordert wird – und was wiederum an dieser besonderen Krankheit herausgefordert wird. Gefordert ist hier eine eigene Art der *„Geduld".* Es ist die Geduld, die an einem anderen Zeitverlauf teilhat, als es unsere täglichen Zeitabläufe verlangen und vorsehen. Es ist die Geduld, die der Realität verbunden bleibt, die uns gegeben ist. Zu dieser Realität gehört die *Externalität* der menschlichen Existenz. Und zu dieser Realität gehört die andere Seite der Endlichkeit (Finalität), die *Neuschöpfung,* der Neubeginn.

Wie gehört diese Geduld zu unserer conditio humana? Biblisch wird sie von Gott ausgesagt. Es wird uns gesagt, dass wir selbst diejenigen sind, die tagtäglich von Gottes Geduld leben – Gott bewahrt uns in dieser Realität, mit ihr, nicht mit der von uns erdachten Realität, ist die Hoffnung verbunden. Ihr gilt seine Verheißung. Diese Geduld gilt es weiterzugeben und vieles anderes, das dieses gelebte Menschenverständnis enthält, zu dem wir Menschen berufen sind. Darin kann die Praxis verwurzelt sein, die hier gefordert wird – nicht nur als moralische Pflicht, sondern als die Wahrnehmung und Realisierung dessen, was wir sein dürfen.

Kritische Spur – der Hoffnung

Es wäre paradox, würden wir in unserem Reden von „Demenz" vergessen, wer wir Menschen sind, was zu uns gehört, weil alles darauf ausgerichtet ist, das Leben fortzusetzen, wie es ist, statt in der begründeten Hoffnung[21] zu leben, dass Neues aussteht. Diese Hoffnung ist das Kennzeichen, das den Blick dafür öffnet, dass sich menschliches Leben *nicht* in dem erfüllen muss, was es (in ein „Selbst") einzufangen oder zu realisieren imstande ist: „Wer ist unter euch, der seines Lebens Länge eine Spanne zusetzen könnte" (Matth. 6,27). Was von dieser Seite – wie durch die Praxis hindurch – kranken Menschen mitzuteilen ist, ist das hoffnungsvolle Vertrauen in diese *externe* Existenz. Was damit an dem Phänomen der Demenz zu er-kennen ist, führt uns auf eine konkrete *kritische* Spur eines Verständnisses vom Menschen und einer ihm entsprechenden Praxis, in manchem Widerspruch zu Auffassungen von unserem menschlichen Leben, die in eine ganz andere Richtung gehen.

Literatur

Arendt, H. (1959): The human Condition. Doubleday, Garden City, N.Y.
Arendt, H. (1960): Vita activa oder Vom tätigen Leben. Kohlhammer, Stuttgart.
Bonhoeffer, D. (1992): Ethik. Kaiser, München.
Buber, M. (1952): Bilder von Gut und Böse. Hegner, Köln.
Fried, J. (2004): Der Schleier der Erinnerung. Grundzüge einer historischen Memorik. Beck, München.
Hagner, M. (2008): Homo cerebralis. Der Wandel vom Seelenorgan zum Gehirn. Suhrkamp, Frankfurt am Main.
Heuser, S. (2004): Menschenwürde. Eine theologische Erkundung. Lit, Münster.
Jonas, H. (1994): Last und Segen der Sterblichkeit. In: Philosophische Untersuchungen und metaphysische Vermutungen, S. 81-100. Suhrkamp, Frankfurt am Main.
Kitwood, T. (2005): Demenz. Der person-zentrierte Ansatz im Umgang mit verwirrten Menschen. Huber, Bern.
Metzinger, T. (2005): Bewußtsein. Beiträge aus der Gegenwartsphilosophie, 5., erw. Aufl. mentis, Paderborn.
Nida-Rümelin, J.; Özmen, E. (2006): Humanismus als Leitkultur. Ein Perspektivenwechsel. Beck, München.
Nietzsche, F. (1887): Zur Genealogie der Moral, 2. Abhandlung. Schuld, Schlechtes Gewissen und Verwandtes.
Precht, R. D. (2007): Wer bin ich – und wenn ja, wie viele? Eine philosophische Reise. Goldmann, München.
Ritschl, D. (1967): Memory and Hope. An Inquiry concerning the Presence of Christ. The Macmillan Comp., New York.
Sauter, G. (1972): Erwartung und Erfahrung. Predigten, Vorträge und Aufsätze. Kaiser, München
Schirrmacher, F. (2004): Das Methusalem-Komplott. Blessing, München.
Schoberth, W. (2006): Einführung in die theologische Anthropologie. Wiss. Buchges., Darmstadt
Taylor, C. (1994): Quellen des Selbst. Die Entstehung der neuzeitlichen Identität. Suhrkamp, Frankfurt am Main.
Ulrich, H. G. (2007): Wie Geschöpfe leben. Konturen evangelischer Ethik. LIT, Berlin.

---

[21] Siehe dazu und zur ganzen Thematik Sauter (1972).

Ulrich-Eschemann, K. (2008): Leben, auch wenn wir sterben. Christliche Hoffnung lernen und lehren. Vandenhoeck & Ruprecht, Göttingen.
Uslar, D. von (2005): Leib, Welt, Seele. Höhepunkte in der Geschichte der Philosophischen Psychologie – von den Anfängen bis zur Gegenwart. Königshausen & Neumann, Würzburg.
Wetzstein, V. (2005): Diagnose Alzheimer. Grundlagen einer Ethik der Demenz. Campus, Frankfurt am Main.
Wißmann, P.; Gronemeyer, R.; Whitehouse, P. J.; Klie, T. (2008): Demenz und Zivilgesellschaft – eine Streitschrift. Mabuse, Frankfurt am Main.
Wyschogrod, E. (1998): An Ethics of Remembering. History, Heterology, and the nameless Others. University of Chicago Press, Chicago.

Rechtliche Entscheidungen am Lebensende: Rechtssituation in Deutschland im Vergleich zu den Niederlanden[1]

Christoph Sowada

Zusammenfassung

Nach einer Darstellung der unterschiedlichen juristischen Fallgruppen im Bereich der Sterbehilfe (einschließlich des Suizids) richtet sich der Blick auf die Rechtslage (und die Rechtswirklichkeit) in den Niederlanden, wo die aktive Sterbehilfe seit 2001 unter bestimmten Voraussetzungen seit 2001 legalisiert ist. Die rechtsvergleichende Betrachtung führt zur Ablehnung einer Übertragung des niederländischen Modells in das deutsche Rechtssystem. Die problematischste Fallkonstellation im Sterbehilfekontext bildet die Frage des Behandlungsabbruchs (= passive Sterbehilfe) beim entscheidungsunfähigen Patienten. Hierbei erweist sich das Selbstbestimmungsrecht des Patienten sowohl unter rechtlichen als auch unter ethischen Vorzeichen als der maßgebliche Gesichtspunkt. Die Wahrung dieses Selbstbestimmungsrechts ist auch das Anliegen des nach intensiver rechtspolitischer Diskussion unlängst verabschiedeten Gesetzes zur Regelung der Patientenverfügung. Abschließend ist ein Blick auf die besondere Situation von Demenzkranken zu werfen.

Vor wenigen Monaten erschien ein Buch des Publizisten Tilman Jens mit dem Titel „Demenz – Abschied von meinem Vater". Dieser Vater ist der bekannte Tübinger Professor für Rhetorik und für Altphilologie Walter Jens, der im Jahre 2004 an Demenz erkrankte. Das Buch thematisiert die Schwierigkeit im Umgang mit existenzieller Wahrheit: zum einen mit Blick auf den Vater bezüglich der kurz vor Ausbruch der Krankheit erfolgten Aufdeckung seiner Mitgliedschaft in der NSDAP, und zum anderen mit Blick auf den Sohn hinsichtlich seiner Unfähigkeit, mit der Erkrankung des Vaters angemessen umzugehen (inzwischen hat auch Inge Jens, die Ehefrau von Walter Jens, ihre Gedanken unter dem Titel „Unvollständige Erinnerungen" publiziert). Eröffnet bereits dieser (selbst-)kritische Blick auf Sprachlosigkeit und Verdrängung einen Zugang zu unserem Thema, so kommt hinzu, dass Walter Jens in dem 1995 gemeinsam mit dem Tübinger Theologen Hans Küng verfassten Buch „Menschenwürdig sterben" – wie es im Untertitel dieses Buches heißt – ein

---

[1] Bezüglich des nach der Veranstaltung verabschiedeten Dritten Gesetzes zur Änderung des Betreuungsrechts aktualisierter und mit Nachweisen versehener Vortrag vom 13.6.2009. Der Vortragsstil wurde beibehalten.

„Plädoyer für Selbstverantwortung" gehalten hat. In der Sache treten beide Autoren für die Zulässigkeit der aktiven Sterbehilfe ein. Walter Jens ist also ein Mensch, der in gesunden Tagen nach eingehender innerer Auseinandersetzung und Reflexion für die Möglichkeit aktiver Sterbehilfe plädiert hat und inzwischen an Demenz erkrankt ist. Damit lenkt er unseren Blick auf zentrale Probleme des hier zu behandelnden Themas.

I Überblick über die unterschiedlichen juristischen Fallgruppen im Bereich der Sterbehilfe

Schon im alten Rom wusste man: „Gut entscheidet, wer unterscheidet." Dieser Rat gilt gerade auch für den Bereich der Sterbehilfe, in dem die weithin geläufige, aber recht grobe Gegenüberstellung zwischen (verbotener) aktiver Sterbehilfe und (weitgehend erlaubter) passiver Sterbehilfe unter juristischen Vorzeichen in vier Fallgruppen aufzufächern ist (vgl. Achenbach, 2002; s. auch Kreß, 2009: 242 ff.; Roxin, 2007: 321 ff.). Hierbei ist auch ein teilweise zu konstatierender terminologischer Wandel (ohne sachliche Änderung) zu berücksichtigen (vgl. Beckmann, 2005; Schreiber, 2006: 474 f.; Verrel, 2006: 60 ff.; s. auch Neumann und Saliger, 2006: 281 f.; Schöch und Verrel, 2005: 560 ff.).

1. Aktive Sterbehilfe

Was traditionell als „aktive Sterbehilfe" bezeichnet wird, heißt in moderner Terminologie „Tötung auf Verlangen". Diese Bezeichnung entspricht der Überschrift des § 216 des Strafgesetzbuchs (StGB). Nach dieser Vorschrift wird mit Freiheitsstrafe bis zu fünf Jahren oder mit Geldstrafe bestraft, wer „durch das ausdrückliche und ernstliche Verlangen des Getöteten zur Tötung bestimmt worden" ist. In dieser Strafnorm ist weder von einer unheilbaren Krankheit oder Todesnähe noch von einer Mitleidsmotivation des Täters ausdrücklich die Rede. Überhaupt ist zu konstatieren, dass es in der gegenwärtigen deutschen Strafrechtsordnung keine explizite Strafvorschrift über die Sterbehilfe gibt (zu rechtspolitischen Vorschlägen Eser, 1986; Schöch und Verrel, 2005; Schreiber, 2006). Vielmehr handelt es sich bei § 216 StGB um eine allgemeine Privilegierung gegenüber dem Totschlag. Der Bedeutungsgehalt dieser Strafnorm liegt darin, dass der Täter (also z.B. der Arzt, der seinem Patienten auf dessen Wunsch ein tödliches Gift injiziert) trotz der Einwilligung des Opfers strafbar ist, aber mit einer im Vergleich zum Totschlag (§ 212 StGB) milderen Strafe belegt wird. Für eine Mitleidstötung, die ohne ein ausdrückliches und ernsthaftes Verlangen des Opfers erfolgt, ist § 216 StGB nicht einschlägig. Die Krankenschwester, die als sog. „Todesengel" den Patienten ohne dessen vorherige Aufforderung zu seinem vermeintlich Besten mit einem Kissen erstickt, macht sich also ungeachtet ihrer altruistischen Motivation eines Totschlags oder sogar eines Mordes schuldig (Bundesgerichtshof, 1991 und 2008). In der Sterbehilfediskussion geht es unter dem Stichwort der aktiven Sterbehilfe ausschließlich um die dem erklärten Willen des

Patienten entsprechende Tötung. Die Strafbarkeit der dem Moribunden oktroyierten Fremdtötung steht außer Frage (so auch v. Hirsch und Neumann, 2007: 693, die im Übrigen für eine Entkriminalisierung im Bereich der Tötung auf Verlangen eintreten).

2. Passive Sterbehilfe

Die gemeinhin „passive Sterbehilfe" genannte Fallkonstellation wird in moderner Terminologie als „Behandlungsbegrenzung" oder – meines Erachtens vorzugswürdig – als „Behandlungsabbruch" bezeichnet. In der Sache geht es hierbei um das Unterlassen lebenserhaltender Maßnahmen. Die Abgrenzung zwischen einem Tun und einem Unterlassen wird überwiegend anhand des normativen Kriteriums des „Schwerpunkts der Vorwerfbarkeit" vorgenommen. Hiernach wird insbesondere das Abschalten einer Herz-Lungen-Maschine durch den behandelnden Arzt – obwohl hierbei in einem physikalischen Sinne Kraft entfaltet wird – überwiegend nicht als Tun, sondern als Unterlassen beurteilt, weil nach der sozialen Bedeutung des Geschehens der Aspekt des Nicht-Weiterbehandelns im Vordergrund steht (Kühl, 2007: vor § 211 Rdn. 8a m.w.N.; ausführlich – zur Konstruktion freilich kritisch – Schneider, 2003: vor § 211 Rdn. 108 ff.). Auch die Aufrechterhaltung der Basisversorgung (z.B. durch das Zuführen von Tee) ändert den Unterlassungscharakter nicht.

3. Indirekte Sterbehilfe

Die sog. indirekte Sterbehilfe firmiert auch unter der moderneren Bezeichnung der „Leidensminderung". Hierunter versteht man jene Fälle, in denen dem Patienten zum Zwecke der Schmerzbekämpfung Mittel verabreicht werden, die als unbeabsichtigte Nebenfolge eine Lebensverkürzung mit sich bringen. Über die Straflosigkeit derartiger Maßnahmen sind sich Mediziner, Juristen, Philosophen und Theologen im Ergebnis einig. Da es sich eigentlich um eine Form der aktiven Sterbehilfe handelt, bereitet die dogmatisch saubere Begründung der Straflosigkeit gewisse Schwierigkeiten, die aber an dieser Stelle dahingestellt bleiben sollen (näher hierzu Merkel, 2006; Schneider, 2003: vor § 211 Rdn. 95 ff.).

4. Mitwirkung am Suizid

Die vierte Konstellation, die „Mitwirkung am Suizid", ist keine reine Kategorie der Sterbehilfe; denn Selbsttötungen kommen auch bei an sich gesunden Menschen vor, die ihrem Leben aus anderen als medizinischen Gründen ein Ende setzen möchten. Andererseits illustrieren der Hinweis auf die Organisationen „Dignitas" und „Exit" (vgl. Birkner, 2006; zu Exit auch Fischer, 2004: 117 ff.) sowie die Namen Julius Hackethal (Oberlandesgericht München, 1987; Herzberg, 1988) und Roger Kusch (2007; s. auch ders., 2006) mit hinreichender Deutlichkeit, dass der Suizid auch im Kontext der Sterbehilfe eine Möglichkeit darstellt, mittels derer ein Patient einen von ihm als unerträglich empfundenen Leidenszustand beenden kann.

Der strafrechtliche Ausgangspunkt ist – ungeachtet aller mit der Selbsttötung einhergehenden ethischen und religiösen Aspekte – eindeutig (Schneider, 2003: vor § 211 Rdn. 30 ff.): Weil sich die Tötungsdelikte des Strafgesetzbuches ausschließlich gegen die Tötung eines anderen Menschen richten (Kühl, 2007: vor § 211 Rdn. 9), unterfällt die freiverantwortliche Selbsttötung – wie wir Juristen sagen – keinem Straftatbestand. Hieraus folgt zugleich, dass auch die Teilnahme am Suizid eines anderen straflos bleibt. Wer einen anderen anstiftet, sich das Leben zu nehmen, oder wer ihm bei diesem Vorhaben Hilfe leistet, wird also nicht bestraft. Einige andere Staaten (z.B. Österreich und Großbritannien, unter der einschränkenden Voraussetzung eines Handelns aus „selbstsüchtigen Motiven" auch die Schweiz) haben die Mitwirkung am Suizid durch eigenständige Strafnormen unter Strafe gestellt. Dass es entsprechende Strafnormen in Deutschland (bislang) nicht gibt, ist Ausdruck einer bewussten liberalen Grundentscheidung des Gesetzgebers. Zugleich tritt in dieser Entscheidung eine wichtige Grenzziehung zutage: Strafbar ist, wer einen anderen (sei es auch auf dessen Verlangen; vgl. § 216 StGB) tötet; straflos ist, wer lediglich dazu beiträgt, dass ein anderer sich selbst töten kann. Exemplarisch auf die Sterbehilfe projiziert: Der Arzt, der dem Patienten die von diesem erbetene tödliche Giftspritze verabreicht, wird wegen Tötung auf Verlangen bestraft; sein Kollege, der einem Patienten auf dessen Wunsch ein Glas mit in Wasser aufgelöstem Gift an die Lippen hält, aus dem der vom Hals an gelähmte Patient dann mittels eines Strohhalms trinkt, bleibt straflos, weil es sich hier um eine straflose Beihilfe zur Selbsttötung handelt. Die Forderung, beide Fälle seien gleich zu beurteilen, da sie sich doch allein hinsichtlich der Darreichungsform des Giftes unterscheiden, würde den letztlich durchschlagenden prinzipiellen Unterschied ignorieren, wem im entscheidenden, todbringenden Augenblick die Herrschaft über das Geschehen zufällt. Es ist – psychologisch und normativ – etwas fundamental anderes, ob jemand seinen Todeswunsch im kritischen Moment „durchhält" und seinen Tod durch sein Tun selbst verantwortet oder ob er lediglich den erwünschten Tod aus der Hand eines anderen empfängt (vgl. Duttge, 2006: 576 f.; Roxin, 1993: 183 ff.).

Vier weitere Aspekte zum Suizidbereich können an dieser Stelle lediglich schlagwortartig benannt werden: Erstens muss es sich um einen freiverantwortlichen Suizid handeln. Der Maßstab für die Freiverantwortlichkeit ist umstritten (vgl. Schneider, 2003: vor § 211 Rdn. 37 ff.). Allerdings steckt die Rechtsprechung die Grenzen diesbezüglich sehr weit; zudem ist in Sterbehilfekonstellationen regelmäßig von einem sog. Bilanzsuizid auszugehen, für den auch nach dem vergleichsweise strengeren Maßstab die Freiverantwortlichkeit grundsätzlich bejaht wird. Zweitens besteht eine rechtliche Grauzone hinsichtlich jener Fälle, in denen sog. Garanten (das sind Personen, die rechtlich – grundsätzlich – zur Erfolgsabwendung verpflichtet sind) gegenüber einem bewusstlos gewordenen Suizidenten von Rettungsmaßnahmen absehen (vgl. Bundesgerichtshof, 1984; hierzu Sowada, 1985; s. auch Schneider, 2003: vor § 211 Rdn. 65 ff.). Zur Vermeidung normativer Wertungswidersprüche erscheint insoweit die Position vorzugswürdig, angesichts der

Straflosigkeit der aktiven Suizidmitwirkung (auch für Garanten) eine rechtliche Erfolgsabwendungspflicht zu verneinen. Drittens bestimmt das ärztliche Standesrecht in Deutschland eine strikte Missbilligung jeglicher ärztlicher Suizidassistenz (Bundesärztekammer, 2004; s. auch Hoppe, 2006). Diese ausnahmslose Haltung hat zu Recht Kritik erfahren (vgl. Birnbacher, 2006; Deutscher Juristentag, 2006, Beschlüsse IV.5 und 6 [N = 202, 206]; Kreß, 2009: 279 f.; Verrel, 2006: C 114 ff.; s. auch Lorenz, 2009: 64 f., sowie Schweizerische Akademie der Medizinischen Wissenschaften, 2004: Richtlinien 4.1 und 4.2). Aus rechtlicher Perspektive erscheint es insbesondere problematisch, dass ein nach allgemeiner gesetzlicher Wertentscheidung für jedermann strafloses Verhalten ohne jede Abwägung im Einzelfall mit berufsrechtlichen Sanktionen bedroht wird, die bis zum Berufsverbot reichen können. Dass kein Arzt zur Mitwirkung an einem Suizid verpflichtet ist, versteht sich von selbst. Viertens schließlich ist auf die Diskussion um die Einführung einer Strafbarkeit der Suizidbeihilfe aus Gewinnsucht hinzuweisen (vgl. Lorenz, 2009: 64 f.; Schöch und Verrel, 2005:. 581 f.; Verrel, 2006: C 116 f.; hier dürfte gegebenenfalls eine verwaltungsrechtliche Lösung den Vorzug vor der Einführung einer Kriminalstrafe verdienen, Duttge; 2006: 584; Neumann und Saliger, 2006: 287 f.; Schreiber, 2006: 478).

II Die Regelung der Sterbehilfe in den Niederlanden

Das im Jahr 2001 beschlossene und zum 1. 4. 2002 in Kraft getretene, sehr umstrittene und insbesondere auch im Ausland heftig kritisierte niederländische „Gesetz zur Kontrolle der Lebensbeendigung auf Verlangen und der Hilfe bei der Selbsttötung" eröffnete erstmals die Möglichkeit der Straflosigkeit aktiver ärztlicher Sterbehilfe (zur Rechtslage in den Niederlanden Janssen, 2001; Schreiber, 2004: 546 ff.; Tak, 2001; sowie monographisch Fischer, 2004; Grundmann, 2004 – zu beiden Antoine, 2006 – und Reuter, 2002). Inzwischen gibt es vergleichbare Regelungen in Belgien (2002) (vgl. Lorenz, 2009: 65 f.; Kreß, 2009: 271 f.; s. auch Oduncu und Eisenmenger, 2002; sowie die Nachweise zu rechtsvergleichenden Untersuchungen bei Roxin, 2007: 347 in Fn. 84) und in Luxemburg (2008).

1. Entstehungsgeschichte der Neuregelung

Bis zur Neuregelung war in den Niederlanden die Tötung auf Verlangen unter den gleichen Voraussetzungen wie in Deutschland (bei einem weitergehenden Strafrahmen) strafbar. Darüber hinaus enthielt das niederländische Strafgesetzbuch eine Strafbestimmung über die Hilfe zum Suizid. Hiernach wurde – sofern der „Selbstmord" erfolgte – mit einer Freiheitsstrafe bis zu drei Jahren oder mit Geldstrafe bis zu 10.000 Gulden (= 4.537,80 Euro) bestraft, „wer einen anderen vorsätzlich zu einem Selbstmord bestimmt, ihm dabei behilflich ist oder ihm die dazu benötigten Mittel beschafft". Zu dieser Norm gibt es im deutschen Strafgesetzbuch kein Gegenstück. Insgesamt kann man also feststellen, dass die früheren niederländischen Regelungen zur Sterbehilfe eher strenger waren als die deutschen.

Etwa seit Beginn der 70er Jahre vollzog sich in den Niederlanden ein gesellschaftlicher Anschauungswandel zur Euthanasiefrage, der zu einem Rechtsprechungswandel führte und schließlich seinen Niederschlag in dem Gesetzeswandel fand (vgl. Tak, 2001: 906 ff.). Als Auslöser oder doch zumindest als Verstärker dieser Entwicklung kann der großes Aufsehen erregende Strafprozess gegen die niederländische Ärztin Geertruide Postma-van Boven angesehen werden, die ihre schwermütige, sprachgestörte und halbseitig gelähmte 78-jährige Mutter in einem Pflegeheim auf deren jahrelang ausdrücklich geäußerten Wunsch mit einer Morphiumspritze getötet hatte und hierfür 1973 eine Gefängnisstrafe von einer Woche auf Bewährung erhielt (hierzu Reuter, 2002: 16 ff.). Auch in der Folgezeit gab es zahlreiche ausgesprochen milde Urteile in Fällen aktiver Sterbehilfe (Reuter, 2002: 16 ff., 49 f.). Mitte der 80er Jahre wurde höchstrichterlich die Möglichkeit anerkannt, dass ein Arzt, der dem Tötungsverlangen seines Patienten nachgibt und aktive Sterbehilfe leistet, nach den Regeln des Notstandes (§ 40 nStGB) gerechtfertigt sein kann (Reuter, 2002: 28 ff.). Die Bejahung eines Rechtfertigungsgrundes (hier also des Notstands) bedeutet, dass das betreffende Verhalten als rechtlich einwandfrei beurteilt wird und deshalb straflos bleibt. Nachdem 1993 durch eine Ergänzung des Gesetzes über die Leichenschau ein Meldeverfahren eingeführt und 1998 regionale Kontrollkommissionen geschaffen wurden, begann ebenfalls im Jahre 1998 die parlamentarische Vorbereitung des drei Jahre später in Kraft getretenen Gesetzes zur Kontrolle der Tötung auf Verlangen und der Hilfe bei der Selbsttötung (ausführlich zum Gesetzgebungsverfahren Reuter, 2002: 71-140).

2. Inhalt der neuen gesetzlichen Regelung

Das neue Gesetz hält im Grundsatz am Verbot der aktiven Sterbehilfe fest. Von entscheidender Bedeutung ist jedoch die im neuen Abs. 2 des Art. 293 nStGB normierte Ausnahme: Danach ist die Tat „nicht strafbar", sofern sie durch einen Arzt begangen wurde, welcher die gesetzlich festgelegten Sorgfaltsanforderungen eingehalten und dem Leichenbeschauer gemäß den Vorschriften des Gesetzes über das Leichen- und Bestattungswesen Meldung erstattet hat. Diese Ausnahmeregelung gilt bezüglich der Beihilfe zum Suizid (nicht aber hinsichtlich der Anstiftung zur Selbsttötung) entsprechend.

Das Gesetz nennt sechs zu beachtende Sorgfaltskriterien. Hiernach muss der Arzt
1. zu der Überzeugung gelangt sein, dass der Patient seine Bitte freiwillig und nach reiflicher Überlegung gestellt hat;
2. zu der Überzeugung gelangt sein, dass der Zustand des Patienten aussichtslos und sein Leiden unerträglich ist;
3. den Patienten über dessen Zustand und Aussichten aufgeklärt haben;
4. mit dem Patienten zu der Überzeugung gelangt sein, dass es in dessen Situation keine andere annehmbare (bzw. „angemessene") Lösung gibt;
5. mindestens einen anderen, unabhängigen Arzt zu Rate gezogen haben, der den Patienten untersucht und schriftlich zu den vorgenannten Sorgfaltskriterien Stellung genommen hat, und schließlich

6. bei der Lebensbeendigung oder bei der Hilfe zur Selbsttötung mit medizinischer Sorgfalt vorgegangen sein.

Des Weiteren enthält das Gesetz abgestufte Regelungen für minderjährige Patienten. In verfahrensrechtlicher Hinsicht ist ferner die Rolle der fünf regionalen Kontrollkommissionen von Bedeutung, denen neben einem Juristen als Vorsitzendem (mindestens) ein Mediziner und ein Ethiker angehören. Anders als nach dem früheren Recht kommt der Kontrollkommission heute nicht nur eine beratende, sondern eine selbständige Entscheidungsfunktion in dem Sinne zu, dass das Verfahren beendet ist, sofern die Kommission aufgrund des ärztlichen Berichts und etwaiger weiterer Untersuchungen mehrheitlich zu der Überzeugung gelangt, dass der Arzt die soeben dargestellten Sorgfaltsanforderungen eingehalten hat; andernfalls legt sie den Fall der Staatsanwaltschaft vor. Ferner verfassen die Kommissionen in jedem Jahr einen zwar anonymen, aber mit einem Höchstmaß an Offenheit gestalteten Bericht über ihre Tätigkeit.

3. Die niederländische Rechtswirklichkeit

Neben dem geschriebenen Gesetz – dem „law in the books" – ist auch die tatsächliche Handhabung des Rechts – das „law in action" – von Bedeutung. Erkenntnisse zur niederländischen Rechtswirklichkeit vermitteln zum einen die Jahresberichte der Regionalen Kontrollkommissionen, zum anderen mehrere (auch ältere) von der niederländischen Regierung in Auftrag gegebene empirische Studien (s. auch Finger, 2004; Jochemsen, 2005; Verrel, 2006: C 65 f.).

Aus den insoweit erhobenen Daten ergibt sich, dass den Kontrollkommissionen jährlich ca. 1900 Fälle gemeldet werden (vgl. die Jahresberichte der Regionalen Kontrollkommissionen für Sterbehilfe der Niederländischen Regierung; in deutscher Übersetzung abrufbar unter http://www.forum-sterbehilfe.de/download.html). In den letzten Jahren ist die Zahl der gemeldeten Fälle jedoch gestiegen (2007: 2.120 Fälle, 2008: 2.331 Fälle nach http://aerzteblatt-student.de in der Rubrik Ausland/News/Archiv, Meldung vom 29.5.2009). Zu etwa 90% handelt es sich um Fälle aktiver Sterbehilfe; auf die Beihilfe zur Selbsttötung entfallen nur etwa 10%. Die meisten Betroffenen starben zu Hause (88%), und in über 80% der Fälle erfolgte die Tat durch den Hausarzt (Grundmann, 2004: 201 ff., auch zum Folgenden und zu weiteren empirischen Angaben). Ebenfalls über 80% der betroffenen Patienten litten an einer Krebserkrankung (hierzu auch Schäfer et al., 2006). Das Ausmaß der Lebensverkürzung wird für die aktive Sterbehilfe am häufigsten auf ein bis vier Wochen geschätzt, bei der Beihilfe zur Selbsttötung überwiegend auf mehr als einen Monat.

Manche Angaben gestatten den Vergleich mit der Situation unter der früheren Gesetzeslage: So ist der Anteil der Ärzte, die weder jemals aktive Sterbehilfe leisten noch eine Weiterverweisung vornehmen würden, von 4% im Jahre 1990 und 3% im Jahre 1995 auf 1% im Jahr 2001 gesunken. Die Meldebereitschaft ist von 41%

im Jahre 1998 auf (immer noch recht niedrige) 54% gestiegen, wobei eine Meldung gerade in den Fällen unterblieben ist, in denen das Risiko einer Strafverfolgung als vergleichsweise hoch eingeschätzt wurde (Grundmann, 2004: 204 f.). Insgesamt ist die Zahl der Fälle aktiver Sterbehilfe in den Niederlanden (von ca. 3.500 Fällen = 2,6% aller Todesfälle im Jahr 2001 auf 2.300 Fälle = 1,7% aller Todesfälle im Jahr 2005) zurückgegangen (Kreß, 2009: 276). Zur Einordnung dient auch die Feststellung, dass auf einen Fall aktiver Sterbehilfe jeweils acht Fälle der indirekten und der passiven Sterbehilfe kamen (vgl. – für 2001 – Grundmann, 2004: 204). Besonderes Augenmerk verdient der Umstand, dass die empirische Untersuchung für das Jahr 2001 982 Fälle (= 0,7% aller Todesfälle) zutage förderte, in denen „aktive Sterbehilfe ohne Verlangen" verübt wurde (Grundmann, 2004: 209). Zu diesem erschreckenden Befund ist freilich anzumerken, dass auch schon im Bericht der Remmelink-Kommission für das Jahr 1990 eine vergleichbare Zahl von 1.030 Fällen aktiver Sterbehilfe ohne Verlangen angegeben wurde (Grundmann, 2004: 64; s. auch Reuter, 2002: 141 ff., 154 ff.).

Einen weiteren Zugang zur Rechtswirklichkeit eröffnet die Frage, welche Probleme die niederländischen Gerichte bei der Anwendung des neuen Gesetzes beschäftigt haben (vgl. hierzu Grundmann, 2004: 194 ff.). In diesem Zusammenhang erweist sich die Interpretation des Merkmals eines „aussichtslosen und unerträglichen Leidens" des Patienten als schwierig; hierbei ist insbesondere umstritten, inwieweit auch rein psychische Umstände diese Voraussetzung erfüllen können.

III Zur Frage der Übertragbarkeit auf das deutsche Rechtssystem (de lege ferenda)

Angesichts dieser rechtsvergleichenden Befunde ist zu fragen, ob sich eine Übertragung der niederländischen Regelung in das deutsche Rechtssystem empfiehlt (vgl. Antoine, 2006; Schreiber, 2004). In Deutschland ist das auch in den Niederlanden selbst kontrovers diskutierte Sterbehilfegesetz (vgl. zur Haltung der niederländischen Kirchen Grundmann, 2004: 146 ff; Kreß, 2009: 280) sowohl von politischer als auch von kirchlicher Seite auf nahezu einhellige Ablehnung gestoßen (Fischer, 2004: 195 ff.). In einem gewissen Gegensatz hierzu weisen Meinungsumfragen eine hohe Zustimmungsquote für die Zulassung ärztlicher aktiver Sterbehilfe auf. So waren bei einer Umfrage des Instituts für Demoskopie in Allensbach im Jahre 2001 64% der Westdeutschen und sogar 80% der Ostdeutschen der Meinung, ein schwerkranker Patient im Krankenhaus solle das Recht haben, den Tod zu wählen und zu verlangen, dass der Arzt ihm eine todbringende Spritze gibt (vgl. Fischer, 2004: 204 f.). Auch bei einer Erhebung aus dem vergangenen Jahr sprach sich eine Mehrheit von 58% für die aktive Sterbehilfe aus (Allensbacher Berichte, 2008; kritisch hierzu die Stellungnahmen von DGSS und DGP; vgl. http://www.aerzteblatt.de/nachrichten/33297/). Nach einer Umfrage des Meinungsforschungsinstituts TNS Healthcare aus dem Jahr 2008 (vgl. http://www.spiegel.de/politik/debatte/0,1518,592070,00.html) waren 16,4% der befragten Mediziner für aktive Sterbehilfe, 35% für eine

Regelung, die es Ärzten erlaubt, Patienten mit fortgeschrittener schwerer, unheilbarer Krankheit beim Suizid zu helfen; 31,5% wünscht sich die Möglichkeit der aktiven Sterbehilfe für den Fall eigener schwerer, unheilbarer Krankheit. In einer bundesweiten Vollerhebung unter den erstinstanzlich tätigen Vormundschaftsrichtern stimmten immerhin 46% der Befragten für eine Straffreistellung der aktiven Sterbehilfe (Höfling und Schäfer, 2006: 69; s. auch Höfling und Schäfer, 2005: 249 ff.). Freilich hängen die Ergebnisse in den Meinungsumfragen stark von der konkreten Fragestellung ab (Antoine, 2006). Generell nimmt die Befürwortung der aktiven Sterbehilfe ab, je differenzierter die Frage formuliert ist und je stärker neben dem harten „Schwarz-Weiß" auch weitere Handlungsoptionen (z.B. Möglichkeiten der Schmerzbekämpfung, Hospize etc.) thematisiert werden. Trotz erheblicher Vorbehalte gegen die Vergleichbarkeit der einzelnen Studien zeigt eine Gesamtschau zu 15 Studien aus den letzten 40 Jahren immerhin, dass ein nicht unerheblicher Teil der Bevölkerung entgegen der in Politik und Kirchen vorherrschenden Sichtweise die aktive Sterbehilfe als eine Möglichkeit ansieht, die jedem für den potenziell eintretenden Notfall zur Verfügung stehen sollte (Fischer, 2004: 223 ff., 244).

Es gibt aber nicht nur zustimmende Äußerungen in Meinungsumfragen, sondern es gibt auch aktive Sterbehilfe in Deutschland. Obwohl sie strafbar ist und von der Bundesärztekammer ausdrücklich als unethisch gebrandmarkt wird, ist sie eine – geleugnete – Realität (Kreß, 2009: 276 f.; Verrel, 2006: C 67; Wolfslast, 2003: 914 f.). Und als Problem ist sie Realität auch dort, wo sie nicht praktiziert wird, wo aber ein Wort oder auch nur ein flehentlicher Blick eine diesbezügliche Frage stellt. Es besteht also ein Bedarf an offener und öffentlicher Diskussion auch bei uns. Ein solcher Diskurs wird teilweise dadurch erschwert, dass gerade die Auseinandersetzung um die aktive Sterbehilfe vielfach vom Dammbruch-Argument beherrscht wird, das häufig auch mit dem Hinweis auf die NS-Ideologie von der Vernichtung sog. „lebensunwerten Lebens" verknüpft wird (vgl. Saliger, 2007: 644 ff.; kritisch auch Merkel, 2006: 321 mit Fn. 87). Wenngleich „Gefahrenbeschwörung … noch keine Widerlegung der Sache (ist)" (Küng in: Jens und Küng, 1995: 67), ist die Warnung vor einem Dammbruch als empirisches Folgeargument grundsätzlich legitim (Saliger, 2007: 635 ff., 652 ff., auch zum Folgenden; s. auch Grundmann, 2004: 167 ff.). Man sollte sich aber bewusst machen, dass eine solche Argumentation verführerisch und gefährlich zugleich ist, indem sie – ebenso wie das Bild von der schiefen Ebene oder Rutschbahn, der sog. „slippery slope" – auf die suggestive Kraft dramatischer Bilder setzt. Hiermit verbindet sich eine Simplifizierungs- und eine Ablenkungs-, vor allem aber eine „Totschlagsfunktion": Wer will schon einen Dammbruch auslösen oder im wahrsten Sinne des Wortes „auf die schiefe Bahn" geraten? Die emotionale Evidenz, die mit diesen Bildern einhergeht, schiebt demjenigen, dem das Dammbruch- oder Schiefe-Ebene-Argument entgegengehalten wird, im praktischen Diskurs die Beweislast zu, die eigentlich bei demjenigen liegt, der die Folgenbetrachtung als Argument verwenden will.

Wenn auch diese Aspekte einen fairen Umgang mit der niederländischen Regelung anmahnen (vgl. Tak, 2001; s. auch Kreß, 2009: 272; Schreiber, 2004: 550), so ändert dies nichts daran, dass das niederländische Modell nach meiner Überzeugung kein geeignetes Vorbild für das deutsche Recht darstellt und der deutsche Gesetzgeber an der Strafbarkeit der aktiven Sterbehilfe festhalten sollte. Hierfür spricht erstens, dass das Lebensschutzkonzept des niederländischen Modells mindestens zwei Schwachstellen aufweist: Die Kontrolle, ob es sich um einen Fall zulässiger ärztlicher Sterbehilfe handelt, erfolgt erst nachträglich und kommt somit gegebenenfalls zu spät (s. auch Grundmann, 2004: 172 ff.; Saliger, 1998: 148 mit Fn. 192); ferner ist die Wahl des zweiten hinzuzuziehenden Arztes dem Arzt überlassen, der schließlich die aktive Sterbehilfe leisten will (hierin liegt die Gefahr begründet, dass wechselseitige Allianzen die Effektivität der Kontrolle mindern können). Wichtiger ist jedoch ein zweiter, prinzipieller Grund: Das Tabu der gezielten Fremdtötung sollte als unverrückbarer Eckpfeiler der Sterbehilfediskussion nicht ohne Not preisgegeben werden. Gerade in Anbetracht vielfältiger Abwägungen in diesem Bereich ist die Begrenzung der Autonomie dahingehend, dass niemand die Macht hat, einem anderen die Tötung zu gestatten, als eine stabile Orientierungsgröße beizubehalten. Dies gilt auch im Hinblick auf die (vorerst abstrakten) Gefahren, die sich aus strukturellen Faktoren wie steigende Gesundheitskosten und die demographischen Entwicklung in Bezug auf eine Verschärfung der Verteilungskämpfe im Gesundheitswesen ergeben können (vgl. hierzu kritisch Saliger, 2007: 644, 645 f.; zum zunehmenden Gewicht ökonomischer Aspekte auch Duttge, 2006a: 482 f.). Drittens schließlich bedarf es einer Preisgabe des Fremdtötungstabus nicht (s. auch Kutzer, 2003). Sowohl bei der Beihilfe zum Suizid als auch bei der indirekten Sterbehilfe handelt es sich um aktive Verhaltensweisen, die zur Tötung eines anderen Menschen beitragen und die dennoch straflos sind. Eine zusätzliche Einschränkung des § 216 StGB resultiert daraus, dass der technische Behandlungsabbruch als Fall des Unterlassens angesehen und dem Bereich der passiven Sterbehilfe zugeordnet wird. Alle diese Restriktionen halte ich für richtig. Umgekehrt gilt aber: Mit dem verbleibenden engen Anwendungsbereich kann und sollte § 216 StGB beibehalten werden (Roxin, 2007: 346 ff.; s. auch Ingelfinger, 2006: 822 ff.).

IV Die „passive" Sterbehilfe (= der Behandlungsabbruch) als problematische Fallkonstellation (insbesondere bei Entscheidungsunfähigkeit des Patienten)

Warum soll die passive Sterbehilfe erlaubt sein, wenn die aktive Sterbehilfe verboten bleiben soll? Der maßgebliche Unterschied liegt im Selbstbestimmungsrecht des Patienten. Eben zur Wahrung der Patientenautonomie wird die ärztliche Heilbehandlung von der ständigen Rechtsprechung (vgl. nur Bundesgerichtshof, 1997; sowie die Nachweise bei Kühl, 2007: § 223 Rdn. 8) als tatbestandsmäßige Körperverletzung angesehen mit der Folge, dass der Arzt der Rechtfertigung seines Handelns bedarf. Diese Rechtfertigung resultiert regelmäßig aus der tatsächlich erteilten oder mutmaßlichen Einwilligung des Patienten. Die Einwilligung in die Behandlungsmaßnahme bildet hiernach den „Dreh- und Angelpunkt des Arzt-Patienten-Verhältnisses"; sie markiert sowohl den Grund als auch die Grenze zulässiger ärztlicher Intervention (Schneider, 2003: vor § 211 Rdn. 105). Die Entscheidungsmacht des Patienten umfasst das Recht, einen medizinisch gebotenen Eingriff abzulehnen, auch dann, wenn er durch ihn und nur durch ihn von seinem Leiden befreit werden könnte (grundlegend Bundesgerichtshof, 1991: 379; s. auch Bundesgerichtshof, 1957: 114; Generalstaatsanwalt Nürnberg, 2008; Sternberg-Lieben, 1998: 352 f.). Wenn dem Selbstbestimmungsrecht schon bei einer möglichen Lebensrettung Vorrang zukommt, so gilt dies erst recht, wenn die ärztliche Behandlung lediglich dazu dient, den Todeskampf zu verlängern (Landgericht Ravensburg, 1987; Ingelfinger, 2006: 825 f.). Die Zulässigkeit der passiven Sterbehilfe bildet gleichsam die Kehrseite des Verbots eigenmächtiger Heilbehandlung (Sternberg-Lieben, 1998: 373).

Was bezüglich des bewusstseinsklaren Patienten unmittelbar einleuchtet, gilt grundsätzlich ebenso hinsichtlich des entscheidungsunfähig gewordenen Patienten. Der Verlust der Entscheidungsfähigkeit beseitigt nicht das Selbstbestimmungsrecht (Generalstaatsanwalt Nürnberg, 2008; Hahne, 2003: 1620). Allerdings führt das Fehlen der aktuellen Entscheidungsfähigkeit (abgesehen von den Fällen einer im Vorhinein getroffenen Patientenverfügung; s. dazu unten zu V.) dazu, auf den mutmaßlichen Willen des Patienten abzustellen. Es ist also danach zu fragen, wie dieser konkrete Patient (wichtig: nicht etwa, wie ein verständiger Normalpatient oder der Arzt, wenn er in der Lage des Patienten wäre) – wie also dieser konkrete Patient wohl entschieden hätte, wenn man ihn hätte fragen können. Dies gilt – wie der 1. Strafsenat des Bundesgerichtshofs in seiner Leitentscheidung aus dem Jahre 1994, dem sog. „Kemptener Fall" (Bundesgerichtshof, 1994; hierzu Höfling und Schäfer, 2006: 6-9, 14-17; Merkel, 1995; Saliger, 1998; Verrel, 2006: C 20-29), zu Recht hervorgehoben hat – auch vor Einsetzen des Sterbevorgangs (leider hat der 12. Zivilsenat des Bundesgerichtshofs in einer späteren Entscheidung [Bundesgerichtshof 2003; hierzu Hahne, 2003; Verrel, 2003 und 2006: C 43 ff. sowie Saliger, 2004] infolge einer Fehlinterpretation dieses Urteil nur auf die Sterbephase bezogen und damit – oder doch durch zumindest missverständliche Formulierungen [Saliger, 2004: 240 f.; s. auch Kutzer, 2005: 260 f.] – eine weitgehende und folgenreiche Verwirrung ausgelöst [s. auch Deutscher Bundestag, 2008: 16; Simon et al. 2004: 306 f.]).

Mit dem Abstellen auf den mutmaßlichen Willen verknüpfen sich zwei Fragen:
1. Wie kann der mutmaßliche Wille festgestellt werden? Und
2. wie ist zu verfahren, wenn ein mutmaßlicher Wille nicht ermittelt werden kann?

Nach Ansicht des Strafsenats des Bundesgerichtshofs (Bundesgerichtshof, 1994: 257, 261 ff.) sind an die Annahme eines mutmaßlichen Einverständnisses in den Behandlungsabbruchs „strenge Anforderungen" zu stellen; als Faktoren werden frühere mündliche oder schriftliche Äußerungen des Patienten, seine religiöse Überzeugung, seine sonstigen persönlichen Wertvorstellungen, seine altersbedingte Lebenserwartung oder das Erleiden von Schmerzen genannt. Lasse sich ein individueller mutmaßlicher Wille des Kranken nicht feststellen, so bedürfe es eines Rückgriffs auf die „allgemeinen Wertvorstellungen", wobei nach Auffassung des Bundesgerichtshofs „Zurückhaltung geboten" ist und dem Schutz menschlichen Lebens im Zweifel Vorrang vor persönlichen Überlegungen des Arztes, des Angehörigen oder einer anderen Person zukomme. Als „Faustformel" formuliert der Bundesgerichthof: „(J)e weniger die Wiederherstellung eines nach allgemeinen Vorstellungen menschenwürdigen Lebens zu erwarten ist und je kürzer der Tod bevorsteht, um so eher wird ein Behandlungsabbruch vertretbar erscheinen."

Diese Linie des Bundesgerichtshofs hat vielfach Zustimmung, aber auch Kritik aus gegenläufiger Richtung erfahren. Während einige Kritiker einen unbedingten Lebensschutz anmahnen und das Urteil insoweit als zu weitgehend ablehnen, werden umgekehrt die vom Bundesgerichtshof für den mutmaßlichen Willen zur Behandlungseinstellung geforderten „strengen Anforderungen" kritisiert. Weil auch lebensverlängernde Eingriffe grundsätzlich tatbestandliche Körperverletzungen darstellen, sei nicht der Behandlungsabbruch, sondern die Fortführung der Behandlung legitimierungsbedürftig. Von diesem Ansatzpunkt aus sei der Grundsatz „in dubio pro vita" nicht als rechtliche Auslegungsregel anzuerkennen; vielmehr sei im Zweifel für den Abbruch oder doch zumindest ohne Vorrang nach den gewichtigeren Indizien im Einzelfall zu entscheiden (Schneider, 2003: vor § 211 Rdn. 121; Verrel, 2006: C 37 f., 119 f.).

Naturgemäß problematisch sind die „allgemeinen Wertvorstellungen". Einerseits wird die Ansicht vertreten, gegenwärtig sei kein rechtlich akzeptabler Weg zu einer Billigung der Lebensbeendigung in Fällen der Intensivpflege ersichtlich, zumal die Gesellschaft die Pflege ihrer Alten und Gebrechlichen zum Bestandteil des Generationenvertrages gemacht habe und der bloße Umstand, dass sich der Zustand des Apallikers nach seiner Dauer und oft seinem Entstehungsgrund von Altersleiden unterscheide, insoweit keine andere Beurteilung rechtfertige (Jähnke, 2005: vor § 211 Rdn. 20c). Zielt diese Argumentation gegen die prinzipielle Möglichkeit, unter Berufung auf „allgemeine Wertvorstellungen" jemals eine Lebensbeendigung zu legitimieren, so lässt sich andererseits mit umgekehrter Blickrichtung fragen, ob der Bundesgerichtshof vielleicht ja nicht zuletzt deshalb Zuflucht zu den „allgemeinen Wertvorstellungen" genommen hat, weil ihm auf diese Weise die Verankerung des Grundsatzes „in dubio pro vita" möglich schien. Ob aber die heutigen „allgemeinen Wertvorstellungen" tatsächlich den 1994 vom Bundesgerichtshof postulierten Inhalt haben, kann aufgrund zahlreicher empirischer Befunde ernsthaft bezweifelt werden (vgl. Coeppicus, 1998: 3385 zur Einstellung von Schwestern und Pflegern; Höfling und Schäfer, 2006: 67 ff. zur Haltung von Vormundschaftsrichtern; Allensbacher Berichte, 2005 und 2008; vgl. auch oben III. zur aktiven Sterbehilfe). Es könnte gut sein, dass hier von den Bundesrichtern eine Sollensaussage in das Gewand einer Seinsaussage gekleidet worden ist.

V Die gesetzliche Regelung der Patientenverfügung

Weil entscheidungsunfähige Patienten ihr Selbstbestimmungsrecht in der aktuellen Situation nicht mehr ausüben können, stellt sich die Frage nach der Möglichkeit vorheriger Festlegungen (Sternberg-Lieben, 1998). Damit ist die Thematik der Patientenverfügung angesprochen, die inzwischen nach langer intensiver parlamentarischer Beratung und mehreren fraktionsübergreifenden Gesetzentwürfen (Müller,

2008; Olzen, 2009: 355 ff.; s. auch Höfling und Schäfer, 2006: 29 ff.; Wagenitz, 2005: 673 ff. sowie rechtsvergleichend Röthel, 2007) eine gesetzliche Regelung im Dritten Gesetz zur Änderung des Betreuungsrechts vom 29. 7. 2009 (Bundesgesetzblatt, 2009, Teil I: 2286) gefunden hat. Patientenverfügungen sind (nach dem neuen § 1901a BGB) für den Fall späterer Einwilligungsunfähigkeit getroffene schriftliche Festlegungen eines Volljährigen, ob er in bestimmte, zum Zeitpunkt der Festlegung noch nicht unmittelbar bevorstehende Untersuchungen seines Gesundheitszustands, Heilbehandlungen oder ärztliche Eingriffe einwilligt oder sie untersagt. Haben Patientenverfügungen – ungeachtet früherer prinzipieller Bedenken gegen ihre Rechtswirksamkeit – bereits durch die Rechtsprechung eine Aufwertung vom bloßen Indiz zur „antizipativen Willensbekundung" als eigenständiger Legitimationsgrundlage für Behandlungsbegrenzungen erfahren (Bundesgerichtshof, 2003), so bedeutet die gesetzliche Normierung ihrer Verbindlichkeit dennoch ein erhöhtes Maß an Rechtssicherheit. Die Patientenverfügung stellt „allerdings eine nur statische Antwort in dem dynamischen Prozess von Krankheit und Therapie" dar (Sternberg-Lieben, 1998: 363); die hiermit angesprochene Differenz zwischen der Verfügungs- und der Umsetzungssituation (Albers, 2009: 139) begründet zwar besondere Schwierigkeiten bei der Abfassung (zahlreiche Muster sind dokumentiert durch das Zentrum für medizinische Ethik in Bochum, abrufbar unter http://www.medizinethik.de/verfuegungen.htm) und der Auslegung von Patientenverfügungen; diese Probleme rechtfertigen es aber nicht, den Patienten für die Phase aktueller Entscheidungsunfähigkeit zum Objekt bloßer Fremdbestimmung zu degradieren.

Rechtspolitisch umstritten waren zum einen die für eine verbindliche Patientenverfügung zu verlangenden formellen Voraussetzungen (Albers, 2009: 142 f.; Müller, 2008: 588). Hier hat sich der Gesetzgeber für sehr geringe Anforderungen entschieden: Es muss sich (nur) um die schriftliche Erklärung eines Volljährigen handeln. Damit haben weitergehende Forderungen wie das Erfordernis einer vorherigen ärztlichen Aufklärung oder gar einer notariellen Beurkundung sowie die Einführung von sog. „Verfallklauseln" keinen Eingang in das Gesetz gefunden. Dessen ungeachtet ist die vorherige Beratung durch einen Arzt des Vertrauens gewiss nachdrücklich zu empfehlen, schon allein um die einzelnen prognostischen Verläufe möglichst klar antizipieren zu können. Für die geringe Wirksamkeitsschwelle lässt sich unter dogmatischen Vorzeichen immerhin darauf verweisen, dass nicht die Ablehnung oder der Abbruch einer Behandlungsmaßnahme der Rechtfertigung bedarf, sondern deren Vornahme, und dass die Legitimationsvoraussetzungen daher nicht höher sein sollten als bei der Einwilligung, die auch dann wirksam ist, wenn der Patient die ihm angebotene Aufklärung ablehnt (Deutscher Bundestag, 2008: 14; Schneider, 2003: vor § 211 Rdn. 124 f.; Verrel, 2006: C 84, 119 f.; s. auch Sternberg-Lieben, 1998: 355 f.). Das Schriftformerfordernis ist hingegen durchaus plausibel, da es sowohl einen (gewissen) Übereilungsschutz bietet als auch ein hinreichend konsistentes Substrat für die ohnehin schwierigen Auslegungsfragen sichert. Ist es daher verständlich, dass man sich grundsätzlich nicht mit (relativ unsicheren) mündlichen Äußerungen begnügen will, so sind dennoch Fälle denkbar, in denen jemand (sei es als Analphabet oder infolge krankheitsbedingter körperlicher Beeinträchtigung) nicht zur schriftlichen Niederlegung seines Willens in der Lage ist. Deshalb hatte der Deutsche Juristentag 2006 mehrheitlich auch eine sonstige verlässliche Dokumentation (z.B. in Form einer Videoaufnahme) als ausreichend angesehen (Deutscher Juristentag, 2006: Beschluss II 7e [N = 202, 206]). Wenn das Gesetz diese Alternative nicht aufgenommen hat, so führt dies freilich nicht zu einem Behandlungsautomatismus. Vielmehr verweist § 1901a Abs. 2 für den Fall, dass keine Patientenverfügung vorliegt oder die in ihr enthaltenen Festlegungen nicht auf die aktuelle Lebens- und Behandlungssituation zutreffen, auf den dann maßgeblichen mutmaßlichen Willen des Patienten. Dessen mutmaßlicher Wille ist aufgrund konkreter Anhaltspunkte zu ermitteln, wobei frühere mündliche oder schriftliche Äußerungen, ethische oder religiöse Überzeugungen und sonstige persönliche Wertvorstellungen des Betroffenen zu berücksichtigen sind. In prozeduraler Hinsicht dient die Einschaltung von Betreuern und Bevollmächtigten der Ermittlung und Umsetzung des Patientenwillens. Der behandelnde Arzt erörtert die medizinisch indizierte(n) Maßnahme(n) mit diesen Personen (§ 1901b Abs. 1 und 3 BGB); ferner soll nahen Angehörigen und sonstigen Vertrauenspersonen des Betreuten Gelegenheit zur Äußerung gegeben werden, sofern dies ohne erhebliche Verzögerung möglich ist (§ 1901b Abs. 2 BGB). Einer Genehmigung des Betreuungsgerichts bedarf es nur, wenn zwischen dem Arzt und dem Betreuer bzw. Bevollmächtigten kein Einvernehmen über den Patientenwillen erzielt werden kann (§ 1904 Abs. 4 und 5 BGB). Dem Gesetz liegt damit ein dialogisches Modell mit einer gerichtlichen Kontrolle (nur) in Dissensfällen (hierfür auch 60% der befragten Vormundschaftsrichter; vgl. Höfling und Schäfer, 2006: 66 f.; kritisch insoweit Saliger, 2004: 243 f.) zugrunde. Dieser prozeduralen Absicherung der Patientenautonomie entsprechen auch die teilweise installierten, vom Gesetz allerdings nicht vorgeschriebenen ethischen Fallbesprechungen, bei denen ein Konsil von Ärzten, Pflegern und Angehörigen (freilich nur mit beratender Funktion für die gesetzlich bestimmten Entscheidungsträger) die Patientenverfügung und den mutmaßlichen Patientenwillen in Bezug auf die jeweilige aktuelle Lage interpretiert (vgl. Albers, 2009: 143 f.; May, 2004; s. auch zur Abgrenzung der Entscheidungsträger Müller, 2008: 586 f.).

Am heftigsten umstritten war im Gesetzgebungsverfahren die Frage der Reichweitenbegrenzung (vgl. Albers, 2009: 141 f.; Müller, 2008: 588). Während teilweise eine den Behandlungsabbruch legitimierende Patientenverfügung grundsätzlich nur beim Vorliegen einer unheilbaren, tödlich verlaufenden Krankheit für zulässig erachtet wurde, stellt das Gesetz in Übereinstimmung mit der wohl auch in der rechtspolitischen Diskussion überwiegend vertretenen Ansicht klar, dass die Patientenverfügung unabhängig von Art und Stadium einer Erkrankung des Patienten gilt (§ 1901a Abs. 3 BGB). Auch diese Festlegung verdient Zustimmung (ebenso u.a. Kreß, 2009: 266 f; Roxin, 2007: 338 f.). Die Intention des gesetzgeberischen Handelns liegt gerade in der Stärkung des Selbstbestimmungsrechts des Patienten auch für den Fall, dass er zur aktuellen Willensbildung bzw. -äußerung nicht imstande ist. Eine auf todesnahe Fälle verengte Regelung würde aber – pointiert formuliert – geradezu als „Patientenverfügungsverhinderungsgesetz" wirken, da hierdurch die praktisch wichtigsten Fälle, insbesondere der zwar infauste, aber eben nicht todesnahe Zustand von Wachkomapatienten, dem Selbstbestimmungsrecht entzogen würden.

Mit der legislatorischen Entscheidung ist eine Klärung herbeigeführt worden, die grundsätzlichen Diskussionen bei vordergründiger Betrachtung den Boden entzogen hat. Dennoch sollen – gerade im Rahmen einer ethische Fragen über den Augenblick hinaus reflektierenden Veranstaltung – noch einmal für die Sterbehilfeproblematik relevante grundsätzliche Aspekte in den Blick genommen werden. Auch in diesem Bedeutungsrahmen ergibt sich nach meiner Überzeugung keine über die jetzt Gesetz gewordenen Grenzziehungen hinausgehende Beschneidung der Patientenautonomie. Zwar hat niemand das Recht, einem anderen dessen Lebensrecht abzusprechen oder ihm – sei es auch auf dessen Wunsch – das Leben zu nehmen. Eben hieraus folgen der Gedanke der Unantastbarkeit fremden Lebens und das Verbot der aktiven Sterbehilfe. Umgekehrt hat aber auch niemand das Recht, jemanden gegen dessen Willen dauerhaft zu einem Weiterleben zu zwingen, das den Vorstellungen des Betroffenen von einem ihm lebenswert erscheinenden Leben unumkehrbar widerspricht. Hiergegen lässt sich auch das traditionelle religiös-ethische Argument von der Unverfügbarkeit des menschlichen Lebens nicht ins Feld führen. Abgesehen davon, dass sich in einem weltanschaulich neutralen Staat Strafnormen unabhängig von religiösen Anschauungen begründen lassen müssen (vgl. Jarass, 2007: Art. 4 Rdn. 5; Bundesverfassungsgericht, 1971: 106 ff.; s. auch Goertz, 2008: 23, 25), darf die Selbstbestimmung des Kranken nicht gegen ein von Dritten zugesprochenes, abstraktes Lebensinteresse ausgespielt werden, indem die Rationalität Dritter zur Grenze der auf das eigene Leben als höchstpersönliches Gut bezogenen Autonomie erklärt wird (Sternberg-Lieben, 1998: 359). Im Rechtssinne ist sicher niemand dem Staat oder der Gemeinschaft verpflichtet zu leben (was eine moralische Verpflichtung zum Leben im Einzelfall – z.B. bezüglich einer für die Versorgung kleiner Kinder verantwortlichen Bezugsperson – nicht a priori ausschließt). Es erscheint mir aber auch zweifelhaft, aus dem Gabe-Charakter des Lebens eine absolute Lebenspflicht ableiten zu wollen (ebenso Kreß, 2009: 281). Hans Küng, der mit seinen Bemühungen um ein Weltethos gewiss nicht im Verdacht steht, die Weisung „Du sollst nicht töten!" – oder positiv formuliert: „Hab Ehrfurcht vor dem Leben!" – gering zu achten, weist in seinem schon angesprochenen, gemeinsam mit Walter Jens verfassten Buch (Jens und Küng, 1995: 60; s. zum Folgenden auch a.a.O.: 58, 71 f. und 74; vgl. ferner Schreiber, 2004: 550) zu Recht darauf hin, dass Selbstbestimmung nicht Willkür, sondern Gewissensentscheidung meint. „Zum menschenwürdigen Sterben gehört [nach Küng] auch eine menschenwürdige Verantwortung für das Sterben – nicht aus Misstrauen und Überheblichkeit gegenüber Gott, sondern aus unerschütterlichem Vertrauen in Gott, der kein Sadist ist, sondern der Barmherzige, dessen Gnade ewig währt." Im Bemühen um „einen theologisch und ethisch verantworteten Weg der Mitte... zwischen einem antireligiösen Libertinismus ohne Verantwortung... und einem reaktionären Rigorismus ohne Mitleid" schreibt Küng, dass „der allbarmherzige Gott, der dem Menschen Freiheit geschenkt und Verantwortung für sein Leben zugemutet hat, gerade auch dem sterbenden Menschen die Verantwortung und Gewissensentscheidung für Art und Zeitpunkt seines Todes überlassen (hat)... Diese Selbstbestimmung ist kein Akt hybriden Trotzes gegen Gott; wie sich Gnade Gottes und Freiheit des Menschen nicht ausschließen, so auch nicht Gottes Vorherbestimmung und des Menschen Selbstbestimmung." Nicht nur Kirchenkritiker, sondern auch Männer und Frauen in der Kirche (z.B. Mutter Teresa; vgl. Coeppicus, 1998: 3385) haben für sich erklärt, eine Lebensverlängerung „um jeden Preis" nicht zu wollen. Vom großen Renaissancekünstler Michelangelo ist der Satz überliefert (Bösen, 2006: 16): „Wenn wir das Leben lieben, sollten wir den Tod nicht fürchten; denn er kommt aus derselben Hand." Und vom heiligen Franziskus wird berichtet, dass er – als er im Jahre 1226 vierundvierzigjährig, erblindet und mit unerträglichen Schmerzen vom Arzt erfährt, dass er demnächst sterben werde, voll Freude ausgerufen haben soll: „Bruder Tod, sei mir willkommen!" Und wenig später ergänzte er seinen berühmten Sonnengesang um eine letzte Strophe: „Sei gelobt, mein Herr, durch unseren Bruder, den Leibestod...!" (vgl. Bösen, 2006: 16). Man muss als gläubiger Christ nicht unbedingt diese Einstellung haben, aber ich denke, die Vorstellung, der Mensch habe auf seinem Lebens-Posten heroisch auszuharren, bis ihn der göttliche Feldherr abberuft (vgl. hierzu Goertz, 2008: 23 f., 25), ist – wie auch die Existenz kirchlicher Patientenverfügungsmuster belegt – zumindest nicht erzwungen und es gibt auch aus christlicher Perspektive heraus ein „Recht auf Kapitulation" (Kamann, 2009; s. auch Pfarrer Albertz, zitiert nach Coeppicus, 1998: 3385; vgl. ferner Schröder, 2005). Das ärztliche Ethos, die mitmenschliche Solidarität und die christliche Geschwisterlichkeit sind eine gute Basis, auf einen Menschen einzuwirken, damit er nicht aufgibt; ein Recht, ihn gegen seinen Willen ins Leben zu zwingen, gibt diese Grundhaltung nach meiner Überzeugung nicht.

Der von mir sehr geschätzte seelsorgerische Leiter und Vorsitzende des Klinischen Ethikkomitees des Flensburger Malteserkrankenhauses fügt seinen E-Mails neben den Adressengaben – gleichsam als Leitspruch – einen (in etwas freierer Übersetzung) aus dem zweiten Korintherbrief (2, Kor. 4,7) entnommenen Satz bei: „Wir sind Gottes Schatz in zerbrechlichen Gefäßen." In seiner Kürze bringt dieser Satz zwei wesentliche Aspekte zum Ausdruck: zum einen die große Würde, die jedem Menschen dadurch zuteil wird, dass Gott ihn unendlich und bedingungslos liebt, und zum anderen die Gefährdungen, denen dieses kostbare Gut ausgesetzt ist. Gerade dieser zweite Gesichtspunkt lenkt den Blick auf ein prinzipielles ethisches Problem: Ist die Betonung der Autonomie nicht die Überhöhung eines realitätsfernen Pathos, weil die Menschen, um die es geht, eher schwach als stark sind und eher der Fürsorge als der Respektierung ihres „freien" Willens bedürfen? Ist die Anerkennung ihres „freien" Willens nicht die Überwälzung der Verantwortung auf die schwachen Schultern des überforderten Einzelnen? In pointierter Form bezeichnete Margot von Renesse (zit. nach Wagenitz, 2005: 678) die Patientenautonomie als „die goldene Kehrseite einer Medaille, deren Nachtseite die Angst ist, dass niemand ‚seines Bruders Hüter' sein will." Das ist ein schwieriges Problem. Intuitiv wird wohl jeder sofort der Formel zustimmen: „Fürsorge ja, Bevormundung nein". Das Recht muss allerdings generelle Regelungen für alle Bürger bereitstellen, Normen, die ebenso für die Starken gelten wie für die Schwachen. In der Lebenswirklichkeit gibt es beide Gruppen. Damit muss sich die Rechtsordnung entscheiden, ob sie um der Fürsorge willen die Autonomie des Starken missachten oder um der Selbstbestimmung des Starken willen den Schwachen mit der Verantwortung belasten will. Meines Erachtens sollte sich unser Recht am Leitbild des zu eigenverantwortlicher Selbstbestimmung fähigen Menschen orientieren. Denn auch eine im

Einzelfall nur abgeschwächte Form der Selbstbestimmung verdient gegenüber einer noch viel problematischeren Fremdbestimmung – und diese ist die unausweichliche Alternative! – den Vorzug. Niemand ist verpflichtet, eine Patientenverfügung zu verfassen (ebenso kann eine einmal getroffene Patientenverfügung jederzeit formlos widerrufen werden, § 1901a Abs. 1 S. 3 BGB). Auch sollte man im Sinne einer Präventiv- und Präventionsverantwortung die Bemühungen um die Palliativmedizin verstärken, die Einrichtung von Hospizen fördern und Angebote (wie z.B. die Wertanamnese) ausbauen, die dem Einzelnen bei der Ermittlung seines Willens und bei der Ausübung seiner Autonomie helfen (Kreß, 2009: 253 ff.; Sternberg-Lieben, 1998: 368 f). Das Selbstbestimmungsrecht generell in seinem Wert zurückzudrängen und die existenziellen Fragen auf andere Entscheidungsträger (Angehörige, Ärzte, Gerichte) zu verlagern, ist kein akzeptabler Ausweg. In dem Bewusstsein leben zu müssen, bei Verlust der eigenen Entscheidungsfähigkeit der Beurteilung Dritter hilflos ausgeliefert zu sein und gegebenenfalls nicht gewollte lebensverlängernde Maßnahmen erdulden zu müssen, erscheint mir sowohl rechtlich als auch ethisch unannehmbar (gegen einen die Entscheidung einer freiverantwortlich handelnden Person übergehenden sog. „harten Paternalismus" auch Sternberg-Lieben, 1998: 357). Es bleibt also festzuhalten: Der maßgebliche Gesichtspunkt für die rechtliche Beurteilung des Behandlungsabbruchs ist in erster Linie der tatsächlich erklärte, in zweiter Linie der im Vorhinein verfügte oder drittens schließlich der mutmaßliche Wille des Patienten. (Übrigens würde auch der Flensburger Seelsorger sein Zitat nicht zur Relativierung des Selbstbestimmungsrechts, sondern zur Stärkung der Patientenautonomie anführen.)

VI Ein kurzes Schlaglicht auf die Demenz

Abschließend ist mit drei kurzen Bemerkungen auf das Stichwort „Demenz" einzugehen.

1. Für die praktische Rechtsanwendung ergeben sich aus der Demenz keine juristischen Besonderheiten (vgl. exemplarisch Amtsgericht Siegen, 2007; und als Beschwerdeinstanz Landgericht Siegen, 2007). Stets ist – gegebenenfalls durch eine gerichtliche Beweisaufnahme – zu klären, ob der Patient noch aktuell entscheidungsfähig ist. Dies setzt voraus, dass die betreffende Person die maßgeblichen Tatsachen und ihre Bedeutung erfassen kann und überdies diese Tatsachen prognostisch zu beurteilen vermag. Fehlt es hieran (so z.B. bei schwerer Demenz), so ist zu untersuchen, ob sich aus einer Patientenverfügung eine die vorliegende Situation hinreichend konkret erfassende antizipative Handlungsanweisung ergibt. In diesem Zusammenhang ist darauf hinzuweisen, dass die Versorgung mittels einer PEG-Sonde (Synofzik, 2007) eine der Rechtfertigung bedürfende lebensverlängernde Behandlungsmaßnahme darstellt (Bundesgerichtshof, 2003: 210 f. und 2005: 197) und dass die Wirksamkeit einer Patientenverfügung nicht auf den Zeitraum der unmittelbaren Todesnähe beschränkt ist. Liegt keine Patientenverfügung vor oder erfasst sie die aktuelle Situation nicht hinreichend konkret, so

ist der mutmaßliche Wille des Patienten zu ermitteln. Bei Zweifeln des behandelnden Arztes und des Betreuers bzw. Bevollmächtigten sieht § 1904 BGB die Einschaltung des Betreuungsgerichts vor (Deutscher Bundestag, 2008: 19).

2. In den Niederlanden hat der Gesundheitsrat im Jahre 2002 ein Gutachten zur Demenz vorgelegt (vgl. Grundmann, 2004: 192 ff.). Danach sind zwei Situationen zu unterscheiden: In der ersten Konstellation bittet der Patient bei beginnender Demenz seinen Arzt um dessen Beihilfe zur Selbsttötung. Solche Fälle seien jedoch äußerst selten, da in einem Stadium, in dem die Diagnose zweifelsfrei gestellt werden kann, die Krankheitseinsicht meist fehle. Auch seien bei tatsächlich zweifelsfreier Diagnose die geistigen Fähigkeiten eines Demenzkranken nur in Ausnahmefällen noch ausreichend, um derart weitreichende Entscheidungen wie diejenige zum Suizid zu treffen. Ferner schließt der Gesundheitsrat es grundsätzlich aus, dass Patienten allein an der Demenz unerträglich leiden (eben dies ist aber eines der niederländischen Sorgfaltskriterien für die Straflosigkeit des Arztes). In der zweiten Konstellation verfasst der Patient bei Verdacht auf eine Alzheimer-Erkrankung eine Patientenverfügung, in der er um aktive Sterbehilfe in einem fortgeschrittenen Krankheitsstadium bittet. Auch hier sei es aber nicht wahrscheinlich, dass der Patient seine Demenz als aussichtslos und unerträglich erfahren könne. Daher käme ein unerträgliches und aussichtsloses Leiden allenfalls in Bezug auf andere Erscheinungen oder Krankheiten in Betracht. Im Ergebnis gibt das Sterbehilfegesetz nach der Einschätzung des Gesundheitsrates keine Möglichkeit, Demenzkranken aktive Sterbehilfe oder Beihilfe zur Selbsttötung zu leisten. Vor diesem Hintergrund regt der Gesundheitsrat eine „breite Diskussion über die Möglichkeiten oder Unmöglichkeiten von Lebensbeendigung in dieser Situation" an. Im Jahresbericht der Regionalen Kontrollkommissionen für das Jahr 2004 ist allerdings ein Fall dokumentiert, in dem die einem 65-jährigen Alzheimer-Patienten geleistete aktive Sterbehilfe (ausnahmsweise) als gesetzesgemäß beurteilt worden ist (vgl. den betreffenden Bericht der Regionalkommissionen für 2004, abrufbar unter http://www.forum-sterbehilfe.de/download.html: 6, 12 f., 14 f.).

3. In der rechtspolitischen Diskussion in Deutschland umstritten ist die Frage, ob die infolge krankheitstypischer Persönlichkeitsveränderungen im Zustand fehlender Entscheidungsfähigkeit geäußerten Anzeichen von Lebenswillen beachtlich sein und damit der Patientenverfügung ihre Wirksamkeit entziehen sollen oder ob der früher niedergelegte freiverantwortliche Wille weiterhin als maßgeblich anzusehen ist (Verrel, 2006: C 88 f.; s. auch Merkel, 1995: 566 ff.; Sternberg-Lieben, 1998: 359 in Fn. 53). Eine eingehende Erörterung dieses Problems ist an dieser Stelle nicht möglich. Dass das Gesetz in § 1901a Abs. 1 S. 3 BGB den Widerruf für jederzeit formfrei zulässig erklärt, befreit nur von formalen Kautelen, aber nicht (ohne Weiteres) vom Erfordernis einer eigenverantwortlichen Willensentscheidung beim Widerruf. Insofern sprechen die dogmatisch besseren Argumente wohl für eine Fortgeltung der freiverantwortlichen Willensäußerung. Immerhin sind die Hemmungen dagegen, die (wenn auch nicht als Ausdruck eines freiverantwortlichen Willens zu deutenden) Zeichen einer Lebensbejahung

zu ignorieren und einen Menschen entgegen dem unmittelbaren aktuellen Eindruck sterben zu lassen, unschwer nachvollziehbar (vgl. Kutzer, 2005: 261). Es sollte dem Verfasser einer Patientenverfügung zumindest rechtlich möglich sein, diese schwierige Situation im Vorhinein zu regeln, indem er etwaige später (im Zustand der fehlenden Entscheidungsfreiheit) geäußerte Anzeichen für einen Lebenswillen entweder ausdrücklich für unbeachtlich erklärt oder umgekehrt bestimmt, bei Vorliegen derartiger Indizien sei von einem aktuellen Lebenswillen auszugehen, sodass entgegenstehende Anordnungen in der Verfügung obsolet werden. Ohne eine solche Vorabfestlegung wird im Rahmen der Feststellung des mutmaßlichen Willens zu untersuchen sein, ob nach den Wertvorstellungen des Patienten dem freiverantwortlichen Willen oder der aktuellen Empfindung der Vorrang zukommen soll. Diese schwierige Frage macht zugleich deutlich, wie wichtig und wie wünschenswert es ist, dass eine Patientenverfügung – sofern sie von dem Patienten gewünscht ist – im Dialog und in der „Verantwortungspartnerschaft" von Arzt und Patient während einer frühen Phase der dementiellen Erkrankung, mithin zu einer Zeit erarbeitet wird, in der einerseits der Zustand der Urteils- und Einwilligungsfähigkeit noch erhalten ist und dem Patienten andererseits – anders als bei der fernliegenden, abstrakten Situationsbeschreibung einer in gesunden Tagen abgefassten Verfügung – die Krankheitssituation bereits konkret vor Augen steht (Kreß, 2009: 267). Diese Erkenntnis gilt freilich über den Bereich der Demenz hinaus ganz allgemein: Wird der Wille des Patienten in Bezug auf einen konkret absehbaren Krankheitsverlauf im vertrauensvollen Gespräch mit dem Arzt gemeinsam herausgearbeitet, so verbessert dies nicht nur die Arzt-Patienten-Beziehung, sondern es erhöht sich hierdurch zugleich die Aussicht, dass die Interessen des Patienten vom Arzt zutreffend erkannt werden und dass sein Selbstbestimmungsrecht respektiert wird.

Literatur

Achenbach, H. (2002): Beteiligung am Suizid und Sterbehilfe, Juristische Ausbildung (Jura) 24: 542-548.

Albers, M. (2009): Zur rechtlichen Ausgestaltung von Patientenverfügungen, Medizinrecht (MedR) 27: 138-144.

Allensbacher Berichte (2005): Nr. 8: Einstellungen zur passiven Sterbehilfe – Fall Schiavo (www.ifd-allensbach.de).

Allensbacher Berichte (2008): Nr. 14: Einstellungen zur aktiven und passiven Sterbehilfe (www.ifd-allensbach.de).

Amtsgericht Siegen: Beschluss vom 28.9.2007 – 33 XVII B 710 (abrufbar unter: http://www.juris.de).

Antoine, J. (2006): Buchbesprechung zu Grundmann (2004) und Fischer (2004), Medizinrecht (MedR) 24: 553-554.

Beckmann, R (2005): Patiententötung, Behandlungsabbruch, Schmerzbehandlung, Deutsche Richterzeitung (DRiZ) 83: 252-254.

Birkner, S. (2006): Assistierter Suizid und aktive Sterbehilfe – Gesetzgeberischer Handlungsbedarf? Zeitschrift für Rechtspolitik (ZRP) 39: 52-54.

Birnbacher D. (2006): Die ärztliche Beihilfe zum Suizid in der ärztlichen Standesethik, Aufklärung und Kritik, Sonderheft 11/2006: 7-19.

Bösen, W. (2006): Auferweckt gemäß der Schrift.
Bundesärztekammer (2004): Grundsätze der Bundesärztekammer zur ärztlichen Sterbebegleitung, Deutsches Ärzteblatt 101: A 1298-1299
Bundesgerichtshof (1957): Urteil vom 28.11.1957 – 4 StR 525/57, BGHSt (= Entscheidungen des Bundesgerichtshofes in Strafsachen) Band 11: 111-116.
Bundesgerichtshof (1984): Urteil vom 4.7.1984 – 3 StR 96/84, BGHSt (= Entscheidungen des Bundesgerichtshofes in Strafsachen) Band 32: 367-381.
Bundesgerichtshof (1991): Urteil vom 8.5.1991 – 3 StR 467/90, BGHSt (= Entscheidungen des Bundesgerichtshofes in Strafsachen) Band 37: 376-379.
Bundesgerichtshof (1994): Urteil vom 13.9.1994 – 1 StR 357/94, BGHSt (= Entscheidungen des Bundesgerichtshofes in Strafsachen) Band 40: 257-272.
Bundesgerichtshof (1997): Urteil vom 19.11.1997 – 3 StR 271/97, BGHSt (= Entscheidungen des Bundesgerichtshofes in Strafsachen) Band 43: 306-311.
Bundesgerichtshof (2003): Beschluss vom 17.3.2003 – XII ZB 2/03, BGHZ (= Entscheidungen des Bundesgerichtshofes in Zivilsachen) Band 154: 205-230.
Bundesgerichtshof (2005): Beschluss vom 8.6.2005 – XII ZR 177/03, BGHZ (= Entscheidungen des Bundesgerichtshofes in Zivilsachen) Band 163: 195-201.
Bundesgerichtshof (2008): Urteil vom 18.10.2007 – 3 StR 226/07, Neue Zeitschrift für Strafrecht (NStZ) 28: 93-94.
Bundesverfassungsgericht (1971): Beschluss vom 19.10.1971 – 1 BvR 387/65, BVerfGE (= Entscheidungen des Bundesverfassungsgerichts) Band 32: 98-111.
Coeppicus, R. (1998): Behandlungsabbruch, mutmaßlicher Wille und Betreuungsrecht, Neue Juristische Wochenschrift (NJW) 51: 3381-3386.
Deutscher Bundestag (2008): Gesetzentwurf der Abg. Stünker u.a. zu einem Dritten Gesetz zur Änderung des Betreuungsrechts, Bundestags-Drucksache 16/8442.
Duttge, G. (2006): Der Alternativ-Entwurf Sterbebegleitung (AE-StB) 2005, Goltdammer's Archiv für Strafrecht (GA) 153: 573-585.
Duttge, G. (2006a): Einseitige („objektive") Begrenzung ärztlicher Lebenserhaltung? Neue Zeitschrift für Strafrecht (NStZ) 26: 479-484.
Eser, A. (1986): Freiheit zum Sterben – Kein Recht auf Tötung, Juristenzeitung (JZ) 41: 786-795.
Finger, C. (2004): Evaluation der Praxis der aktiven Sterbehilfe und der Hilfe bei der Selbsttötung in den Niederlanden für das Jahr 2001, Medizinrecht (MedR) 22: 379-382.
Fischer, E. (2004): Recht auf Sterben?! Ein Beitrag zur Reformdiskussion der Sterbehilfe in Deutschland unter besonderer Berücksichtigung der Frage nach der Übertragbarkeit des Holländischen Modells der Sterbehilfe in das deutsche Recht.
Generalstaatsanwalt Nürnberg (2008): Verfügung vom 15.1.2008 – 1 BerL 144/07, Neue Zeitschrift für Strafrecht (NStZ) 28: 343-344.
Goertz, S. (2008): Das Gut des natürlichen Sterbens, Zeitschrift f. Evangelische Ethik, 52: 23-33.
Grundmann, A. (2004): Das niederländische Gesetz über die Prüfung von Lebensbeendigung auf Verlangen und Beihilfe zur Selbsttötung.
Hahne, M. (2003): Zwischen Fürsorge und Selbstbestimmung, Zeitschrift für das gesamte Familienrecht (FamRZ) 50: 1619-1622.
Herzberg, R. D. (1988): Straffreie Beteiligung am Suizid und gerechtfertigte Tötung auf Verlangen, Juristenzeitung (JZ) 43: 182-189.
v. Hirsch, A.; Neumann, U. (2007): „Indirekter" Paternalismus im Strafrecht am Beispiel der Tötung auf Verlangen (§ 216 StGB), Goltdammer's Archiv für Strafrecht (GA) 154: 671-694.
Höfling, W.; Schäfer, A. (2005): Die Einstellung der Vormundschaftsrichter zur Sterbehilfe, Deutsche Richterzeitung (DRiZ) 83: 248-251.
Höfling, W.; Schäfer, A. (2006): Leben und Sterben in Richterhand?
Hoppe, J.-D. (2006): Den Tod nicht zuteilen. Die Haltung der deutschen Ärzteschaft zur Sterbehilfe und zum assistierten Suizid, in: Rehmann-Sutter, C.; Bondolfi, A.; Fischer, J.; Leuthold, M. (Hrsg.), Beihilfe zum Suizid in der Schweiz, S. 79-82.

Ingelfinger, R. (2006): Patientenautonomie und Strafrecht bei der Sterbebegleitung, Juristenzeitung (JZ) 61: 821-831.
Jähnke, B. (2005): in: Jähnke, B.; Laufhütte, H. W.; Odersky, W. (Hrsg.), Leipziger Kommentar zum StGB, Band 5.
Janes, I.; Schick, S. (2006): Sterbehilfe – im Spiegel der Rechtstatsachenforschung, Neue Zeitschrift für Strafrecht (NStZ) 26: 484-489.
Janssen, A. (2001): Die Regelung der aktiven Sterbehilfe in den Niederlanden – Ein Novum, Zeitschrift für Rechtspolitik (ZRP) 34: 179-183.
Jarass, H. D. (2007): In: Jarass, H. D.; Pieroth, B., Grundgesetz für die Bundesrepublik Deutschland, 9. Aufl.
Jens, I. (2009): Unvollständige Erinnerungen.
Jens, T. (2009): Demenz – Abschied von meinem Vater.
Jens, W.; Küng, H. (1995): Menschenwürdig sterben, 2. Aufl.
Jochemsen, H. (2005): Sterbehilfe in den Niederlanden: Medizinische und politische Entwicklungen, Deutsche Richterzeitung (DRiZ) 83: 255-256.
Kamann, M. (2009): Sterbehilfe oder das Recht auf Kapitulation, (welt-online vom 10.2.2009, abrufbar unter http://www.welt.de/politik/article3180060/Sterbehilfe-oder-das-Recht-auf-Kapitulation.html).
Kreß, H. (2009): Medizinische Ethik, 2. Aufl.
Kühl, K. (2007): In: Lackner, K.; Kühl, K., Strafgesetzbuch, 26. Aufl.
Kusch, R. (2006): Tabu Sterbehilfe, Neue Juristische Wochenschrift (NJW) 59: 261-264.
Kusch, R. (2007): In Würde sterben – nur im Ausland? Neue Zeitschrift für Strafrecht (NStZ) 27: 436-441.
Kutzer, K. (2003): Die Auseinandersetzung mit der aktiven Sterbehilfe – Ein spezifisches Problem der Deutschen? Zeitschrift für Rechtspolitik (ZRP) 36: 209-212.
Kutzer, K. (2005): Sterbehilfe – rechtlich ethische Aspekte, Deutsche Richterzeitung (DRiZ) 83: 257-261.
Landgericht Ravensburg (1987): Urteil vom 3.12.1986 – 3 Kls 31/86, Neue Zeitschrift für Strafrecht (NStZ) 7: 229-230.
Landgericht Siegen (2007): Beschluss vom 28.11.2007 – 4 T 344/07 (abrufbar unter: http://www.juris.de).
Lorenz, D. (2009): Aktuelle Verfassungsfragen der Euthanasie, Juristenzeitung (JZ) 64: 57-67.
May, A. (2004): Ethische Entscheidungsfindung in der klinischen Praxis, Ethik in der Medizin 16: 242-252.
Merkel, R. (1995): Tödlicher Behandlungsabbruch und mutmaßliche Einwilligung bei Patienten im apallischen Syndrom, Zeitschrift für die gesamte Strafrechtswissenschaft (ZStW) 107: 545-575.
Merkel, R. (2006): Aktive Sterbehilfe, in: Hoyer, A.; Müller, H.E.; Pawlik, M.; Wolter, J. (Hrsg.) Festschrift für Friedrich-Christian Schroeder zum 70. Geburtstag, S. 297-321.
Müller, G. (2008): Verbindlichkeit und Grenzen der Patientenverfügung – Zur Rechtslage de lege lata et de lege ferenda, Zeitschrift für Erbrecht und Vermögensnachfolge (ZEV) 15: 583-588.
Neumann, U.; Saliger, F. (2006): Sterbehilfe zwischen Selbstbestimmung und Fremdbestimmung – Kritische Anmerkungen zur aktuellen Sterbehilfedebatte, HRRS (= Onlinezeitschrift für Höchstrichterliche Rechtsprechung im Strafrecht; http://hrr-strafrecht.de) 7: 280-288.
Oberlandesgericht (OLG) München (1987): Beschluss vom 31.7.1987 – 1 Ws 23/87, Neue Juristische Wochenschrift (NJW) 40: 2940-2946.
Oduncu, F.; Eisenmenger, W. (2002): Euthanasie – Sterbehilfe – Sterbebegleitung, Medizinrecht (MedR) 20: 327-337.
Olzen, D. (2009): Die gesetzliche Neuregelung der Patientenverfügung, Juristische Rundschau (JR) 63: 354-362.
Reuter, B. (2002): Die gesetzliche Regelung der aktiven ärztlichen Sterbehilfe des Königreichs der Niederlande – ein Modell für die Bundesrepublik Deutschland? 2. Aufl.

Röthel, A. (2007): Patientenverfügung und Vorsorgevollmacht in europäischer Perspektive, Familie Partnerschaft Recht (FPR) 13: 79-82.
Roxin, C. (1993): Die Abgrenzung von strafloser Suizidteilnahme, strafbarem Tötungsdelikt und gerechtfertigter Euthanasie, in: Wolter, J. (Hrsg.) 140 Jahre Goltdammer's Archiv für Strafrecht, S. 177-190.
Roxin, C. (2007): Zur strafrechtlichen Beurteilung der Sterbehilfe, in: Roxin, C.; Schroth, U. (Hrsg.) Handbuch des Medizinstrafrechts, 3. Aufl., S. 313-356.
Saliger, F. (1998): Sterbehilfe nach Verfahren – Betreuungs- und strafrechtliche Überlegungen im Anschluss an BGHSt 40, 257, Kritische Vierteljahresschrift für die Gesetzgebung und Rechtswissenschaft (KritV) 81: 118-151.
Saliger, F. (2004): Sterbehilfe und Betreuungsrecht, Medizinrecht (MedR) 22: 237-245.
Saliger, F. (2007): Das Dammbruchargument in Medizinrecht und Medizinethik, Jahrbuch für Recht und Ethik 15: 633-655.
Schäfer, C.; Dietl, B.; Kölbl, O. (2006): Neue Einblicke in die niederländische Praxis der Euthanasie bei terminal Krebskranken, Der Onkologe 12: 464-470.
Schneider, H. (2003): in: Joecks, W.; Miebach, K. (Hrsg.) Münchener Kommentar zum StGB, Band 3.
Schöch, H.; Verrel, T. (2005): Alternativ-Entwurf Sterbebegleitung (AE-StGB), Goltdammer's Archiv für Strafrecht (GA) 152: 553-586.
Schreiber, H.-L. (2004): Soll die Sterbehilfe nach dem Vorbild der Niederlande und Belgiens neu geregelt werden? in: Rogall, K.; Puppe, I.; Stein, U.; Wolter, J. (Hrsg.) Festschrift für Hans-Joachim Rudolphi zum 70. Geburtstag, S. 543-552.
Schreiber, H.-L. (2006): Das ungelöste Problem der Sterbehilfe – Zu den neuen Entwürfen und Vorschlägen, Neue Zeitschrift für Strafrecht (NStZ) 26: 473-479.
Schröder, R. (2005): Religiöse Aspekte der Sterbehilfe II, Deutsche Richterzeitung (DRiZ) 83: 264-265.
Schweizerische Akademie der Medizinische Wissenschaften (2005): Betreuung von Patienten am Lebensende, Schweizerische Ärztezeitung 86: 172-176.
Simon, A.; Lipp, V.; Tietze, A.; Nickel, N.; van Oorschot, B. (2004): Einstellungen deutscher Vormundschaftsrichterinnen und -richter zu medizinischen Entscheidungen und Maßnahmen am Lebensende: erste Ergebnisse einer bundesweiten Befragung, Medizinrecht (MedR) 22: 303-307.
Sowada, C. (1985): Strafbares Unterlassen des behandelnden Arztes, der seinen Patienten nach einem Selbstmordversuch bewußtlos auffindet? Juristische Ausbildung (Jura) 7: 75-88.
Sternberg-Lieben, D. (1998): Selbstbestimmtes Sterben: Patientenverfügung und gewillkürte Stellvertretung, in: Eser,A.; Schittenhelm, U.; Schumann, H. (Hrsg.) Festschrift für Theodor Lenckner zum 70. Geburtstag, S. 349-375.
Synofzik, M. (2007): PEG-Ernährung bei fortgeschrittener Demenz, Der Nervenarzt 78: 418-428.
Tak, P. (2001): Das niederländische Gesetz zur Kontrolle der Tötung auf Verlangen und Beihilfe zum Selbstmord, Zeitschrift für die gesamte Strafrechtswissenschaft (ZStW) 113: 902-922.
Verrel, T. (2003): Mehr Fragen als Antworten – Besprechung der Entscheidung des XII. Zivilsenats des BGH vom 17.3.2003 über die Einstellung lebenserhaltender Maßnahmen bei einwilligungsunfähigen Patienten, Neue Zeitschrift für Strafrecht (NStZ) 23: 449-453.
Verrel, T. (2006): Patientenautonomie und Strafrecht bei der Sterbebegleitung, Gutachten C zum 66. Deutschen Juristentag Stuttgart 2006.
Wagenitz, T. (2005): Finale Selbstbestimmung? Zu den Möglichkeiten und Grenzen der Patientenverfügung im geltenden und künftigen Recht, Zeitschrift für das gesamte Familienrecht (FamRZ) 52: 669-678.
Wolfslast, G. (2003): Rechtliche Neuordnung der Tötung auf Verlangen? in: Amelung, K.; Beulke, W. et al. (Hrsg.) Strafrecht – Bioecht – Rechtsphilosophie, Festschrift für Hans-Ludwig Schreiber zum 70. Geburtstag, S. 913-927.

Möglichkeiten und Grenzen der Versorgungsmedizin am Beispiel demenzieller Erkrankungen

Johannes Pantel

Zusammenfassung

In dem Beitrag „Möglichkeiten und Grenzen der Versorgungsmedizin am Beispiel demenzieller Erkrankungen" wird das Spannungsverhältnis zwischen dem (medizinisch) Möglichen und dem (ökonomisch) Machbaren vor dem Hintergrund aktueller Innovationen in der (Früh-)Diagnostik und Therapie sowie im Bereich moderner Betreuungs- und Pflegekonzepte für Demenzkranke analysiert. Anhand von fünf Thesen wird zum einen der zentrale ethische und gesellschaftliche Konflikt herausgearbeitet, der dem Problem der Ressourcenallokation im Gesundheitswesen zugrunde liegt und der stets mit der Gefahr einer schleichenden und versteckten Rationierung bei gleichzeitigem Ausschluss von Individuen und Patientengruppen von medizinischen Innovationen einhergeht. Der sich in Zukunft durch den demografischen Wandel bei gleichzeitig zu erwartendem Innovationsschub in der Demenzforschung noch zuspitzende Konflikt kann nur durch einen möglichst transparenten und ethisch fundierten Prozess der gesellschaftlichen Konsensfindung aufgelöst werden, an dem neben den politischen Instanzen auch die Leistungserbringer, die medizinischen und wissenschaftlichen Experten und die Betroffenen maßgeblich beteiligt sein müssen.

Im Bereich der Demenzversorgung ist in den letzten Jahren eine kontinuierliche Erweiterung des diagnostischen und therapeutischen Methodenspektrums sowie der krankheitsgerechten Versorgungskonzepte zu verzeichnen. Schon jetzt lassen Ergebnisse aus der Grundlagenforschung erahnen, dass schon sehr bald noch subtilere (und aufwendigere) diagnostische Möglichkeiten Einzug in die klinische Routine halten werden. Dies wird es auch ermöglichen, die Diagnose einer Demenz immer früher zu stellen (Hampel und Pantel, 2008; Pantel und Schröder, 2006). Speziell für die häufigste Form der Demenz – die Alzheimer Demenz (AD) – vollzieht sich eine analoge Entwicklung aktuell auch im therapeutischen Bereich, so dass erstmals Hoffnungen auf eine nicht nur symptomatische, sondern pathogenetisch orientierte Behandlung dieser Erkrankung formuliert werden. Setzt sich die politische Entwicklung der letzten Jahre weiter fort (und dies wäre sehr zu begrüßen), so werden in Zukunft für die medizinische und pflegerische Versorgung Demenzkranker absolut gesehen nicht weniger, sondern eher mehr finanzielle Ressourcen zur Verfügung stehen. Dies darf jedoch nicht darüber hinwegtäuschen, dass die Versorgung Demenzkranker und die Investitionen in patientenorientierte Demenzforschung bislang ein unterentwickelter und gegenüber anderen Bereichen der medizinischen Versorgung eher vernachlässigter Bereich waren (z.B. Onkologie, Kardiovaskuäre Medizin). Entsprechend könnte die Schere zwischen dem, was potenziell medizinisch machbar ist und dem, was von der Solidargemeinschaft der Versicherten bzw. dem Gesundheitssystem bezahlt werden kann (bzw. bezahlt werden soll), immer weiter auseinandergehen.

Die medizinische und pflegerische Versorgung Demenzkranker ist daher ein sehr aktuelles Beispiel, an dem sich die Möglichkeiten und Grenzen moderner Versorgungsmedizin auf plastische Weise darstellen und hinsichtlich ihrer zentralen (ethischen) Konflikte sowie möglicher Lösungsansätze diskutieren lassen.

Dies soll im Folgenden anhand von fünf zentralen Thesen geschehen.

These 1:
Demenzen sind chronische altersassoziierte Erkrankungen mit zunehmender Inzidenz und Prävalenz. Diese Entwicklung ist selbst bei optimaler Ausschöpfung aller primär- oder sekundärpräventiven Maßnahmen unabwendbar.

Demenzen werden heute zunehmend häufiger diagnostiziert und haben sich neben den Krebserkrankungen und den Herzkreislauferkrankungen zu einem der häufigsten und wichtigsten Volksleiden entwickelt (Schröder et al., 2004). Dieses findet zwar teilweise eine Erklärung durch die verbesserten Diagnosemöglichkeiten und der damit einhergehenden Zunahme von „Fällen", ist jedoch ganz überwiegend auf die zunehmende Lebenswartung und den damit einhergehenden demografischen Wandel[1] (mit einem immer größer werdenden Anteil älterer Menschen) zurückzuführen. Im Schnitt gewinnen die Deutschen alle drei bis vier Jahre ein Jahr an Lebenserwartung. Laut Angaben des statistischen Bundesamtes (www.destasis.de) lag die durchschnittliche Lebenserwartung in Deutschland zum Zeitpunkt der Erstbeschreibung der Alzheimer Demenz (d.h. um das Jahr 1900) bei ca. 46 Jahren für die Männer und bei ca. 52 Jahren für Frauen (Abbildung 1).

Für einen heute geborenen Jungen beträgt die Lebenserwartung bereits 82 Jahre und seine kleine Schwester hat sogar eine sehr gute Chance, das 90ste Lebensjahr zu erreichen. Entsprechend waren Demenzerkrankungen zur Zeit Alois Alzheimers noch relativ selten. Dies hat sich heute grundlegend gewandelt: In Deutschland wird die Zahl der manifest Erkrankten bereits heute auf 1,2 Millionen geschätzt. Innerhalb der nächsten 20 Jahre könnte sich diese Zahl verdoppeln, denn Alter ist der wichtigste und robusteste Risikofaktor für die meisten Demenzerkrankungen.

---

[1] Zum demografischen Wandel in Deutschland siehe auch den Beitrag von Doblhammer-Reiter in diesem Band.

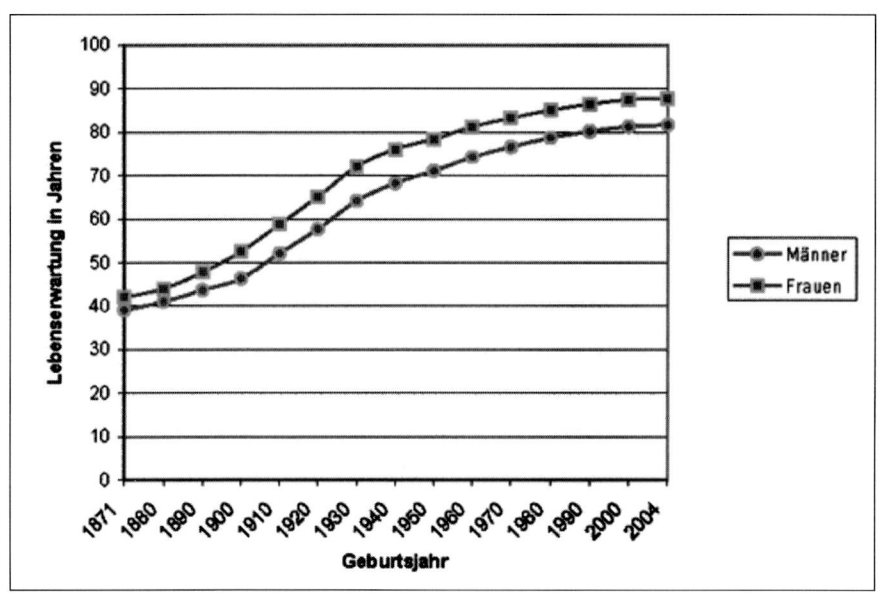

Abbildung 1: Durchschnittliche Lebenserwartung in Deutschland (Quelle: Statistisches Bundesamt)

Bei den 70 bis 75-jährigen sind etwa 2 bis 3% von Demenzen betroffen. Ausgehend von diesem noch relativ niedrigen Wert verdoppelt sich die Prävalenz der Demenzerkrankungen etwa alle fünf Jahre, um schließlich bei den über 90-jährigen bereits mehr als 40% dieser Altersgruppe zu erfassen. Unter Berücksichtigung der bereits erwähnten steigenden Lebenserwartung bedeutet dies jedoch, dass jeder einzelne, der das 80. oder gar 90. Lebensjahr überschreitet mit zunehmend größerer Wahrscheinlichkeit eine Demenzkrankheit erleiden wird (Abbildung 2).

Abgesehen von dem persönlichen Leid, das eine Demenz für den Betroffenen und seine Familie und Freunde bewirken kann, sind jedoch auch volkswirtschaftliche Faktoren für die Beurteilung der gesellschaftlichen Auswirkungen der Demenzen zu benennen. Die direkten und indirekten Versorgungskosten eines demenzkranken Menschen werden bereits heute auf mehr als 40.000 Euro pro Jahr veranschlagt. Multipliziert mit der Zahl der Demenzkranken ergibt sich die gigantische Summe von 48 Milliarden Euro. Es wird vermutet, dass präventive Maßnahmen hier eine gewisse Entlastung schaffen könnten (Tesky und Pantel, 2009). Vermutlich könnte eine erfolgreiche Präventionsmaßnahme die wachsende Zahl Demenzkranker mindestens abmildern: Unter der Annahme, dass die Sterblichkeit durch andere Krankheiten über die verschiedenen Altersgruppen konstant bliebe, würde eine vorbeugende Maßnahme, die den Eintritt einer Demenzerkrankung nur um zwei Jahre verzögerte, die Zahl der Demenzkranken in Deutschland um ca. 200.000 reduzieren (Knecht und Berger, 2004). Multipliziert man diese Zahl mit den angegebenen Versorgungskosten, so kommt man auf einen beeindruckenden Betrag

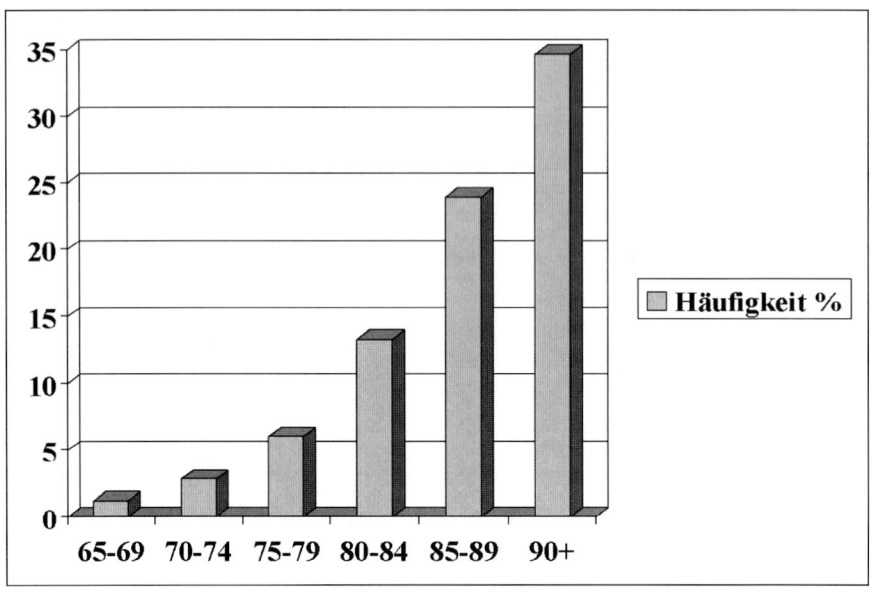

Abbildung 2: Prävalenz der Demenzen in Abhängigkeit vom Lebensalter (nach Bickel 1999)

von 8 Milliarden Euro, der jährlich eingespart werden könnte. Es ist bezeichnend, dass trotz der zunehmenden und begrüßenswerten Bereitschaft der politischen Entscheidungsträger, die Demenzforschung zu fördern, heute allenfalls wenige Prozente dieser Summe von der Öffentlichkeit pro Jahr in die Erforschung der Ursachen sowie in Maßnahmen zur Vorbeugung und Behandlung der Demenzerkrankungen investiert werden.

Diese eher theoretischen Zahlenspiele sollten jedoch nicht darüber hinwegtäuschen, dass selbst bei intensivsten Bemühungen und Investitionen in die Forschung und Entwicklung neuer vorbeugender Maßnahmen, neuer Diagnostik und neuer Medikamente die Demenzerkrankungen nicht beseitigt und nicht einmal in ihrer überwiegenden Zahl verhindert werden könnten. Auch wenn sich also durch Besserung der Vorbeugung und Behandlung die Zahl der Erkrankungen deutlich senken ließe, wäre dies zwar für den einzelnen Betroffenen von größter Bedeutung (und allein deswegen schon ein erstrebenswertes Ziel). Die Gesellschaft als Ganzes würde jedoch weiter mit den Auswirkungen der Erkrankung und mit den Kranken selbst umgehen müssen. Diese Wahrheit beinhaltet auch einen dringenden Appell an die Gesellschaft, diejenigen Menschen, die der Krankheit nicht entrinnen konnten, nicht zunehmend von der gesellschaftlichen Teilhabe auszuschließen, sondern ein menschenwürdiges Leben auch mit der Erkrankung zu ermöglichen. Die in den Medien häufig verbreitete Betonung des Schreckens und auch des persönlichen Leidens, die mit der Demenzkrankheit verbunden sein können, lassen häufig in Vergessenheit geraten, dass auch ein Demenzkranker bei guter Pflege und medizinischer Betreuung eine gute bis sehr gute Lebensqualität haben kann. Gerade in den frühen Stadien der Demenz sind sogar noch eine weitgehende Teilhabe am sozialen Leben und eine gewisse Entscheidungsfähigkeit in wichtigen persönlichen Belangen gegeben. Dies beinhaltet auch eine ethische Verpflichtung, Demenzkranke nicht allein aufgrund ihrer Diagnose (die in der Regel mit einer schlechten Prognose und infaustem Ausgang assoziiert ist) vom medizinischen Fortschritt auszuschließen. Insofern ist die Versorgung Demenzkranker nicht nur eine medizinische und ökonomische, sondern letztlich auch eine gesamtgesellschaftliche und politische Aufgabe.

These 2:
Die Gerontopsychiatrie und insbesondere auch die Demenztherapie vollziehen in den letzten Jahren einen unaufhaltsamen Wandel vom therapeutischen Nihilismus zu einem diagnostisch sowie therapeutisch lohnenswerten Teilgebiet der Medizin.

Die Entwicklung neuer diagnostischer Konzepte, laborchemischer Verfahren und bildgebender Untersuchungsmethoden hat es in den letzten Jahren möglich gemacht, die Diagnose einer Demenz mit immer größerer Präzision und zu einem immer früheren Zeitpunkt zu stellen. Parallel hierzu sind auch im Bereich der pharmakologischen und psychosozialen Behandlungsverfahren der Demenzen deutliche Fortschritte zu verzeichnen. Darüber hinaus lassen Ergebnisse aus der Grundlagenforschung sowie klinisch-pharmazeutischen Medikamentenentwicklung die Zulassung innovativer, krankheitsmodifizierender *(disease modifying)* Arzneimittel innerhalb der nächsten zehn Jahre zunehmend als eine realistische Perspektive erscheinen. Die angesprochenen Innovationen sollen im Folgenden anhand einiger ausgewählter Befunde schlaglichtartig dargestellt werden.

Die leichte kognitive Beeinträchtigung (MCI) als Risikosyndrom

Der Terminus leichte kognitive Beeinträchtigung *(mild cognitive impairment/MCI)* bezeichnet kognitive Defizite, die physiologische Altersveränderungen überschreiten, ohne aber den Schweregrad einer Demenz zu erreichen (Schröder et al., 2006; Pantel und Schröder, 2006). Allgemein wird angenommen, dass mit diesem Syndrom ein stark erhöhtes Demenzrisiko, insbesondere gegenüber der Alzheimerdemenz (AD) einhergeht. So wurde bei Probanden mit leichter kognitiver Beeinträchtigung in 10 bis 15% der Fälle pro Jahr eine Progression zur AD gefunden. Die hohe Prävalenz der leichten kognitiven Beeinträchtigung in epidemiologischen Untersuchungen von Stichproben älterer Menschen lässt annehmen, dass zwar nicht alle hiervon Betroffenen einen pathologischen cerebralen Abbauprozess mit konsekutiver Entwicklung einer Demenz erleiden. Andererseits dürfte sich nach den Ergebnissen einer Vielzahl von prospektiven Studien, die eine erhöhte Konversionsrate zur Demenz in MCI-Stichproben konsistent bestätigen, zumindest ein erheblicher Teil der Personen mit leichter kognitiver Beeinträchtigung in einem präklinischen Stadium der AD befinden. Dies soll im Folgenden anhand eigener Ergebnisse aus

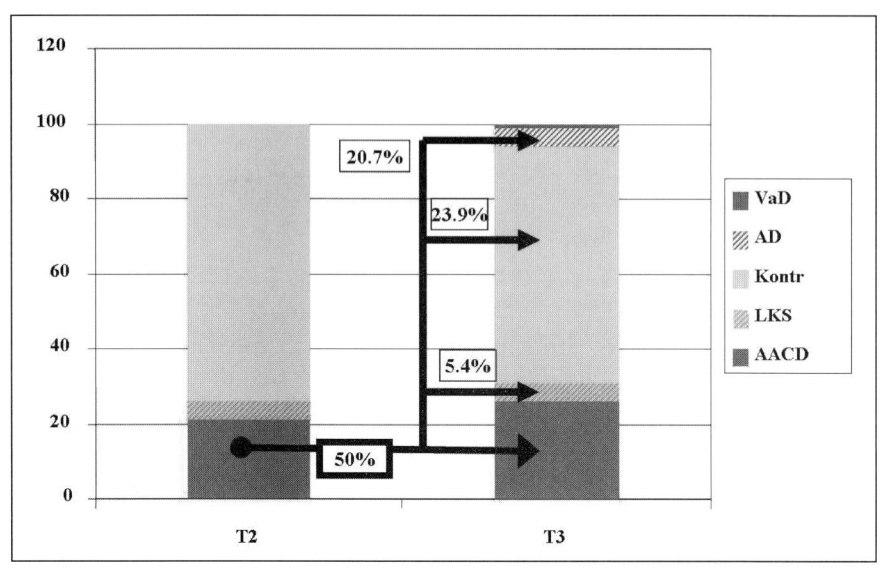

Abbildung 3: Verlauf der leichten kognitiven Beeinträchtigung in der Interdisziplinären Längsschnittstudie des Erwachsenenalters (ILSE). (T2: zweiter Untersuchungszeitpunkt; T3: dritter Untersuchungszeitpunkt; VaD: vaskuläre Demenz; AD: Alzheimer Demenz; Kontr.: kognitiv unauffällige Kontrollen; LKS: ICD 10 „leichte kognitive Störung"; AACD: leichte kognitive Beeinträchtigung („aging associated cognitive decline").

der interdisziplinären Längsschnittstudie des Erwachsenenalters (ILSE) veranschaulicht werden (Schröder et al., 1998; Schröder et al., 2007; Pantel et al., 2003; Schönknecht et al., 2005):

Bei 500 Teilnehmern der ILSE der Geburtsjahrgänge von 1930 bis 1932 wurden die Prävalenz und der Verlauf der leichten kognitiven Beeinträchtigung über einen Zeitraum von 12 Jahren zu insgesamt drei Untersuchungszeitpunkten ermittelt. Bei den Probanden der ILSE handelt es sich um eine bevölkerungsbasierte Stichprobe, deren Charakterisierung neben der Erhebung einer Vielzahl anderer Variablen auch eine ausführliche psychopathologische und neuropsychologische Untersuchung der Probanden umfasste. Zum ersten Untersuchungszeitpunkt (T1) betrug das Durchschnittsalter der Untersuchten ca. 62 Jahre, im Vierjahresverlauf (Zeitpunkt T2) waren die Teilnehmer im Durchschnitt ca. 67 Jahre alt, zum dritten Untersuchungszeitpunkt betrug das Durchschnittalter der Probanden ca. 73 Jahre. Schon zum ersten Untersuchungszeitpunkt war die Prävalenz der leichten kognitiven Beeinträchtigung in dieser Gruppe der „jungen Alten" mit 13,4% schon ein häufiges Zustandsbild (Schönknecht et al. 2005). Im Verlauf nahm die Häufigkeit weiter zu, um nach vier Jahren eine Prävalenz von ca. 24% und nach einem Gesamtverlauf von 12 Jahren 28% der untersuchten Stichprobe zu erreichen. Zum dritten Untersuchungszeitpunkt hatten 5% der Probanden eine Demenz entwickelt. Beinahe drei Viertel (73%) von diesen hatten zum Zeitpunkt T2 bereits unter einer leichten kognitiven Beeinträchtigung gelitten. Tatsächlich konnte bei mehr als einem Fünftel derjenigen Personen, die zum Zeitpunkt T2 eine leichte kognitive Beeinträchtigung aufwiesen, zum Zeitpunkt T3 eine AD diagnostiziert werden. Bei 50% der leicht kognitiven Beeinträchtigungen war die leichte kognitive Beeinträchtigung zum dritten Untersuchungszeitpunkt weiterhin nachweisbar – zeigte also eine syndromale Stabilität im Verlauf. Jedoch hatte sich bei einem Viertel der Personen die leichte kognitive Beeinträchtigung auch wieder normalisiert: Diese Probanden wiesen zum dritten Untersuchungszeitpunkt ein unauffälliges kognitives Leistungsprofil auf (Abbildung 3).

Diese Befunde verdeutlichen, dass eine leichte kognitive Beeinträchtigung einerseits mit einem erhöhten Risiko der Demenz einhergeht. Andererseits wird nachvollziehbar, dass nicht alle Personen mit leichter kognitiver Beeinträchtigung an einer AD (oder anderen progredienten Hirnerkrankungen) im Prädemenzstadium leiden. Allein aufgrund klinischer und neuropsychologischer Kriterien kann daher eine AD im Stadium der leichten kognitiven Beeinträchtigung nicht mit ausreichender Sicherheit diagnostiziert werden. Erkenntnisse aus Neuroimaging-Untersuchungen und neurochemischen Untersuchungen sollten daher als diagnostische Biomarker hinzugezogen werden, um die Sensitivität und Spezifität der Diagnosestellung im Stadium der leichten kognitiven Beeinträchtigung weiter zu erhöhen (Hampel und Pantel, 2008; Förstl et al., 2009a und 2009b).

Der Einsatz bildgebender Verfahren (Neuroimaging) in der Frühdiagnostik der Demenz

Neuropathologische Befunde zeigen, dass die cerebralen Veränderungen bei der AD regelmäßig von bestimmten besonders vulnerablen neuronalen Strukturen ihren Ausgang nehmen, um sich dann in vorhersagbarer Weise auf andere Hirnregionen auszubreiten. Entsprechend dem weithin anerkannten neuropathologischen Stadienmodell der Frankfurter Neuroanatomen Eva und Heiko Braak (1993) lassen sich im Wesentlichen drei Stadien der Ausbreitung der typischen neurofibrillären Veränderungen unterscheiden: im ersten, weitgehend symptomfreien Stadium sind diese auf den entorhinalen Kortex (einschließlich von Anteilen des parahippocampalen Gyrus beschränkt). Im zweiten sogenannten limbischen Stadium finden sich zusätzlich Veränderungen in weiteren Strukturen des mittleren Temporallappens (vorwiegend Hippocampus und Amygdala); in diesem Stadium lassen sich bereits (leichtgradige) kognitive Defizite nachweisen. Im dritten sogenannten isokortikalen Stadium sind weite Teile des gesamten Neokortex betroffen. Klinisch zeigt das dritte Stadium eine manifeste demenzielle Symptomatik.

Entsprechend diesem Modell konnte in einer Vielzahl morphometrischer MRT-Studien in der vergangenen Dekade bereits bei Patienten mit leichtgradiger AD ein ausgeprägter Gewebsverlust (Atrophie) im Bereich des medialen Temporallappens nachgewiesen werden (Übersicht in: Pantel und Schröder, 2006: Abb. 4).

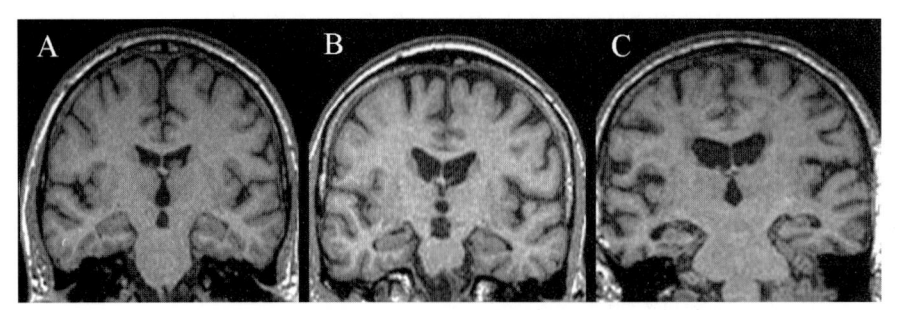

Abbildung 4: Mediale temporale Atrophie und kognitive Beeinträchtigung im Alter (A: 70-jähriger gesunder Proband – MMSE 30; B: 77-jähriger Patient mit leichter kognitiver Beeinträchtigung – MMSE: 24; C: 74-jähriger Patient mit Alzheimer-Demenz – MMSE 13)

Die Volumenminderung betrug hier im Vergleich zur gleichaltrigen gesunden Probanden im Gruppenmittel 30% und gestattete eine Unterscheidung der leichtgradigen AD von den Kontrollpersonen mit großer Genauigkeit (80 bis 97% Sensitivität bei einer Spezifität von 80 bis 95%). Entsprechend dem Braak'schen Modell zeigte sich, dass morphologische Veränderungen des entorhinalen Kortex und Hippocampus sich bereits viele Jahre vor Erreichen der klinischen Demenzschwelle manifestierten. Diesen Befund konnten wir in einer eigenen MRT-Studie an älteren Personen mit leichter kognitiver Beeinträchtigung bestätigen (Pantel et al., 2003) und er wurde in der Folgezeit bei einer Reihe weiterer volumetrischer und morphometrischer Studien repliziert. Prospektive Untersuchungen belegen inzwischen, dass diese MRT-Befunde nicht nur in Hinsicht auf die In-vivo-Validierung neuroanatomischer Krankheitsmodelle von Nutzen ist, sondern auch in der klinischen Einzelfalldiagnostik der AD im Prädemenz-Stadium wertvolle Hinweise geben kann. Die MRT-Befunde können daher die Frühdiagnostik deutlich verbessern und sind daher insbesondere auch in Hinsicht auf potenziell in Zukunft verfügbare Präventions- und Therapiemaßnahmen von großer klinischer Relevanz.

Um in Zukunft eine breite Anwendung der strukturellen Messungen zu ermöglichen erscheint die Entwicklung und Optimierung automatisierter Methoden zur präzisen Volumen- und Größenmessung der relevanten neuroanatomischen Strukturen vordringlich. Diesbezüglich wurde zwar in den letzten Jahren bereits einige methodische Entwicklungsarbeit geleistet (z.B. Einsatz artifizieller neuronaler Netze zur Mustererkennung, Pantel et al., 2000), die Verfahren müssen jedoch noch für eine breitere Anwendung in der Routinediagnostik weiter evaluiert werden. Ein vielversprechender automatisierter Ansatz besteht auch in der Anwendung sogenannter voxelbasierter Verfahren (VBM) (Abbildung 5), die sich auch zur längsschnittlichen Untersuchung regionaler Atrophieraten eignen (z.B. deformationsbasierte Morphometrie/DBM). Im Gegensatz zum herkömmlichen Vorgehen werden bei dieser Methode keine A-priori Annahmen über das Vorliegen atrophischer Veränderungen in einer bestimmten Hirnregion gemacht, sondern zwei Bilddatensätze automatisiert in den jeweils anatomisch korrespondierenden Bildpunkten verglichen.

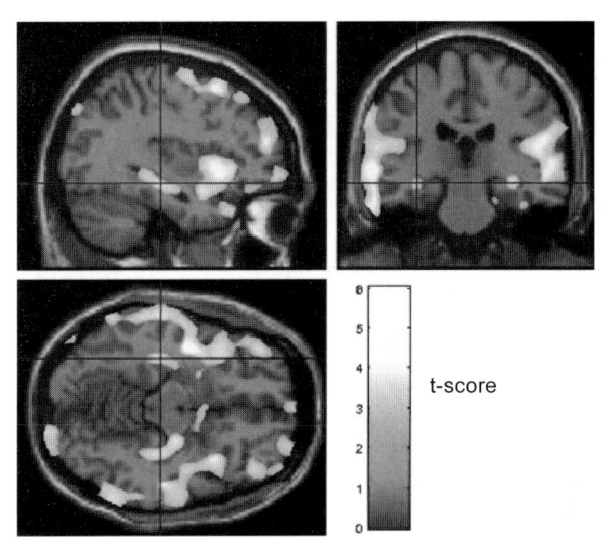

Abbildung 5: Voxel-basierte Morphometrie (VBM): Dichteminderung der grauen Substanz bei Patienten mit leichter kognitiver Beeinträchtigung im Vergleich zu kognitiv unauffälligen älteren Probanden (korrigiert für multiple Vergleiche; $p < 0.05$; Covariate: Totales Intracranielles Volumen) (Matura et al., 2009)

Bislang wird die Beschreibung des Krankheitsverlaufes bzw. therapeutischer Effekte bei der AD fast ausschließlich durch Verhaltensbeobachtung bzw. unter Anwendung psychologischer Leistungstests durchgeführt. Dies gilt sowohl für die klinische Routinesituation als auch bei der Durchführung von kontrollierten Therapiestudien. Mit dem Einsatz bildgebender Verfahren verbindet sich die Hoffnung, neben den klinischen und psychometrischen Variablen objektive, möglichst nicht invasive Messwerte des zugrundeliegenden Krankheitsprozesses zu etablieren, die möglichst eng mit klinisch relevanten Variablen verbunden sind (sogenannte Surrogatmarker). Unter Zugrundelegung des Braak'schen Stadienmodells bot sich auch in diesem Kontext die längsschnittliche Untersuchung atrophischer Veränderungen der medialen Temporallappenstrukturen (Hippocampus, entorhinaler Kortex) an. Pilotstudien zum Fortschreiten atrophischer Veränderungen im Bereich des medialen Temporallappens bei der AD erbrachten Atrophieraten, die signifikant und deutlich über der globalen Atrophierate lagen und gleichzeitig mit klinisch bedeutsamen Veränderungen eng korrelierten (Pantel et al., 2002). Entsprechend wird die volumetrische Messung medialer Temporallappenstrukturen heute tatsächlich zum objektiven Verlaufsmonitoring im Rahmen aktueller Therapiestudien (Phase II und III) eingesetzt und nach der Etablierung krankheitsmodifizierender pharmakologischer Therapieoptionen auch seinen Weg in die klinische Routine finden (Hampel und Pantel, 2008; Hampel et al., 2009). Als weitere MRT-basierte frühdiagnostische Parameter werden zurzeit die Konzentration des metabolischen Markers N-Acetylaspartat (NAA) mittels der MR-Spektroskopie (Pilatus et al., 2009), die automatisierte Bestimmung der Dichte der neokortikalen Areale (Hampel et al., 2009) und die Analyse der cholinergen Kerngebiete des basalen Vorderhirns (z.B. Muth et al., 2009) untersucht. Die frühdiagnostische Wertigkeit dieser Verfahren muss jedoch in prospektiven Studien weiter geprüft werden. Im Vergleich zu diesen neueren Verfahren wird die Positronen-Emissions-Tomographie mit Fluordesoxyglukose (FDG-PET) bereits heute als Goldstandard der In-vivo-Diagnostik einer AD im Frühstadium angesehen. Die FDG-PET dient der Darstellung des kortikalen Glukosemetabolismus und zeigt bereits bei Personen mit leichter kognitiver Beeinträchtigung, die im späteren Verlauf eine AD entwickeln, eine ähnliche Verteilung der Stoffwechseldefizite wie bei der manifesten AD (vor allem im parietotemporalen Kortex) (z.B. Döbert et al., 2005). Hiermit lässt sich die Konversion zur AD mit einer Genauigkeit von 80% prädizieren. Im Gegensatz zur MRT steht die PET jedoch nur an relativ wenigen Orten zur Verfügung und ist im Vergleich zu dieser auch relativ teuer.

Der Einsatz neurochemischer Marker in der Frühdiagnostik

Es ist schon länger bekannt, dass der unmittelbare molekulare Vorläufer des bei der Alzheimer-Demenz im Gehirn akkumulierten amyloiden Plaques, das sogenannte Amyloid-β-Peptid (Aβ) im Liquor cerebrospinalis von AD-Patienten in niedriger Konzentration nachweisbar ist (Hampel und Pantel, 2008; Schröder et al., 2007). Weltweit über 20 Studien mit über 2000 Patienten und Kontrollpersonen belegen inzwischen eine um etwa 50% erniedrigte Konzentration der langen Varianten des Aβ (Aβ 42) im Liquor erkrankter AD-Patienten (diagnostische Sensitivität und Spezifität von 80 bis 90% gegenüber gesunden alten Menschen). Hinsichtlich der Aβ-Proteinkonzentration bei der leichten kognitiven Beeinträchtigung erbrachten die bisher vorliegenden Studien unterschiedliche Resultate. Während ein Teil der Untersuchung bereits bei der leichten kognitiven Beeinträchtigung eine erniedrigte Konzentration des Aβ 42 fand, konnte in anderen Studien eine Erhöhung des Aβ 42 bei Patienten mit leichter kognitiver Beeinträchtigung nachgewiesen werden. Die Diskrepanz dieser Befunde ist möglicherweise auf Selektionseffekte bei der Auswahl der Studienpopulation zurückzuführen. Übereinstimmend zeigen die bisherigen Studienergebnisse jedoch, dass die Konzentration des Aβ 42 invers mit dem Schweregrad der Demenz assoziiert ist, also mit dem Fortschreiten der Erkrankung eine Abnahme der Aβ-Konzentration im Liquor erwartet werden kann.

Der zweite umfangreich untersuchte diagnostische neurochemische Marker der AD ist das τ-Protein. Das τ-Protein ist das Vorläuferprotein der sogenannten Neurofibrillenbündel, die neben den amyloiden Plaques die zweite charakteristische pathomorphologische Veränderung im Gehirn von AD-Patienten darstellen. In zahlreichen Studien fand sich bisher konsistent eine Erhöhung des τ-Proteins im Liquor bei AD-Patienten mit Sensitivität und Spezifität zwischen 80 und 90% gegenüber Gesunden. Dieser Befund ist zwar nicht spezifisch für die AD, lässt sich jedoch bereits in weniger ausgeprägter Form bei Personen mit leichter kognitiver Beeinträchtigung ermitteln und ist bei diesen auch hinsichtlich einer späteren Konversion zur manifesten Demenz präventiv (z.B. Schönknecht et al., 2007).

Zusammenfassend kann festgestellt werden, dass bereits heute durch den Einsatz bildgebender neurochemischer Biomarker nicht nur die Sensitivität und Spezifität der AD-Diagnositk deutlich verbessert wird, sondern auch die Erstdiagnostik der Erkrankung um viele Jahre – bis in das Prädemenzstadium hinein – vorverlegt werden kann. Spätestens mit der – heute schon realistisch erscheinenden – Verfügbarkeit krankheitsmodifizierender pharmakologischer Therapieoptionen werden die beschriebenen diagnostischen Zusatzverfahren – die heute noch vorwiegend in wissenschaftlichen und klinischen Studien Einsatz finden – auch Eingang in die klinische Routine erhalten.

Aktuelle Pharmakotherapie der Demenz

Zu den modernen und etablierten Behandlungsmethoden der Alzheimer-Demenz dienen heute insbesondere Substanzen aus der pharmakologischen Gruppe der Acetylcholinesterasehemmstoffe. Acetylcholinesterasehemmer stabilisieren nicht nur das kognitive Leistungsniveau, sondern beeinflussen auch Alltagskompetenz und nicht-kognitive Symptomatik günstig (Kratzsch und Pantel, 2005; Pantel und Schröder, 2006). Allgemein wird deswegen eine frühzeitige Einstellung mit dem Ziel einer kontinuierlichen Behandlung empfohlen. Auch unter Anlegung strenger Kriterien evidenzbasierter Medizin gehören die Acetylcholinesterasehemmstoffe, deren Einsatz insbesondere im leicht bis mittelgradigen Stadium der Erkrankung empfohlen wird, heute zur Basistherapie. Neben den Acetylcholinesterasehemmstoffen konnte insbesondere das Memantine seine Wirksamkeit bei Patienten mit ausgeprägter bis schwerer AD bei günstigem Nebenwirkungsprofil dokumentieren.

Unter Berücksichtigung der Studienlage hinsichtlich dieser bereits zugelassenen Antidementiva erscheint es aus medizinischer Sicht ein deutlicher Missstand zu sein, dass heute in Deutschland weniger als 20% aller AD-Patienten mit einem Antidementivum therapiert werden. In Altenheimpopulationen ist die Quote eigenen Untersuchungen zufolge noch niedriger (Pantel et al., 2006). Wie bei allen medikamentösen Therapieverfahren gibt es selbstverständlich auch bei der Behandlung mit Antidementiva Patienten, die nicht oder nur wenig von der Therapie profitieren (sogenannte Non-Responder). Umgekehrt gibt es aber auch Patienten, die einen ausgezeichneten und zum Teil nachhaltigen Response zeigen. Mangels Verfügbarkeit zuverlässiger Prädiktoren für den Therapie-Response sowie überzeugender Behandlungsalternativen kann hieraus aktuell nur der Schluss gezogen werden, dass primär jeder Patient bei gegebener Indikation eine Therapie mit einem Antidementivum erhalten sollte. Die weitere Gestaltung der Behandlung sollte dann von jeweils individueller Abwägung zwischen dem möglichen Nutzen gegenüber der (Un-)Verträglichkeit und potenziellen Nachteilen einer vorzeitigen Beendigung der Therapie getragen sein. Prädiktive Biomarker (z.B. pharmakogenomischer Art) könnten in Zukunft auch für differenzielle Therapieentscheidungen von klinischem Nutzen sein (Pantel und Hampel, im Druck).

Neben den heute vorwiegend symptomatischen Behandlungsmöglichkeiten wird aktuell auch intensiv an potenziell ursächlichen Therapiestrategien geforscht (sogenannte *disease modifying* bzw. krankheitsmodifizierende Substanzen). Diese Strategien basieren auf der heute im Bereich der Grundlagenforschung führenden Amyloid-Hypothese der AD. Demnach kann die progrediente Neurodegeneration ursächlich auf die Bildung und Ablagerung des $A\beta$-Proteins im Gehirn erklärt werden. Sollte es gelingen, Medikamente zu entwickeln, die die Bildung des „toxischen" $A\beta$ verhindern oder dessen Ablagerung im Gehirn hemmen, kann dies möglicherweise den resultierenden Nervenzelluntergang über Jahre verlangsamen oder gar vollständig unterbrechen. Zurzeit befinden sich eine Reihe dieser sogenannten „Antiamyloidsubstanzen" (u.a. Sekretaseinhibitoren, Fibrillierungshemmer, $A\beta$-Immunisierungsstrategien) in verschiedenen Stadien der klinischen Prüfung, ohne dass bisher ein Durchbruch erzielt werden konnte (vgl. Hampel et al., 2009). Im Erfolgsfall würde dies tatsächlich eine neue Ära in der Behandlung dieser bislang nur symptomatisch therapierbaren Krankheit einleiten. Insbesondere würde diese pharmakologische Innovation die Notwendigkeit einer möglichst frühen (evtl. präklinischen) Diagnostik betonen, da dies die Voraussetzung für eine möglichst früh einsetzende krankheitsmodifizierende (und damit neuroprotektive) pharmakologische Intervention wäre.

Innovative psychosoziale Interventionen und Versorgungsstrukturen

Neben pharmakologischen Maßnahmen stellen psychosoziale und pflegerische Interventionen sowie die Optimierung von Versorgungsstrukturen weitere wichtige Säulen einer qualitativ hochwertigen Demenzbehandlung der Zukunft dar. In den vergangenen Jahren wurde auch in diesem Bereich der Bedarf wissenschaftlich und methodisch anspruchsvoller Forschung und Begleitforschung erkannt, um vorhandene Versorgungsstrukturen gezielt und evidenzbasiert zum Wohle der betroffenen Patienten weiterentwickeln zu können. Hierzu zählen auch Qualifizierungs- und Schulungsmaßnahmen für pflegende Angehörige und professionell Pflegende mit dem Ziel, Kooperation und Kommunikation in der häuslichen, ambulanten und stationären Betreuung demenzkranker Patienten zu verbessern und damit zu einer Förderung der Lebensqualität der Patienten beizutragen (Haberstroh et al., 2006, 2008a, 2008b, 2009; Neumeier et al., 2006). Die Versorgungsforschung ist darüber hinaus einer der wichtigsten Forschungsfelder der von der Bundesregierung ins Leben gerufenen Forschungsförderungsinitiativen im Bereich der Demenz. Eine dieser Initiativen ist das „Leuchtturm-Projekt Demenz", dessen Ziel es ist, aus den vorhandenen Versorgungsangeboten die besten zu identifizieren und weiterzuentwickeln, Defizite bei der Umsetzung einer evidenzbasierten pflegerischen und medizinischen Versorgung demenziell Erkrankter zu beseitigen und eine zielgruppenspezifische Qualifizierung für in der Versorgung engagierte Personen und beteiligte Berufsgruppen zu erreichen (www.bmg.bund.de). Vorrangig zu bearbeitende Themen und Arbeitsfelder des Leuchtturm-Projektes Demenz sind laut Bundesregierung:

1. (Nicht-pharmakologische) Therapie und Pflegemaßnahmen: Wirksamkeit unter Alltagsbedingungen
2. Evaluation von Versorgungsstrukturen
3. Sicherung einer evidenzbasierten Versorgung und
4. Evaluation und Ausbau zielgruppenspezifischer Qualifizierung.

Das Leuchtturm-Projekt Demenz soll explizit dazu dienen, versorgungsrelevante Wissens- und Erkenntnislücken zu schließen, und dazu beitragen, vorhandenes Wissen schneller in die Routineversorgung umzusetzen. Damit zielt das Leuchtturm-Projekt Demenz nicht nur auf eine Förderung methodisch hochwertiger Forschung im Bereich psychosozialer Maßnahmen in der Demenzversorgung, sondern strebt ausdrücklich auch eine rasche Implementierung dieser Innovationen in die reale Versorgungspraxis an. Die Versorgungsforschung stellt – neben der Grundlagenforschung im Bereich der Neurodegeneration – auch ein wichtiges Gebiet des 2008 gegründeten Deutschen Zentrums für neurodegenerative Erkrankung (DZNE) mit Hauptsitz in Bonn dar.

Die skizzierte Entwicklung trägt der Erkenntnis Rechnung, dass Demenzerkrankungen neben ihren unmittelbaren Auswirkungen auf Kognition, Erleben und Verhalten eines Menschen immer auch dessen soziales Umfeld mit einbeziehen und insbesondere in fortgeschrittenen Erkrankungsstadien zu einer überdauernden Invalidisierung und Abhängigkeit von der pflegerischen Betreuung Dritter führen können. Durch psychosoziale Interventionen und die Optimierung des Betreuungsmilieus können daher auch der Verlauf der Erkrankung und die Lebensqualität der Betroffenen nachweislich positiv beeinflusst werden. Durchführung klinischer Studien zur Wirksamkeit psychosozialer Interventionen und methodisch hochwertige Versorgungssystemforschung sind daher von ebenso großer Bedeutung wie die Entwicklung innovativer pharmakologischer Therapieverfahren.

These 3:
Aufgrund der demografisch bedingten zunehmenden Zahl Demenzkranker und der gleichzeitig verbesserten Möglichkeiten in Diagnostik, Therapie und Versorgung werden die Kosten einer zeitgemäßen medizinischen und pflegerischen Versorgung Demenzkranker in Zukunft unaufhaltsam steigen.

Bereits heute werden die mittleren Versorgungskosten pro Demenzpatient pro Jahr mit über 40.000 Euro beziffert (Hallauer und Kurz, 2002). Davon entfallen 63,2% auf indirekte Kosten, die die betreuenden Familien und Angehörigen zu tragen haben. Der zweitgrößte Posten ist mit ca. 30% die Pflegeversicherung, gefolgt von direkt geleisteten Zahlungen durch Familien (4,7%). Lediglich 2,5% der Gesamtkosten werden durch die Krankenversicherung refinanziert. Die oben besprochen Innovationen im Bereich Diagnostik, Therapie und psychosozialer sowie pflegerischer Betreuung werden voraussichtlich zu einer besseren Versorgungsqualität führen, sind aber mit zusätzlichen Kosten verbunden. Diese werden – insbesondere im Bereich Diagnostik und innovative Pharmakotherapie – von der Krankenversicherung zu tragen sein, zum anderen werden sie zu Mehrkosten im System der Pflegeversicherung führen (z.B. Qualifizierungsmaßnahmen für Pflegepersonen, erhöhter Personalaufwand in der Betreuung). Natürlich ist zu hoffen, dass durch eine Verbesserung von Diagnostik und Therapie (z.B. frühere und zuverlässigere Diagnostik, Verbesserung der Sekundärprävention durch Früherkennung im Prädemenzstadium, Verbesserung des Funktionsniveaus und Verzögerung der Progredienz durch innovative Pharmakotherapie) im Gesamtsystem der Versorgung auch Kosten eingespart werden könnten. Gutzmann weist darüber hinaus zu Recht darauf hin, dass sinnvolle Strategien der Versorgungsoptimierung, die letztlich auch zu einer effizienteren Verwendung der vorhandenen Mittel führen könnten, vielfach noch nicht ausgeschöpft worden sind (http://www.mdk-niedersachsen.de/download/2_Gutzmann.pdf). Hierzu zählen u.a. eine Vereinheitlichung des Finanzierungssystems (mit dem Ziel einer Aufhebung der Interessengegensätze zwischen Kranken- und Pflegekassen), die Stärkung von Ehrenamt und Kommunitarismus, die Verbesserung der Kooperation zwischen den unterschiedlichen Akteuren im Versorgungssystem (Pflegepersonen, Hausärzte, Fachärzte, Institutionen der Altenpflege etc.) und allgemein eine bessere Integration und Vernetzung der Leistungsanbieter im Gesamtsystem (Haberstroh et al., 2008; Pantel, 2007).

Mit den genannten Strategien ist das Ziel verbunden, über die bestehenden Synergien nicht nur die Versorgungsqualität zu sichern oder gar zu steigern, sondern gleichzeitig über eine Effizienzsteigerung die Kosten der Versorgung zu begrenzen. Die Forderung einer Qualitätsverbesserung der Versorgung durch integrierte Versorgung und Qualitätsmanagement ist daher zwar grundsätzlich zu begrüßen, die hiermit verbundene Hoffnung, auch die Kosten der Versorgung unter Kontrolle zu halten oder gar zu begrenzen, basiert jedoch bestenfalls auf einer Hypothese, deren empirische Überprüfung nur schwer durchzuführen ist. Darüber hinaus ist allein aufgrund der stetig steigenden Zahl der Demenzkranken (s.o.) selbst bei effizienterem Mitteleinsatz von einer Zunahme der Kosten auszugehen. Da die Demenzen chronische Erkrankungen mit langjährigen Verläufen sind, würde eine Verbesserung der medizinischen und pflegerischen Versorgung im o.g. Sinne auch zu einer erwünschten Senkung der Gesamtmortalität dieser Patientengruppe und damit zu längeren Krankheitsverläufen und auch Behandlungszeiträumen (Stichwort Frühdiagnostik) führen. Auch diese Überlegungen sprechen dafür, dass nicht nur die Gesamtkosten für die Versorgung Demenzkranker, sondern auch die individuellen Pro-Kopf-Kosten für die Versorgung jedes einzelnen Demenzkranken steigen werden, wenn man nicht Gefahr laufen will, die Demenzkranken als Patientengruppe von dem zukünftigen Nutzen und Mehrwert der medizinischen Innovationen abzukoppeln.

These 4:
Weder versteckte Rationierung (= Altersdiskriminierung) auf der Basis implizierter (aber unreflektierter) Wertentscheidungen noch offene Rationierung sind eine Antwort auf die sich zunehmend öffnende Schere zwischen medizinisch Wünschbarem und ökonomisch Machbaren. Sie sind unethisch.

Bereits heute ist die medizinische und pflegerische Versorgung Demenzkranker alles andere als optimal zu bezeichnen (vgl. Pantel, 2007, sowie http://www.mdk-niedersachsen.de/download/2_Gutzmann.pdf). Dieses lässt sich auf vielen Ebenen des Versorgungssystems, u.a. bei der allgemeinmedizinischen, der fachärztlichen und auch der pflegerischen Betreuung nachweisen (Pantel et al., 2006; Pantel et al., 2009). Diese Versorgungsdefizite lassen sich z.B. relativ gut an der Versorgung Demenzkranker mit Antidementiva belegen. Nach Rapp und Gutzmann (2009, zitiert in http://www.mdk-niedersachsen.de/download/2_Gutzmann.pdf) erhalten Demenzkranke Antidementiva (12%) seltener als Benzodiazepine (3%) und Neuroleptika (52%). Vergleichbare Zahlen wurden von Melchinger (2007) und Pantel et al. (2006) vorgelegt. Es ist zu vermuten, dass das Vorenthalten der Medikamente in vielen Fällen eben nicht aufgrund von klinischen Kriterien bzw. Indikationen erfolgt. So wiesen Hallauer und Kurz (2002) auf eine Untersuchung hin, nach der Versicherte der privaten Krankenversicherung fast doppelt so häufig Antidementiva verschrieben bekamen wie GKV-Versicherte. Die geringe Verschreibungsrate für Antidementiva scheint auch anderen Zahlen zufolge weniger auf die medizinische Einsicht in die Notwendigkeit einer Behandlung als auf ökonomische Rahmenbedingungen zurückzuführen zu sein. In einer von Hallauer et al. vorgelegten Untersuchung gaben 64% der befragten Allgemeinmediziner an, dass sie einen Verwandten (d.h. Familienangehörigen) mit einem Aceylcholinesterasehemmer behandeln würden. Tatsächlich hatten sie diese Medikamente jedoch nur für 9% ihrer Patienten verordnet. Bei Fachärzten betrug dieses Verhältnis immerhin noch 89% (eigene Familie) versus 44% (reales Verordnungsverhalten). In einer Stellungnahme der Kassenärztlichen Vereinigung Hessen sieht auch Bausch (2004) die Budget- und Richtgrößenproblematik im niedergelassenen Bereich als ein wesentliches Hindernis zu einer angemessenen Arzneimitteltherapie bei Demenz und Morbus Parkinson. Gutzmann weist darüber hinaus darauf hin, dass die adäquate Diagnose einer Demenz auch vom Alter des Patienten abhängig ist: Je älter Patienten sind, desto seltener werden Demenzerkrankungen diagnostiziert oder therapiert (http://www.mdk-niedersachsen.de/download/2_Gutzmann.pdf). Die genannten Beobachtungen können als Beleg dafür gelten, dass bereits heute die Zuordnung von Ressourcen im Gesundheitssystem nicht allein nach medizinischen Kriterien erfolgt, sondern gerade im Bereich der Demenzversorgung die Gefahr einer versteckten Rationierung aufgrund medizinfremder (häufig unreflektierter) Kriterien der „Ressourcenverwalter" besonders groß ist.

Versteckte Rationierung bedeutet in dem dargestellten Zusammenhang, dass die Reallokation begrenzter Mittel unter wachsendem ökonomischen Druck nicht nach expliziten, offen kommunizierten und nachprüfbaren Kriterien erfolgt, sondern vielmehr nach impliziten, nicht transparenten – und häufig nicht einmal bewusst reflektierten – Wertentscheidungen der Mittelzuweiser vonstatten geht. Im Bereich der Demenzversorgung könnten derartige Wertentscheidungen etwa auf der Annahme beruhen, dass eine optimale medizinische Versorgung für ältere, zumal psychisch beeinträchtigte Patienten nicht mehr lohnenswert sei, und daher die Mittel eher in Richtung jüngerer Patienten mit Erkrankungen besserer Prognose umzuverteilen seien (Biermann, 2009). Tatsächlich lassen sich derartige Wertentscheidungen jedoch nicht empirisch begründen. Sie stellen noch nicht einmal Entscheidungen auf der Grundlage eines allgemeinen Wertekonsenses in der Bevölkerung bzw. der Gesellschaft als Ganzes dar, obwohl diese die Mittel letztlich zur Verfügung stellt. Durch derartige versteckte Rationierung findet letztlich eine Diskriminierung von Patientengruppen bzw. ganzen Altersgruppen statt. Festzuhalten bleibt, dass die zugrundeliegenden Motive häufig primär ökonomischer Natur sind bzw. auf Verteilungskonflikte vermeintlich knapper Ressourcen bezogen werden können und eben nicht an elementaren Grundwerten unseres Gesellschafts- und Gesundheitssystems orientiert sind. Solche versteckte (bzw. schleichende) Rationierung ist daher – falls sie tatsächlich in der unterstellten Form stattfindet – unethisch.

Die Betroffenen – hier insbesondere die ältere Bevölkerung – haben die angesprochenen Rationierungstendenzen längst wahrgenommen und beginnen sich im öffentlichen Raum dagegen zu positionieren. Als Beispiel hierfür soll im Folgenden aus einem Thesenpapier der Seniorenarbeitsgruppe „Rationierung im Gesundheitswesen" des Zentrums für Gerontologie der Universität Zürich zitiert werden (Wettstein 2000). Unter der Überschrift „Thesen zur Mittelallokation bei Demenz" heißt es hier:

1. Keine Diagnose – auch nicht die einer Demenz – darf zwingend zum Vorenthalten von Gesundheitsleistungen führen.
2. Die Würde des Menschen soll im Zentrum der Betreuung aller – auch der Demenzkranken – sein.
3. Es ist sinnvoll sich bei der Behandlung von Demenzkranken davon leiten zu lassen, wie subjektives Leiden bestmöglichst minimiert werden kann, und nicht von der Frage nach der erreichten Lebensqualität, denn sie enthält eine unverantwortliche Beurteilung im Sinne von „unwertem Leben".
4. Auf Schmerzlinderung – wenn nötig auch mit starken Mitteln – darf nicht verzichtet werden, weshalb der Zugang zur Palliativmedizin und Palliativpflege im Spital, Heim und in der Spitex immer möglich sein muss.
5. Allen ökonomischen Sachzwängen zum Trotz ist dem Personal in allen Institutionen genügend Zeit zu sinnvoll aktivierender Pflege auch von Demenzkranken einzuräumen.
6. Menschliche Zuwendung darf nicht Gegenstand von Rationierung sein. Darum: kein Abbau bei der direkten Zuwendung, Betreuung und Pflege, auch nicht von Demenzkranken.

Diese Thesen basieren nicht auf irrationalen diffusen Ängsten einer durch das ökonomische und gesamtgesellschaftliche Klima verunsicherten älteren Generation, sondern können (wie oben dargestellt) durch nüchterne Fakten aus der aktuellen Versorgungsforschung belegt werden. Sie bringen klar zum Ausdruck, dass jegliche Grundsatzentscheidung oder gar Rationierung von letztlich öffentlich zur Verfügung gestellten Mitteln auch im Bereich der Versorgung Demenzkranker einer kontrollierten und möglichst expliziten Diskussion und Entscheidungsfindung bedarf, die sich einer grundsätzlichen ethischen Fundierung nicht verschließen darf und auch die Perspektive der (potenziell) Betroffenen einbeziehen muss.

These 5:
Der sich in Zukunft noch zuspitzende Konflikt zwischen (medizinischen) Möglichkeiten und (ökonomischen) Grenzen der optimalen medizinischen und pflegerischen Versorgung Demenzkranker kann nur durch einen möglichst transparenten und ethisch fundierten Prozess der gesellschaftlichen Konsensfindung aufgelöst werden, an dem neben den politischen Instanzen auch die Leistungserbringer, die medizinischen und wissenschaftlichen Experten und die Betroffenen maßgeblich beteiligt sein müssen.

Versteckte Rationierung scheint einer der schlechtesten Wege zu sein, um den zunehmenden Konflikt zwischen dem medizinisch Möglichen und dem ökonomisch Bezahlbaren im Bereich der Demenzversorgung zu begegnen. Versteckte Rationierung heizt den impliziten Konflikt eher noch an, sie schürt Ängste, führt zu Ungerechtigkeit und trägt damit letztlich zu einer Entsolidarisierung der Gesellschaft bei. Versteckte Rationierung ist u.a. auch deshalb so gefährlich, da sie den zugrundeliegenden Ressourcenkonflikt nicht transparent macht, sondern hinter einem letztlich irrationalen Konstrukt von scheinbaren Rechtfertigungen und Pseudorationalisierungen verschleiert. Die impliziten Werthaltungen (z.B. „Es lohnt sich nicht für Demenzkranke zu investieren, da man ja ohnehin nichts bewirken kann" oder „Es ist sinnvoller und therapeutisch lohnender, Ressourcen in die Krebsmedizin oder die Herz-Kreislaufmedizin zu investieren, anstelle in die Versorgung Demenzkranker") werden nicht klar kommuniziert und entziehen sich damit auch einer rationalen Überprüfung im offenen Diskurs (Biermann, 2009).

Jedoch auch die offene Rationierung, in der die Ressourcenallokation nicht dem freien Spiel der Kräfte überlassen wird, sondern einer öffentlichen (politischen) Steuerung unterliegt, ist gewiss keine tragfähige Antwort auf den skizzierten Konflikt, der sich ja nicht nur im Bereich der Demenzversorgung darstellt, sondern als ein zentraler Konflikt unseres gegenwärtigen Gesundheitssystems überhaupt abzeichnet (Biermann, 2009). Auch offene Rationierung muss sich letztlich den Vorwurf gefallen lassen, dass sie ökonomische Prinzipien über eine ethische Legitimierung stellt und damit allein schon vor dem Hintergrund des in unserer Gesellschaft bestehenden Wertekonsenses zweifelhaft erscheint.

Im Gegensatz zur offenen Rationierung wurde die sogenannte offene Priorisierung als gangbarerer Weg dargestellt, der in manchen skandinavischen Ländern zum

Teil schon erfolgreich praktiziert wird. Anhand des Beispiels Schweden haben Raspe und Meyer (2009) das Prinzip der offenen Priorisierung kürzlich in einem sehr lesenswerten Aufsatz dargestellt. Vor dem Hintergrund steigender Gesundheitsausgaben wurde in Schweden zu Beginn der 1990er Jahre eine durch Experten unterstützte Parlamentskommission eingesetzt, deren Aufgabe es war, ethische (nicht primär ökonomische) Prinzipien für die Priorisierung von medizinischen Leistungen zu formulieren. Die von der Reichstagskommission 1995 vorgelegte „ethische Plattform" zur Grundlage der Priorisierung medizinischer Leistungen formulierte drei Grundprinzipien:

1. Prinzip der Menschenwürde: Allen Menschen wird die gleiche Würde unabhängig von persönlichen Merkmalen und ihren Aufgaben in der Gesellschaft zugewiesen. Hierzu im Widerspruch stehende Kriterien wurden explizit ausgeschlossen. Dies galt insbesondere für Priorisierungen nach den Kriterien Alter, sozialer Status oder Lebensstil.
2. Prinzip von „Bedarf und Solidarität": Es sollte sichergestellt sein, dass die jeweils verfügbaren Ressourcen Personen mit dem größten (objektivierbaren) Bedarf zugute kommen.
3. Prinzip der Kosteneffizienz: Dieses zielt auf ein angemessenes Verhältnis von Kosten und Nutzen und soll nur innerhalb eines Indikationsbereiches angewendet werden. Diesem Prinzip liegt letztlich die Auffassung zugrunde, dass auch die wirtschaftliche (d.h. ressourcenschonende) Verwendung der letztlich von der Gemeinschaft zur Verfügung gestellten Mittel eine ethische Verpflichtung darstellt.

Vor dem Hintergrund dieser Grundprinzipien konnte ein Leitfaden zur Priorisierung bei klinischen Aktivitäten abgesteckt werden (Tabelle 1), der eine Rangfolge für verschiedene (abstrakte) Versorgungsbereiche festlegt.

Betrachtet man diese Tabelle in Hinsicht auf die Frage, in welchen dieser Versorgungsbereiche die Versorgung Demenzkranker einzuordnen sei, so kommt man zu dem Schluss, dass die Demenzversorgung ohne jeden Zweifel der Priorisierungsgruppe IB („Versorgung von schwer chronischen Erkrankungen. Palliative Versorgung. Versorgung von Menschen mit eingeschränkter Autonomie") zuzuordnen ist und damit im Gesamtspektrum medizinischer Leistungen eine sehr hohe Priorität besitzt. Allein dies ist eine Sichtweise, die gemessen an den o.g. realen Versorgungsdefiziten mit mehr oder weniger versteckter Diskriminierung älterer, chronisch kranker Patienten als Fortschritt in der öffentlichen Wahrnehmung legitimer Ansprüche an eine angemessene medizinische Behandlung und pflegerische Betreuung betrachtet werden kann.

Vor dem Hintergrund dieser allgemeinen Priorisierungsmatrix bzw. der dargestellten Grundprinzipien ist es nun Aufgabe des medizinischen Versorgungssystems, unter Einbeziehung medizinischer und wissenschaftlicher Expertise und der Sicht der Betroffenen sowie begleitet durch einen möglichst transparenten, öffentlichen Diskurs, Kopplungen von medizinischen Leistungen mit bestimmten Indikationen

Tabelle 1: Leitfaden zur Priorisierung bei klinischen Aktivitäten (nach Raspe und Meyer, 2009)

Priorisierungs-gruppe	Versorgungsbereich
IA	Versorgung von lebensbedrohlichen Erkrankungen und Erkrankungen, die unbehandelt zu permanenter Behinderung oder vorzeitigem Tod führen
IB	Versorgung von schwer chronischen Erkrankungen. Palliative Versorgung. Versorgung von Menschen mit eingeschränkter Autonomie
II	Individualisierte Prävention in Kontakten mit medizinischen Diensten, Habilitation/Rehabilitation
III	Versorgung von weniger schweren akuten und chronischen Erkrankungen
IV	Grenzfälle
V	Versorgung aus anderen Gründen als Erkrankungen oder Verletzungen

innerhalb einzelner konkreter Erkrankungsbereiche in eine Rangfolge zu bringen. Dieser Prozess sollte möglichst evidenzbasiert erfolgen und neben der *wissenschaftlichen Evidenz für die Wirksamkeit einer Intervention* auch die Schwere der Erkrankung und den Bedarf für die Intervention sowie Kosten-Nutzen-Erwägungen einbeziehen. Die ermittelten Ranglisten können dann in Form von Priorisierungsleitlinien in die Versorgungspraxis implementiert werden (sogenannte *vertikale* Priorisierung). Am Beispiel der Priorisierungen aus der Leitlinie Schlaganfall (Primärprävention durch Statine) wird dieses Vorgehen von Raspe und Meyer konkret und ausführlich dargestellt. Dabei wird jedoch auch deutlich, dass die Erstellung einer fundierten und konsensfähigen Priorisierungsleitlinie im Einzelfall nur auf der Basis der Ergebnisse qualitativ hochwertiger klinischer Studien gelingen kann.

Gegen die Aufstellung von Priorisierungslisten wird gelegentlich ins Feld geführt, dass es sich hierbei letztlich nur um eine andere (subtilere) Form von offener Rationierung handele. Entscheidend ist jedoch, dass durch eine offene und durch wissenschaftliche Rationalität unterstützte Priorisierung medizinischer (und auch pflegerischer) Leistungen in der geschilderten Form zunächst einmal keine Leistung *per se* ausgeschlossen wird. Dies habe laut Raspe und Meyer auch die bisherige Praxis in Schweden gezeigt. Im Gegensatz zur (offenen) Rationierung informiert und orientiert Priorisierung zunächst einmal Versorgungsentscheidungen und schafft damit zuerst nur gedanklich Ordnung. Der zentrale ethische Wert ist – wie oben dargestellt – das Patientenwohl und nicht die Wirtschaftlichkeit, wenngleich klare Kriterien an die Hand gegeben werden, an welcher Stelle in Zeiten knapper Kassen zuerst gespart werden könnte. Die o.g. zentralen Werte sollten dabei jedoch nicht in Frage gestellt werden. Vor diesem Hintergrund erscheint die Einschränkung medizinischer Leistungen für bestimmte Fallkonstellationen auf der Basis evidenzbasierter und konsensuell erstellter Priorisierungsleitlinien allemal ein kleineres Übel zu sein als die impliziten und z.T. wenig reflektierten Priorisierungsentscheidungen, die heute bereits viele Ärzte unter dem Druck von Budgetdeckelung und (relativer)

Ressourcenverknappung ohnehin schon treffen und dann häufig mit sich selbst und ihrem Gewissen ausmachen müssen.

In Zukunft könnte also die detaillierte Ausarbeitung von praxistauglichen Priorisierungsleitlinien für den Bereich der Demenzversorgung eine wichtige, möglicherweise unumgängliche Herausforderung sein, um dem Problem der zunehmenden Diskrepanz zwischen medizinischen Möglichkeiten und ökonomischen Grenzen in der Behandlung der Demenzen auf konstruktive Weise zu begegnen. Dies wäre zumindest ein Vorgehen, das über einen konsensuellen Prozess Alternativen zu den ethisch sehr fragwürdigen jedoch heute bereits praktizierten Tendenzen einer versteckten Rationierung in diesem Versorgungsbereich aufzeigen könnte. Tragfähige Priorisierungsleitlinien für die Demenzversorgung werden sicherlich nur in einem mühevollen, detailorientierten Prozess unter stetigem Input wissenschaftlicher Expertise und in einem Dialog zwischen Forschung, Praxis und ökonomischen Entscheidungsträgern im Versorgungssystem entwickelt werden können. Dies betont die Notwendigkeit, in Zukunft nicht nur die Bemühungen im Bereich grundlagenwissenschaftlicher Demenzforschung zu verstärken, sondern gerade auch die Anstrengungen für eine hochwertige translationale und klinisch angewandte Forschung zur Verbesserung der Frühdiagnostik, Therapie und optimierten Versorgung Demenzkranker massiv zu intensivieren.

Danksagung

Frau Andrea Schultheis gilt Dank für die kompetente Unterstützung bei der Manuskripterstellung.

Literatur

Bausch, J. (2004): Hindernisse für eine angemessene Arzneimitteltherapie bei Demenz und Parkinson. Hessisches Ärzteblatt 11: 632-635.
Bickel, H. (1999): Epidemiologie der Demenzen. In: Förstl, H. (Hrsg.) Alzheimer Demenz. Grundlagen, Klinik, Therapie. Springer, Heidelberg.
Biermann, U. (2009): Der Alte stirbt doch sowieso! Der alltägliche Skandal im Medizinbetrieb. Herder, Freiburg.
Braak, H.; Braak, E.; Bohl, J. (1993): Staging of Alzheimer-related cortical destruction. European Neurology 33: 403-408.
Döbert, N.; Pantel, J.; Frölich, L.; Hamscho, N.; Menzel, C.; Grünwald, F. (2005): Diagnostic value of FDG_PET and HMPAO-SPET in patients with early dementia and MCI: Metabolic index and perfusion index. Dementia and Geriatric Cognitive Disorders 20: 63-70.
Förstl, H.; Bickel, H.; Frölich, L.; Gertz, H. J.; Gutzmann, H.; Hörr, R.; Pantel, J.; Schmidt, R.; Schönknecht, P.; Ulm, K.; Werheid, K. (2009a): MCI-plus – Leichte kognitive Beeinträchtigung mit rascher Progression. Teil I: Prävention und Therapie. Deutsche Medizinische Wochenschrift 134: 39-44.
Förstl, H.; Werheid, K.; Ulm, K.; Schönknecht, P.; Schmidt, R.; Pantel, J.; Hörr, R.; Gutzmann, H.; Gertz, H. J.; Frölich, L.; Bickel, H. (2009b): MCI-plus – Leichte kognitive Beeinträchtigung mit

rascher Progression. Teil II: Biomarker und Forschungsmethoden. Deutsche Medizinische Wochenschrift 134: 88-91.

Haberstroh, J.; Neumeyer, K.; Schmitz, B.; Pantel, J. (2009): Evaluation eines Kommunikationstrainings für Altenpfleger in der stationären Betreuung demenzkranker Menschen. Zeitschrift für Gerontologie und Geriatrie 42: 108-116.

Haberstroh, J.; Kruse, A.; Schröder, J.; Pantel, J. (2008): Qualifizierungsmaßnahmen zur Steigerung der Lebensqualität demenzkranker Menschen über eine Förderung der Kommunikation und Kooperation in der ambulanten Altenpflege (Quadem). Zeitschrift für Gerontopsychologie und Psychiatrie 21: 191-197.

Haberstroh, J. (2008): Berufliche psychische Belastungen, Ressourcen und Beanspruchungen von Altenpflegern in der stationären Dementenbetreuung. In: Pantel, J. (Hrsg): Psychosoziale Interventionen zur Prävention und Therapie der Demenz Bd. 1. Logos, Berlin.

Haberstroh, J.; Neumeyer, K.; Schmitz, B.; Perels, F.; Pantel, J. (2006): Kommunikations-TanDem – Entwicklung, Durchführung und Evaluation eines Kommunikationstrainings für pflegende Angehörige von Demenzpatienten. Zeitschrift für Gerontologie und Geriatrie 39: 358-364.

Hallauer und Kurz (2002): Weißbuch Demenz. Thieme, Stuttgart, New York.

Hampel, H.; Broich, K.; Hössler, Y.; Pantel, J. (2009): Biological Markers for Early Detection and Pharmacological Treatment of Alzheimer's Disease. Dialogues in Clinical Neuroscience 11: 141-157.

Hampel, H.; Pantel, J. (2008): Aktuelle Frühdiagnostik der Alzheimer Demenz. Neurotransmitter 19: 26-32.

Knecht, S.; Berger, K. (2004): Einfluss vaskulärer Faktoren auf die Entwicklung einer Demenz. Deutsches Ärzteblatt 1001: A2185-2189.

Kratzsch, T.; Pantel, J. (2005): Medikamentöse Optionen bei Alzheimer-Demenz. Sinnvolle Strategien von heute und morgen. Der Hausarzt 42: 55-57.

Melchinger, H. (2007): Demenzerkrankungen: Chronische Versorgungsdefizite. Deutsches Ärzteblatt 104: A3236-3237.

Matura, S.; Haenschel, C.; Magerkurth, J.; Muth, K.; Walter, H.; Maurer, K.; Pantel, J. (2009): Distinction between episodic and autobiographical memory in aMCI patients. Alzheimer's & Dementia, 5 (4) (suppl. 1): 355.

Muth, K.; Schönmeyer, R.; Matura, S.; Haenschel, C.; Schröder, J.; Pantel, J. (2009): Mild cognitive impairment in the elderly is associated with volume loss of the cholinergic basal forebrain region. Biological Psychiatry Apr 16. [Epub ahead of print].

Neumeyer, K.; Haberstroh, J.; Schmitz, B.; Perels, F.; Pantel, J. (2006): Kommunikations-TanDem – Kommunikationstraining für Angehörige von Demenzkranken. Trainingshandbuch. Eigenverlag, Frankfurt.

Pantel, J. (2007): Synergien schaffen, Qualität sichern, Kosten begrenzen. In: Füsgen, I.; Kornhuber, J. (Hrsg.) Wie können wir Menschen mit Demenz (noch) gerecht werden? Med Trib Verlagsgesellschaft, Wiesbaden 45-50

Pantel, J.; Bockenheimer-Lucius, G.; Ebsen, I.; Müller, R.; Hustedt, P.; Diehm, A. (2006): Psychopharmaka im Altenpflegeheim – Eine interdisziplinäre Untersuchung unter Berücksichtigung gerontopsychiatrischer, ethischer und juristischer Aspekte. In: Ebsen, I.; Eisen, R. (Hrsg.) Frankfurter Schriften zur Gesundheitspolitik und zum Gesundheitsrecht, Bd. 3. Lang, Frankfurt.

Pantel, J.; Grell, A.; Diehm, A.; Schmitt, B.; Ebsen, I. (2009): OPTIMAL: Optimierung der Psychopharmakatherapie im Altenpflegeheim. Eine kontrollierte Interventionsstudie. Pantel, J. (Hrsg.) Psychosoziale Interventionen zur Prävention und Therapie der Demenz, Bd. 3. Logos, Berlin.

Pantel, J.; Hampel, H. (im Druck): Blood and CSF biological markers for Alzheimer's Disease. In: Ames, Burns, O'Brien (Hrsg.): Dementia. 4th Edition. Hodderr and Stoughton Ltd., London.

Pantel, J.; Kratz, B.; Essig, M.; Schröder, J. (2003): Parahippocampal volume reduction in aging-associated cognitive decline. American Journal of Psychiatry 160: 379-382.

Pantel, J.; O'Leary, D. S.; Cretsinger, K.; Bockholt, H. J.; Keefe, H.; Magnotta, V.; Andreasen, N. C. (2000): A new method for the in vivo volumetric measurement of the human hippocampus with high neuroanatomical accuracy. Hippocampus 10: 752-758.

Pantel, J.; Schönknecht, P.; Essig, M.; Schad, L. R.; Amann, M.; Schröder, J. (2002): Follow-up of structural brain changes in Alzheimer's disease revealed by quantitative MRI – potential use for monitoring drug related changes. Drug Development Research 56: 51-56.

Pantel, J.; Schröder, J. (2006): Zerebrale Korrelate klinischer und neuropsychologischer Veränderungen in den Verlaufstadien der Alzheimer-Demenz. Monographien aus dem Gesamtgebiete der Psychiatrie, Bd. 111. Steinkopf, Darmstadt.

Pantel, J.; Schröder, J. (2006): Zur Therapie der Demenzen. In: Hartwich. P, Barocka. A (Hrsg.) Organisch bedingte Störungen: Diagnostik und Therapie. Wissenschaft und Praxis, Sternenfels, 165-174.

Pantel, J.; Schröder, J. (2007): Die leichte kognitive Beeinträchtigung. Epidemiologie, Symptomatik und klinisches Management. Nervenheilkunde 26: 49-58.

Pantel, J.; Uhlhaas, P. (2007): Sehen, was Alzheimer nicht sah! Demenz mit modernen bildgebenden und elektrophysiologischen Verfahren erforschen. Forschung Frankfurt – Das Wissenschaftsmagazin 2: 29-35.

Pilatus, U, Lais, C.; Du Mesnil de Rochmont, A.; Kratzsch, T.; Frölich, L.; Lanfermann, H.; Zanella, F.; Pantel, J. (2009): Conversion to dementia in mild cognitive impairment is associated with decline of N-acetyl aspartate and creatine as revealed by MR-spectroscopy. Psychiatry Research Neuroimaging 173: 1-7.

Raspe, H.; Meyer, T. (2009): Priorisierung – Vom schwedischen Vorbild lernen. Deutsches Ärzteblatt 106: A1036-A1039.

Schönknecht, P.; Pantel, J.; Kruse. A.; Schröder, J. (2005): Prevalence and natural course of aging-associated cognitive decline in a population-based sample of "young-old" subjects. American Journal of Psychiatry 162: 2071-2077.

Schönknecht, P.; Pantel, J.; Kaiser, E.; Thomann, P.; Schröder, J. (2007): Increased tau protein differentiates mild cognitive impairment from geriatric depression and predicts conversion to dementia. Neuroscience Letters 416: 39-42.

Schröder, J.; Kratz, B.; Pantel, J.; Minnemann, E.; Lehr, U.; Sauer, H. (1998): Prevalence of mild cognitive impairment in an elderly community sample. Journal of Neural Transmission (suppl) 54: 51-59.

Schröder, J.; Pantel, J.; Förstl, H. (2004): Demenzielle Erkrankungen – Ein Überblick. In: Kruse, A.; Martin, M. (Hrsg.) Enzyklopädie der Gerontologie. Alternsprozesse in multidisziplinärer Sicht. Huber, Bern, 224-239.

Schröder, J.; Schönknecht, P.; Essig, M.; Pantel, J. (2006): Die leichte kognitive Beeinträchtigung: Symptomatik, Epidemiologie und Verlauf. In: Wahl, H. W.; Mollenkopf, H. (Hrsg.) Alternsforschung am Beginn des 21. Jahrhunderts. Akademische Verlagsgesellschaft, Berlin, 163-184.

Tesky, V.; Pantel, J. (2009): Prävention der Demenzen. In: Nixdorff, U. (Hrsg.) Check-up-Medizin. 1. Auflage. Thieme, Stuttgart, 58-63.

Wettstein, A. (2000): Thesen zur Rationierung im Gesundheitswesen aus der Sicht von Betagten. Praxis 89: 1211-1213.

Das selbst bestimmte Sterben: zur Geistesgeschichte eines aktuellen Verlangens

Hans-Uwe Lammel

Zusammenfassung

Ausgehend von den ältesten Zeugnissen abendländischer Medizin und Deontologie versucht der Beitrag, sich dem modernen Problem des selbst bestimmten Sterbens mit historischen und soziologischen Argumenten anzunähern. Der historische Teil stellt in diese Perspektive die für die Entwicklung der modernen Medizin charakteristische Umbewertung des Verhältnisses von Krankheit, Leben und Tod, die Unterbringung von immer mehr Kranken in Krankenhäusern seit 1800 und die Entwicklung der Staatsarzneikunst, die sich im 18. und 19. Jahrhundert der Erfassung und Beeinflussung von Geburtlichkeit, Sterblichkeit, Morbidität und Mortalität von Bevölkerungen widmete. Der soziologische Teil, dessen Aussagen auf den Forschungen der kanadischen Wissenschaftlerin Céline Lafontaine aufbauen, thematisiert die Veränderungen in Bezug auf Todesfeststellung, Todeszeichen, Organtransplantation und die neuen Möglichkeiten der Intervention, die die Medizin am Beginn und am Ende des Lebens zu schaffen für sich in Anspruch nimmt. Beide Perspektiven konvergieren im Blick auf eine Naturalisierung und Verwissenschaftlichung des Todes.

Es ist üblich geworden, bei der Erörterung medizinethischer Fragen mit Hippokrates zu beginnen. Ich vermag nicht exakt zu sagen, ob diese Feststellung für alle westeuropäischen Länder zutrifft, in Deutschland kann nicht selten diese Beobachtung gemacht werden. Bemüht wird dann – diese Situation ist bekannt – der hippokratische Eid, ein kleiner Text, der zweifellos das erste Mal eine Agenda medizinethischer und deontologischer Verbindlichkeiten zwischen Arzt und Patient zur Sprache bringt und damit ein wertvolles Zeugnis abendländischer Kultur ist. Unberührt bleibt bei solchen Gelegenheiten die Tatsache, dass sich die Forschung seit langem mit der Autorschaft dieses und anderer Hippokrates zugeschriebener Texte beschäftigt und nicht in der Lage ist, einen Autor mit Sicherheit bestimmen zu können, noch eine Aussage zu machen, ob dieser Text in der Antike selbst irgendeine praktische Realität besaß (Harig und Kollesch, 1978; Lammel, 2008). Über den selbstbestimmten Tod gibt der Eid nur eine indirekte Aussage, wenn festgestellt wird, dass der Arzt Vertrauen bei seinen Patienten erwirbt, wenn er dafür bekannt wird, kein todbringendes Mittel zu verabreichen, und dies auch dann nicht, wenn dazu eine unmittelbare Bitte an ihn herangetragen wird. Auch einen dementsprechenden Rat zu erteilen wird sanktioniert. Dieser Passus wird immer dann zitiert und bemüht, wenn Argumente gegen ärztliche Sterbehilfe vorgebracht werden.

Nun ist es kein Geheimnis, dass der Begriff des guten Todes, der Euthanasie, griechischen Ursprungs ist und bestimmte Vorstellungen über die Qualität des Sterbens suggeriert. Diese Vorstellungen hatten aber mit ärztlichem Wirken unmittelbar keinen Zusammenhang. Sie gingen davon aus, dass eine Person nach erfolgreichem Leben am Ende seine Angelegenheit geordnet zurücklässt und sterben kann. Leben und Sterben wurden in einem Zusammenhang, nicht in einem Gegensatz gesehen (Winau, 1980). Im 2. Buch des hippokratischen Prognostikon, einer weiteren Schrift der im 3. Jahrhundert vor Christus als Corpus Hippocraticum entstandenen alexandrinischen Schriftensammlung, der man den Autornamen des Hippokrates zuordnete, wird bereits darauf aufmerksam gemacht, dass der Arzt möglichst rechtzeitig die Zeichen des Todes, die facies hippocratica, erkennen muss, weil sich dann sein Geschäft erledigt hat. Die Prognosestellung war das wichtigste Amt des Arztes. Jedes weitere Tun würde ihn in den Verdacht setzen, am Tod des Patienten schuld zu sein, was als reputationsunzuträglich galt. Dennoch wissen wir heute, dass dem Kranken der Antike die Möglichkeit offen stand, seinem Leben selbstbestimmt ein Ende zu machen. Die Selbsttötung war kulturell nicht sanktioniert (Minois, 1996: 70-90). Andererseits zeigen beide Zeugnisse, dass Arzt und Tod zusammengedacht wurden, wenn auch als Ursachen für den eintretenden Tod bei ärztlicher Behandlung eher ein persönliches Versagen des Arztes oder eine Unvollkommenheit ärztlicher Kunst und Wissenschaft diskutiert worden sind.

Im Gegensatz dazu hat sich heute die Situation der Medizin, der Patienten und Ärzte so grundlegend gewandelt, dass es zu den Obliegenheiten des Experten und zu der modernen Verfasstheit seiner Wissenschaft gehört, jederzeit den Tod herbeiführen zu können. Der französische Philosoph Ruwen Ogien vertritt angesichts dieses Tatbestandes eine „éthique minimaliste": dem anderen nicht zu schaden. Damit wird eine moralische Symmetrie zwischen dem, was ich mir selbst antue, und dem was ich anderen antue, zurückgewiesen (Ogien, 2009).

Im Folgenden möchte ich vor diesem Hintergrund in einem ersten Schritt einige Argumente zusammentragen, über deren Unvollständigkeit ich mir durchaus im klaren bin, die aber vielleicht zu verdeutlichen in der Lage sein könnten, wie das Thema des Sterbens und des Todes als ärztliches Problem, nicht als alltägliche Erfahrung, denn die gab es immer – die beiden eingangs zitierten Quellen legen davon beredtes Zeugnis ab – im Verlauf der Ausdifferenzierung der abendländisch-christlichen Kultur in den Aufgabenbereich des Arztes gelangte. Exemplarisch herausgegriffen wurde dazu eine Periode, die sog. Sattelzeit, jene Jahre um 1800 herum, in denen es zu besonders massiven, aber klaren Veränderungen in Form von einschneidenden Strukturveränderungen und Modernisierungsschüben kam und sich Zeiterfahrung und Selbstbewusstsein sowie Begriffswelt in den europäischen und westlichen Gesellschaften wandelten. Ein von den Umwälzungen der industriellen Revolution und den politischen Folgen der Französischen Revolution, von der Idee des Fortschritts inspiriertes Denken auf die Zukunft hin traf auf die einsetzende, das

Tempo des wirtschaftlichen Lebens beschleunigende Technisierung. Der Begriff der Sattelzeit stammt von Reinhart Koselleck. Vier Punkte sollen dabei Interesse beanspruchen:

1. soll ein Wandel des pathologischen Verständnisses angesprochen werden, das sich in dieser Zeit vollzieht.
2. könnte ein Blick auf die Entstehung des Allgemeinen Krankenhauses einem Verständnis für das Phänomen Platz schaffen, dass in den Räumen dieser durch Ärzte geleiteten Krankenanstalten die Medizin das erste Mal gleichsam simultan mit dem Problem des Heilens als auch mit dem des Sterbens konfrontiert wurde.
3. möchte ich mich in Gegenüberstellung zu Punkt 2 einen kurzen Moment mit der bürgerlichen Praxis des Sterbens beschäftigen, um schließlich
4. ein weiteres Moment der professionellen Konfrontation des Arztes mit dem Tod am Beispiel der Staatsarzneikunst und der gerichtlichen Medizin herauszuarbeiten.

In der Hoffnung, mit diesen vier Entwicklungslinien ein gedankliches Gerüst erarbeitet zu haben, das das Verständnis für die gegenwärtige Situation und meine Fragestellung verbessern könnte, soll es in einem zweiten Teil um den Versuch gehen, genau diese gegenwärtige Situation an einigen zentralen Punkten zu fassen.

I.

Zu 1.: Spätestens seit den Untersuchungen von Sigmund Freud ist gegenwärtig, dass es ohne den Tod keine Kultur geben würde, dass Kultur Ausdruck des Umganges einer sozialen Gemeinschaft mit dem Todesproblem ist (Freud, 1915, 1927, 1930; Macho, 1994; Macho und Marek, 2007; Baudrillard, 2005). In der abendländischen Kultur bekommt der Tod auf diese Weise eine starke symbolische Bedeutung als ein alle betreffendes Problem, das auch gemeinschaftlich zu bewältigen ist. Religionen unterbreiten dazu entsprechende Angebote. Dabei kann man sagen, dass in dieser symbolischen Bedeutung des Todes der Tod nicht als Endpunkt aufgefasst wurde, sondern eine Art Durchgangsstadium in eine andere Existenz ermöglichte, worauf man sich, unterstützt durch Angehörige und Teile der sozialen Gemeinschaft, im Prozess des Sterbens vorbereitete. Das europäische medizinpathologische Verständnis vor 1800 beugte sich diesem religiösen Verständnis und trug damit dazu bei, dass an der symbolischen Bedeutung des Todes festgehalten werden konnte. Das Erden-Dasein des Individuums begann mit der Geburt und der Taufe, und es endete mit der Letzten Ölung und dem Tod. Dieser „biologische" Weg war in ein religiöses Verständnis menschlichen Daseins eingebettet, oder Ausdruck einer Naturwüchsigkeit des Menschen. Krankheit war in dieser Vorstellung eine mehr oder minder große Abweichung von diesem vorgezeichneten Weg, eine zusätzliche Beschwernis, die mit Hilfe von Heilkundigen – unter ihnen, wenn auch zahlenmäßig nicht die stärkste Gruppe, akademisch ausgebildete Ärzte – wieder korrigiert werden konnte. Ihre Aufgabe war es, lediglich die vis medicatrix naturae zu unterstützen. Es liegt in der Logik dieser Vorstellung, dass man bei der Behebung dieses Zustandes von Kranksein neben diätetischen, also die gesamte Lebensweise berücksichtigenden Faktoren auch an Reue und Buße dachte (Albury, 1982: 20).

Die Situation und die Vorstellung eines Kontinuums änderten sich nach 1800. In der nachrevolutionären französischen Medizin wird eine konkurrierende Idee entwickelt zu der Frage, wie man sich das Pathologische vorzustellen hat, wie man Krankheit mit medizinisch-naturwissenschaftlichen Mitteln konzeptualisieren und denken kann. Xavier Bichat haben wir nicht nur eine ausgeklügelte Gewebelehre zu verdanken, die versucht, den Sitz menschlicher Krankheit der antiken Überlieferung zufolge nicht mehr in den Säften, sondern in den festen Bestandteilen des Körpers zu suchen. Er war es auch, der das Verhältnis von Geburt, Tod und Krankheit neu fasste. Durch einen außerordentlich komplizierten Prozess der Verwandlung und Umwandlung, der an dieser Stelle nicht dargelegt werden kann, ist im Verlaufe des 18. Jahrhunderts dem religiös bestimmten menschlichen Dasein von ärztlich-naturkundlicher Seite der Begriff des Lebens zur Seite gegeben worden (Lammel, 2009). Foucault sieht im Begriff „Leben" keinen wissenschaftlichen Begriff, sondern einen „epistemologischen Indikator", der in „seiner klassifizierenden, eingrenzenden und sonstigen Funktion eine Auswirkung auf die wissenschaftlichen Diskussionen hatte, aber nicht auf das, wovon sie handelten." (Foucault et al., 2008: 13). Christoph Wilhelm Hufeland notiert in seiner um 1800 publizierten vielbeachteten Makrobiotik bereits Methoden, wie man menschliches Leben verlängern kann. Hufeland beschreibt Beispiele der falschen Einrichtung von Leben, er spricht von einer falschen „Consumtion des Lebens" (Hufeland, 1800: 52-54). Das sind seiner Auffassung zufolge Zustände, wo dem sittlichen Anspruch der Gemeinschaft nicht nachgegeben wird und keine öffentlichen Aufgaben übernommen werden, sondern lediglich eine selbstsüchtige Lebensführung dazu führt, dass das Leben zu früh aufgebraucht wird. Fassbar wird ein Ökonomisierungsargument, Hufeland nennt diesen Personenkreis „feine Selbstmörder" (Hufeland, 1800: 188; Lammel, 2004). Aber er beschreibt auch Fälle von vergeudetem Leben. Hufeland fragt, was wir von Menschen zu halten hätten, die nur da sind, deren „Leben durch Schlaf, lange Weile oder gar einen scheinbaren Tod verlängert" wird (Hufeland, 1800: 183). Er argumentiert hier nicht mehr ärztlich, sondern sozial. Auf dieses Argument, das beim Übergang zum Lebensbegriff in der Medizin um 1800 imponiert, wird noch einmal zurückzukommen sein.

Mit dieser Vorstellung von Leben war die Möglichkeit entstanden, über individuelles und gemeinschaftliches Leben vor dem gleichen Vorstellungshintergrund zu sprechen. Xavier Bichat in Paris hatte andere Intentionen. Zwar ist auch bei ihm der Lebensbegriff der Dreh- und Angelpunkt seiner Überlegungen, aber als Pathologe kam er mit den Hufelandischen Vorstellungen nicht weiter. Seiner Auffassung zufolge hatte Leben die Tendenz, in Krankheiten auszuarten. Krankheit war ein essentieller Bestandteil von Leben (Becker, 2001). Damit war nicht nur klar, dass Pathologie Teil einer Wissenschaft vom lebenden Organismus zu sein hatte. Diese Formulierung führte auch eine Neuzuordnung des Todes mit sich. Leben war Bichat zufolge das Ensemble der Funktionen, die dem Tod widerstanden (Lafontaine, 2008: 35).

Damit war, neben Leben und Krankheit, auch der Tod zu einer natürlichen Sache geworden, medizinisch-ärztlicher Untersuchung, Expertise und Deutung gegenüber aufgetan und als Gegensatz zum Leben formuliert. Der Tod hatte wie jede Krankheit natürliche Ursachen. Von dieser Stunde an rangen die symbolische und natürliche Interpretation des Todes um Deutungshoheit in der modernen westeuropäischen Kultur. Und die heutigen klinischen Erfahrungen machen deutlich, wer dabei unterlegen geblieben ist.

Zu 2.: Mit dem Allgemeinen Krankenhaus entsteht um 1800 nicht nur der Ort, wo serienmäßige klinische Beobachtungen von Kranken und Krankheiten, physikalische und chemische Untersuchungsergebnisse mit post mortem erhobenen pathologisch-anatomischen Veränderungen und Befunden statistisch korreliert worden sind, um zu neuen klinischen Entitäten in Form von wissenschaftlich begründeten Krankheitsbildern zu kommen und damit einen Prozess fortzuführen, den Michel Foucault als die Geburt der Klinik bezeichnet hat (Foucault, 1988), das Allgemeine Krankenhaus ist auch der Ort, wo sich das erste Mal abzeichnet, dass das Sterben zum Krankenhausalltag fortan dazugehören wird. Es gibt zahlreiche Untersuchungen zu der Situation von Unterschichtpatienten, die die Hauptklientel in diesen Allgemeinen Krankenhäusern ausmachten, mir ist aber keine Untersuchung bekannt, die das Problem des Sterbens in diesen Einrichtungen thematisiert hätte. Das kann mehrere Ursachen haben. Ich will hier nur zwei nennen. Die medizinhistorische Exploration des Krankenhausproblems um 1800 hatte zu dem höchst erfreulichen Ergebnis geführt, dass mit diesen Einrichtungen Institute entstanden waren, wo das erste Mal Unterschichtpatienten an professioneller ärztlicher Therapie partizipierten, ein Wandel, der vor allem anderen aufgeklärten Positionen zugeschrieben wurde. Ein solcher Fortschrittsoptimismus hat vermutlich den Blick für die Nachtseite des Krankenhauses verstellt. Indes gab es von soziologischer Seite wohl rechtzeitig erheblichen Widerspruch gegenüber einem allzu schön gefärbten Bild der Situation in diesen Krankenhäusern um 1800. Nicolas Jewson und Ivan Waddington haben schon in der 1970er Jahren in mehreren Studien diese Zusammenhänge herausgearbeitet und darauf hingewiesen, dass das Allgemeine Krankenhaus auch die dem Arzt aus der bürgerlichen Stadtpraxis gewohnte Arzt-Patient-Beziehung auf den Kopf stellte (Jewson, 1974, 1974a, 1976; Waddington, 1973; Fissell, 1991). In der städtischen Praxis war der Arzt der von seiner zahlenden Klientel wirtschaftlich Abhängige. Nunmehr, im Allgemeinen Krankenhaus, traf er Patienten auf dem Krankenlager an, die weder in der Lage waren, eigene Beobachtungen, Wünsche und Bedürfnisse zu artikulieren und dem Arzt gegenüber zur Geltung zu bringen. Vielmehr waren sie zumeist recht froh, dass dieser Krankenhausaufenthalt von der Armenversorgung oder einer Innungskasse finanziert wurde, blickten erwartungsvoll auf die übermächtige Vatergestalt des akademisch ausgebildeten Arztes und ließen so ziemlich alles ohne Widerspruch mit sich machen. Wenn man dann noch die Beziehung dieser Einrichtungen zur lokalen Armenversorgung in Rechnung stellt, dann glaube ich, fällt es nicht schwer, sich die Frage zu beantworten, ob unter diesen Bedingungen und Vorzeichen der Tod eines Patienten ein größeres Problem für den Arzt darstellte und ob von dieser Gruppe von Patienten der Wunsch nach selbst bestimmtem Sterben vorgetragen worden sein könnte. Ungeachtet der Beantwortung dieser Frage, kann man feststellen, mit dieser Entwicklung waren Tod, Patient und Arzt in derselben Einrichtung angekommen. Das Problem war aufgeworfen, aber in seinen Konturen noch nicht vollständig erkennbar.

Zu 3.: Parallel vollzieht sich im Verlaufe des 19. Jahrhunderts eine interessante Entwicklung in der bürgerlichen städtischen Welt, die sich als Reflex auf die geschilderte beginnende Entsymbolisierung und Naturalisierung des Todes lesen lässt (Lenzen, 1991: 170-186). In einer immer größeren Zahl wird in der Sterbephase der Geistliche durch den Arzt ersetzt. Welche Momente im Einzelnen diesen Mentalitätenwandel herbeigeführt haben, lässt sich hier nicht darstellen. Wenn man sich die Zahl an medizinischen Dissertationen vergegenwärtigt, die in der ersten Hälfte des 19. Jahrhunderts an der neuen Berliner Universität geschrieben worden sind und in denen das Thema Euthanasie diskutiert wird (Verzeichnis 1899: 120, 150, 154, 167, 181 passim), gibt es einen Anhalt für ein gesteigertes Interesse an dieser Problematik unter Ärzten. Vermuten lässt sich, dass dieses Interesse von Erfahrungen am Krankenbett ausgelöst wurde. Des Weiteren müsste man das sich wandelnde Krankheitsspektrum ins Auge nehmen. Krebsleiden, Tuberkulose und die Syphilis brachten Erfahrungen eines langen Krankheitsverlaufs und von Siechtum mit sich und sind sicher neue Herausforderungen an eine ärztliche Haltung gewesen, die vom guten Sterben im Sinne griechischer Euthanasie ausging und sich dabei palliativer Methoden bediente (Stolberg, 2007). Anderseits darf die kulturelle Funktion der sich herausbildenden unterschiedlichen Krankeneinrichtungen nicht vergessen werden. In Berlin sind in der ersten Hälfte des 19. Jahrhunderts der städtischen, also säkularen Charité innerhalb von kaum mehr als zwanzig Jahren zwei protestantische, ein katholisches und ein stark erweitertes jüdisches Krankenhaus an die Seite gegeben worden. Hinzu kamen die Privatkrankenanstalten und dann, nach 1870, die Städtischen Krankenhäuser. In allen diesen Einrichtungen waren Ärzte qua ihres Amtes als heilende Mediziner mit dem Tod täglich konfrontiert. Es zeichnete sich ab, dass die Zukunft der Medizin nicht nur naturwissenschaftlich sein würde, sondern auch und vor allem im Krankenhaus ihr wissenschaftliches Zuhause finden sollte. Man darf davon ausgehen, dass diese Veränderungen neue Bedürfnisse beim zahlenden bürgerlichen Patienten haben entstehen lassen. Der Ersatz des Arztes durch den Seelsorger weist in diese Richtung. Anderseits galt immer noch die eingangs erwähnte kulturelle Erfahrung, dass die Medizin und ihre Betreiber die Fähigkeit haben, zu töten. Diese Fähigkeit wurde allerdings in das „Register ärztlicher Unwissenheit" eingetragen (Foucault, 2003: 60; Illich, 1995).

Zu 4.: Wie schon bei der Vorstellung von Christoph Wilhelm Hufeland und seiner Makrobiotik deutlich wurde, entwickelte sich im Verlaufe des 18. Jahrhunderts neben dem individuellen Herangehen an die Fragen von Krankheit und Tod auch ein kollektivistischer Zugang (Frevert, 1984). Die Erhebung von Geburtlichkeit, Morbidität und Mortalität brachten das soziale Ganze in den Bereich ärztlichen Interesses und ärztlicher Aufmerksamkeit, allerdings nicht als individuelles, sondern zunächst als soziales Problem (Pieper, 1998). Hufelands diesbezügliche Positionen, die von dem Wunsch getragen waren, beide Richtungen zu bedienen, konnten vorgestellt werden. Die Frage nach dem öffentlichen Wohl und der Entwicklung einer Staatsarzneikunst fokussierten sich auf die Beschreibung von Lebens- und Gesundheitsbedingungen und deren Verbesserungen, in Deutschland angesichts der verspätet einsetzenden, massiven Industrialisierung ein riesiges Problem. Der Tod des Einzelnen wurde auch hier naturalisiert und zum Gegenstand wissenschaftlicher Exploration unter den Händen der Demographen und Bevölkerungswissenschaftler (Eulner, 1970: 139-158). Ein zweiter Punkt ist hier zu ergänzen. Zum Ende des 19. Jahrhunderts habitualisierte sich die Todesfeststellung durch den Rechtsmediziner in fraglichen Fällen im Besonderen und später die ärztliche Todesfeststellung vermöge eines Totenscheins im Allgemeinen (Eulner, 1970: 159-179). Weitere Schritte auf dem Weg einer Naturalisierung des Todes, die an dieser Stelle nicht weiter erläutert sondern nur aufgeführt werden sollen: Der Tod war allgegenwärtig in hoher Säuglings- und Kindersterblichkeit (Weingart et al., 1996: 50-58). Hinzu traten im weiteren Verlauf Phänomene wie die Erhöhung der Lebenserwartung und eine Redefinition der Lebensalter.

Schließlich soll noch auf einen – nicht aus dem unmittelbaren medizinischen Bereich stammenden – Zusammenhang verwiesen werden. Obgleich von den Zeitgenossen als Theorie des natürlichen Fortschritts interpretiert, war Darwins Evolutions- und Selektionstheorie alles andere als das. Darwins Konzeption markierte einen „Bruch mit der teleologischen Naturbetrachtung". Unvereinbar mit dem Konzept eines garantierten Fortschritts, stellt sie die existierenden Arten und Gattungen – den Menschen eingeschlossen – der Kontingenz anheim (Schmieder, 2009: 9). Die Möglichkeit einer fundamentalen Naturkrise und ökologischen Selbstgefährdung der Menschheit wurde denkbar, was mit einem Paradigmenwechsel von „Leben" zum „Überleben" verbunden war, der sich in der 5. Auflage (1869) von Darwins „Die Entstehung der Arten durch natürliche Zuchtwahl" nachvollziehen lässt (ebd.).

II.

In den weiteren Ausführungen soll davon ausgegangen werden, dass die im ersten Teil aufgezeigten Momente der Desymbolisierung, Dekonstruktion und Naturalisierung des Todes plausibel genug sind für das Verständnis der weiteren Überlegungen. Das 20. Jahrhundert treibt diesen Prozess voran und führt unmittelbar in die Situation hinein, die in der Öffentlichkeit wahrgenommen wird als der Wunsch nach einem selbstbestimmten Tod. In den Beiträgen von Kathleen Haack und Ekkehardt Kumbier, Catalina Lange, Thomas Beddies und Lothar Pelz sind neuere Erkenntnisse über die von der nationalsozialistischen Führung geplanten und durchgeführten Aktionen der Tötung von Patienten in Heil- und Pflegeanstalten vorgestellt worden. Bekannt sind uns die Mechanismen, die diese Aktionen ermöglicht haben, und ihr unvorstellbarer Umfang. Neben diesen überaus wichtigen Erkenntnissen sollten wir uns aber auch gegenwärtig machen, dass diese massenhaften Mordaktionen, zunächst in den Vernichtungsanstalten und dann in den Konzentrationslagern, dazu geführt haben, dass unsere langläufige Vorstellung von Sterben und Tod ad absurdum geführt wurde. Der kulturelle Bruch, der hier vollzogen wurde, ist unwiderruflich. Der Tod in den genannten Anstalten und Todeslagern hatte weder irgendeine religiös symbolische Bedeutung, noch machte er für den Einzelnen irgendeinen Sinn (Lafontaine, 2008: 41-49). Er kam plötzlich, unvorbereitet, massenhaft und verhöhnte das letzte Moment von Individualität beim Sterben. Nicht nur die scheinbar unverzichtbare anthropologische Relation von Leben und Tod waren historisch zerrüttet, auch die „Konstellation und der Sinn der Begriffe Leben und Überleben" veränderten sich (Schmieder, 2009: 11). Giorgio Agamben spricht in diesem Zusammenhang von dem Leben, was getötet, aber nicht mehr geopfert werden darf, ein Leben, das allen Sinn für den Fortbestand der Gemeinschaft verloren haben sollte (Agamben, 2002: 145-152), und erkennt darin einen „verborgenen Kreuzpunkt zwischen dem juridisch-institutionellen Modell [der Macht] und dem biopolitischen Modell der Macht" (Agamben, 2002: 16).

Parallel zu dieser faschistischen Praxis der Bemächtigung des Lebens des Individuums entwickelte sich in den westeuropäischen Ländern eine andere Form von Politik, um einen Zugriff auf das Leben des Einzelnen im Sinne der Foucault'schen Somatokratie zu erzielen (Foucault, 2001: 282-311). Angesichts der Millionen Toten auf den Schlachtfeldern des Zweiten Weltkriegs sah der englische Beveridge-Plan von 1942 bereits vor, künftig nicht nur das Recht auf Leben zu garantieren, sondern das Recht auf Gesundheit als ein davon geschiedenes, wichtigeres und komplexeres Recht als verantwortliche Aufgabe künftig von Seiten des Staates gegenüber seiner Bevölkerung zu sichern (Lafontaine, 2008: 40; Foucault, 2003: 55). Dieses Recht auf Gesundheit und die Übernahme staatlicher Verantwortung dafür wird in den folgenden Jahrzehnten zum entscheidenden Impuls staatlicher Interventionspolitik und findet sich verkörpert in den unterschiedlichen Versicherungsregimen und den Kampagnen zur Beförderung öffentlicher Gesundheit. Damit hatte der Beveridge-Plan symbolische Bedeutung. Die ständige Erhöhung der öffentlichen Ausgaben für das öffentliche Gesundheitswesen stand im Zentrum politischer und ökonomischer Regulierungen. Es handelte sich um eine Aufgabenstellung, die fern von nationalistischer oder rassischer Intention formuliert wurde. Es ging nicht mehr wie im 19. und in der 1. Hälfte des 20. Jahrhunderts um die Steigerung der Arbeitskraft, die physische Kraft der Nation oder die militärische Stärke. Die Gesundheit wird zum Gegenstand, um die der Staat nicht mehr um seiner selbst willen, sondern um des Individuums willen sich zu kümmern hat (Foucault, 2003: 55). Vor diesem Hintergrund tritt an die Stelle des Konzeptes eines Individuums, das bei guter Gesundheit ist und dem Staat dient, das Konzept eines Staates, der das Individuum bei der Erhaltung seiner guten Gesundheit Unterstützung zusagt (Foucault, 2003: 56). Damit gerät nicht nur biomedizinisches Wissen in das unmittelbare Zentrum der gesellschaftlichen Gestaltung. Seit den 1940er Jahren ist der Körper des Individuums zu einem der Hauptzielpunkte für den staatlichen Eingriff und zu einem der großen Gegenstände geworden, für den der Staat selbst die Verantwortung übernehmen muss (Herzlich und Pierret, 1991: 252-279).

Von medizinischer Seite wird diese veränderte Vorstellung von Gesundheitspolitik durch wichtige fachliche Entscheidungen untersetzt. Nach langen Debatten darüber, zu welchem Zeitpunkt davon auszugehen ist, wann ein Mensch tot ist, wird nach dem Aussetzen der Atmung und dem Aufhören des Herzschlages die Inaktivität des Gehirns zum sichersten Merkmal dafür, dass ein Individuum nicht mehr lebt (Lock, 2002). Im westeuropäischen Denken ist das Gehirn mit der Vorstellung von freier Entscheidung und Individualität verknüpft. Der fehlende Nachweis der Hirnaktivitäten in der modernen Bewertung des Todeseintritts bildet ein weiteres Indiz für die Entsymbolisierung und Dekonstruktion des Todes und seiner Naturalisierung. Der Transplantationsmedizin ermöglicht diese Festlegung, neue Wege zu gehen. Nach dem Eintritt dieser Art von Tod wird es möglich, dass unter besonderen Bedingungen der Mensch weiterlebt. Neben den Koma-Patienten ist an die Möglichkeit der Organentnahme und der Organverpflanzung zu denken.

Diese bisher nicht gekannten Möglichkeiten und Veränderungen in Bezug auf den eigenen Körper und den eigenen Tod werden in Bezug auf ihre therapeutischen Potentiale durchaus als segensreich angesehen, irritieren bzw. verschrecken indes den Einzelnen. Der Wunsch, den Zeitpunkt seines eigenen Todes selbst zu bestimmen, muss als Reaktion auf diese neue Situation gewertet werden. In einer Zeit, wo der Tod unsymbolisch, völlig natürlich, anonym und dissozial geworden ist, wo er keine kulturstiftende und sozialisierende Funktion mehr besitzt, wo die apparativen Möglichkeiten der Medizin dazu hinreichen, Leben weit über den Sterbevorgang hinaus zu verlängern, ist der Wunsch, seinen eigenen Tod zu bestimmen, ein kapitulativer Aufschrei und eine Haltet-ein-Geste vor den engmaschigen und für einen Laien kaum mehr zu durchschauenden apparativ-medizinischen Möglichkeiten, und dieser Wunsch fordert vor allem soziale Aufmerksamkeit gegenüber dem eigenen Tod ein. Man möchte, dass der eigene Tod wieder eine soziale Bedeutung erhält. Céline Lafontaine, eine kanadische Soziologin, hat diesen Zustand, in dem die modernen westeuropäischen Gesellschaften sich befinden, jüngst beschrieben und ihn als Ausdruck einer Entwicklung bewertet, die sie „la société postmortelle" nennt, eine postmortale Gesellschaft (Lafontaine, 2008). Ich folge ihrer Argumentation in weiten Teilen. Was sie damit zum Ausdruck bringen will, ist ein gesellschaftlicher Zustand, wo wir den als natürliches, biomedizinisches Problem bewerteten Einzeltod bereits weit hinter uns gelassen haben. „Postmortalität" impliziert nicht das Verschwinden des Todes als solchen, als vielmehr seine Leugnung, die Zurückweisung seines symbolischen Status (Lafontaine, 2008: 41). Die Desymbolisierung des Todes bedeutet nicht die Auflösung aller sozialen Bindungen, signalisiert aber die Anfälligkeit einer vollständig individualisierten Gesellschaft. So ist die postmortale Gesellschaft wirklich eine Gesellschaft von Individuen in dem Sinne, dass die soziale Bindung nicht gegeben ist, sondern ohne Unterlass hergestellt und wiederhergestellt werden muss (Lafontaine, 2008: 188).

Frühere Kulturen sahen Leben und Tod nicht in Opposition, sondern in Kontinuität (Lafonataine, 2008: 190). Urbanisierung und Industrialisierung machten aus der Organisation des Sterbens eine nach und nach private Erfahrung, isoliert vom Rest der Gesellschaft, aber wissenschaftlich kontrolliert. Medikalisierung und Hospitalisierung wurden integraler Bestandteil der Vorbereitung auf den Tod (Illich, 1995). Das Hinscheiden eines Menschen wird von nun an für einen großen Teil der Bevölkerung zu einer letzten Bestimmung (Lafontaine, 2008: 193). Man interessiert sich mehr für die Gestalt der Agonie und die Sterbebedingungen als für das, was nach dem Tod kommt, was sich im Übrigen auch in den grundlegenden Veränderungen der Riten und Beisetzungszeremonien ablesen lässt. Symbolisch reduziert auf das Ende eines Lebens, auf das biologische Verschwinden des Individuums, wird der Tod ein Ausnahmezustand. Er ist nicht nur ein Teil, der Leben nimmt, er wird zu einer Beschädigung der Werte von Autonomie und Produktivität. Übertragen ausschließlicherweise auf die Gestalt des Sterbenden, verkleinert sich die Frage der Endlichkeit vor der Psychologisierung des Sterbens, vor der Problematisierung in Begriffen vom Lebensende. Hospitalisiert, isoliert und völlig in Beschlag genommen vom biomedizinischen System, trägt der Sterbende die Last einer verdrängten Endlichkeit, eines sinnlosen Endes (Elias, 1982; Hirsch, 2008). Eine ganze Reihe von institutionellen und technischen Voraussetzungen versuchen die symbolische Lücke zu kaschieren, mit der sich das Individuum am Lebensende konfrontiert sieht (Lafontaine, 2008: 199 f.).

Erlebt als eine persönliche und intime Erfahrung, ist der ideale Tod heute diskret, unbewusst und hygienisch. Undenkbar ohne eine ärztliche Expertise, die erlaubt die Linderung der körperlichen Schmerzen, die Kontrolle von Furcht und Angst, die Neutralisierung von Gerüchen und Spuren der Agonie, unterstellt dieses Ideal eine konstante Spannung zwischen Kontrolle und Abhängigkeit. Die Ideale von Autonomie und Kontrolle, Schlüssel der postmortalen Gesellschaft, prallen aufeinander, ohne dass man ihren tiefen Gegensatz wahrnimmt (Lafontaine, 2008: 201).

Die biomedizinische Überschreitung der Grenze des Todes, die allgemein verbreitete Technik der Reanimation, die Möglichkeit, künstlich das Leben zu verlängern, haben so grundlegend die Erfahrung des Sterbens verändert, dass sich der Moment des Verscheidens von nun an in Vorstellungen alternativer Optionen präsentiert. Angesichts der wissenschaftlich-technischen Möglichkeiten fordert das Individuum das Kontrollrecht und das Wahlrecht für den Moment des Endes ein.

Die Bewegung für den frei gewählten Tod ist eine der wichtigsten politischen Artikulationen der postmortalen Gesellschaft. In dieser Perspektive eines Transhumanismus, eines Überschreitens dessen, was bisher als menschlich galt, bilden Lebensverlängerung und das Schlussmachen individuelle Grundrechte, die keine juristische Norm limitieren könne. Wenn schon keine Eliminierung des Todes, dann wenigstens seine Kontrolle als individuelle Entscheidung (Lafontaine, 2008: 203).

Zum Kosmos dieser von Céline Lafontaine beschriebenen société postmortelle gehört ebenso das Wunschkind zur Einschreibung des eigenen Lebens in einen unablässigen Prozess der Individualisation wie das Phänomen permanenter Adoleszenz, das Nicht-erwachsen-werden-Wollen, die neuen Jungen um die 60 und die demographische Revolution mit einer immer weiteren Distanzierung des Todes und seiner statistischen Absenkung in Richtung eines höheren Lebensalters. Es ist ein Zustand höchst umfänglicher Manipulation am Lebendigen, der immer dann besondere gesellschaftliche Aufmerksamkeit und Kritik erfährt, wenn es sich um die beiden Enden des Lebens, den Anfang und das Ende, handelt. Diesem Wunsch nach dem selbstbestimmten Ende des eigenen Lebens liegt allerdings eine Aporie zugrunde – so das Fazit von Céline Lafontaine – die dazu führt, dass das Problem nicht einfach mit einem Gesetz zu regeln ist: Die Erfüllung dieses Wunsches kommt an den Experten und dem Spezialwissen der modernen Medizin nicht vorbei. Der Wunsch nach einem selbst bestimmten Sterben ist für den „Prothesengott" Mensch (Freud, 1930 [1948]: 135) nicht einlösbar, da seine Verwirklichung an die Compliance, an das Mittun anderer, den Experten, kulturell gebunden wurde.

Nachsatz: Bei den Bororos in Brasilien, einem „tief religiös[en] Volk mit einem „ausgeklügelten metaphysischen System", gehört das menschliche Leben der Ordnung ihrer Kultur an. Der Tod eines Eingeborenen betrifft neben den Angehörigen die ganze Gesellschaft, die den Tod als einen Einfall der Natur in ihre Kultur betrachtet. Der Tod ist sowohl natürlich als auch antikulturell. Da ihrer Sicht zufolge der Schaden, den die Natur dadurch verursacht, eine Schuld nach sich zieht, organisiert das Dorf eine kollektive Jagd. In dieser Expedition gegen die Natur wird ein besonders kräftiges Tier, meist ein Jaguar, erlegt. Dessen Fell, Krallen und Zähne bilden den mori des Verstorbenen. Der mori ist der Anteil, den die Lebenden den Geistern der Toten schulden. Der Geist wird dadurch gezwungen, sich in der Gestalt des erlegten Wildes zu verkörpern, womit er den angerichteten Schaden wieder gutmacht, ihn jedoch mit Hass und Rachsucht gegenüber dem Jäger erfüllt (Lévi-Strauss, 1988: 251, 257-259). Die Idee eines selbst bestimmten Endes ist bei den Bororo nicht bekannt.

Literatur

Agamben, G. (2002): Homo sacer. Die souveräne Macht und das nackte Leben (Erbschaft unserer Zeit 16). Suhrkamp, Frankfurt am Main.
Albury, W. R. (1982): Heart of Darkness: J. N. Corvisart and the Medicalization of Life. Historical Reflections/Réflexions Historiques 9: 17-31.
Becker, Th. (2001): Der Griff der Wissensmächte nach der biologischen Existenz. Die Geburt der modernen Physiologie bei den médecins-philosophes des 18. Jahrhunderts. In: D'Aprile, I.; Gil, Th.; Hecht, H. (Hrsg.) Französische Aufklärung (Schriftenreihe für Philosophie und Kulturtheorie 1). Weinert, Berlin, 193-217.
Baudrillard, J. (2005): Der symbolische Tausch und der Tod. Matthes & Seitz, München.
Elias, N. (1982): Die Einsamkeit der Sterbenden in unseren Tagen. Suhrkamp, Frankfurt am Main.
Eulner, H. H. (1970): Die Entwicklung der medizinischen Spezialfächer an den Universitäten des deutschen Sprachgebietes (Studien zur Medizingeschichte des 19. Jahrhunderts 4). Enke, Stuttgart.
Fissell, M. E. (1991): The Disappearance of the Patient's Narrative and the Invention of Hospital Medicine. In: British Medicine in an Age of Reform. Routledge, London, 92-109.
Foucault, M. (2001): In Verteidigung der Gesellschaft. Vorlesungen am Collège de France (1975-76). Suhrkamp, Frankfurt am Main, 282-311.
Foucault, M. (1988): Die Geburt der Klinik. Eine Archäologie des ärztlichen Blicks. Fischer, Frankfurt am Main.
Foucault, M. (2001): In Verteidigung der Gesellschaft. Vorlesungen am Collège de France (1975-76). Suhrkamp, Frankfurt am Main.

Foucault, M. (2003): Crisis de un modelo en la medicina? Revista centroamericana de Ciencas de la Salud 1976, 197-209; ND Schriften in vier Bänden. Dits et Ecrits Bd. 3. Suhrkamp, Frankfurt am Main, 54-76.

Foucault, M.; Chomsky, N.; Elders, F. (2008): Absolut(ly) Macht und Gerechtigkeit. orange-press, Freiburg.

Freud, S. (1915): Zeitgemäßes über Krieg und Tod. In: Psychoanalyse. Ausgewählte Schriften zur Neurosenenlehre, zur Persönlichkeitspsychologie, zur Kulturtheorie, hrsg. von A. Thom (1985). Reclam, Leipzig, 366-393.

Freud, S. (1927): Die Zukunft einer Illusion. In: Gesammelte Werke, hrsg. von A. Freud u.a. (1948). Imago Publishing Co. Ltd., London, Bd. 14, 325-380.

Freud, S. (1930): Das Unbehagen in der Kultur. Internationaler Psychoanalytischer Verlag, Leipzig, Wien, Zürich. In: Trauer und Melancholie, hrsg. von F. Fühmann und D. Simon (1982). Volk und Welt, Berlin, 104-197.

Frevert, U. (1984): Krankheit als politisches Problem 1770-1880. Soziale Unterschichten in Preußen zwischen medizinischer Polizei und staatlicher Sozialversicherung (Kritische Studien zur Geschichtswissenschaft 62). Vandenhoeck & Ruprecht, Göttingen.

Harig, G.; Kollesch, J. (1978): Der hippokratische Eid. Zur Entstehung einer antiken Deontologie. Philologus 122: 157-176. ND in: Harig, G. (2008): Aufsätze zur Medizin- und Wissenschaftsgeschichte, hrsg. von H.-U. Lammel. Basilisken-Presse, Marburg, 97-121.

Herzlich, C.; Pierret, J. (1991): Kranke gestern, Kranke heute. Die Gesellschaft und das Leiden. C. H. Beck, München.

Hirsch, E. (2008): Apprendre à mourir. Bernard Grasset, Paris.

Hufeland, Ch. W. (1800): Die Kunst, das menschliche Leben zu verlängern. Jena.

Illich, I. (1995): Die Nemesis der Medizin. Die Kritik der Medikalisierung des Lebens. C. H. Beck, München.

Jewson, N. D. (1974): Medical Knowledge and the Patronage System in 18th Century England. Sociology 8: 369-385.

Jewson, N.D. (1974a): Eighteenth Century Medical Theories: A Sociological Analysis (working papers in historical sociology 1). University of Leicester

Jewson, N. D. (1976): The Disappearence of the Sick-Man from Medical Cosmology, 1770-1870. Sociology 10: 225-244

Kamper, D. (2003): Der Mensch als Schicksal, Zufall und Gefahr. In: Lutz, P.; Macho, Th.; Staupe, G.; Zirden, H. (Hrsg.) Der [im-]perfekte Mensch. Metamorphosen von Normalität und Abweichung. Böhlau, Köln 468-475.

Lafontaine, C. (2008): La société postmortelle. La mort, l'individu et le lien social à l'ère des technosciences. Éditions du seuil, Paris.

Lammel, H. U. (2004): Nachwort. In: Johann Carl Wilhelm Moehsen, Betrachtungen über die Berlinischen Selbstmörder unter den Soldaten. Nach dem Manuskript aus den Materialien der Berliner Mittwochsgesellschaft, hrsg. von H. U. Lammel (Fundstücke 3). Wehrhahn-Verlag, Hannover-Laatzen, 31-61.

Lammel, H. U. (2008): Hippokrates in Rostock. Universitätsdruckerei, Rostock.

Lammel, H. U. (2009): „Leben" als resistenter Begriff und absolute Metapher im Denken Christoph Wilhelm Hufelands (1762-1836). In: Junge, M. (Hrsg.) Metaphern in Wissenskulturen. VS-Verlag, Köln (im Druck).

Lenzen, D. (1991): Krankheit als Erfindung. Medizinische Eingriffe in die Kultur. Fischer Taschenbuchverlag, Frankfurt am Main.

Lévi-Strauss, C. (1988): Traurige Tropen. Reclam, Leipzig.

Lock, M. (2002): Twice dead. Organ Transplants and the Reinvention of Death. University of Carolina Press, Berkeley.

Macho, Th. (1994): Leichen im Keller. Zum Rückzug des Monströsen. Ästhetik & Kommunikation 23: 45-50.

Macho, Th.; Marek, K. (Hrsg.) (2007): Die neue Sichtbarkeit des Todes. Fink, München.

Minois, G. (1996): *Geschichte des Selbstmords.* Artemis & Winkler, Düsseldorf und Zürich.

Ogien, R. (2009): La Vie, la Mort, l'Etat. Le débat bioéthique. Grasset, Paris.
Pieper, M. (1998): Der Körper des Volkes und der gesunde Volkskörper. Johann Peter Franks „System einer vollstaendigen medicinischen Policey". Zeitschrift für Geschichtswissenschaft 46: 101-119.
Schmieder, F. (2009): Überleben und Nachhaltigkeit. Ein problem- und begriffsgeschichtlicher Aufriss. Trajekte 9 (Nr. 18): 4-11.
Stolberg, M. (2007): „Cura palliativa". Begriff und Diskussion der palliativen Krankheitsbehandlung in der vormodernen Medizin (ca. 1500-1800). Medizinhistorisches Journal 42: 7-29.
Verzeichnis der Berliner Hochschulschriften 1810-1885, hrsg. von der Königlichen Universitätsbibliothek zu Berlin. Commissions-Verlag von W. Weber, Berlin.
Waddington, I. (1973): The Role of the Hospital in the Development of Modern Medicine: A Sociological Analysis. Sociology 7: 211-224.
Waddington, I. (1975): The Development of Medical Ethics – A Sociological Analysis. Medical History 19: 36-51.
Weingart, P.; Jürgen, K.; Bayertz, K. (1996): Rasse, Blut und Gene. Geschichte der Eugenik und Rassenhygiene in Deutschland. Suhrkamp, Frankfurt am Main.
Winau, R. (1980): Euthanasie – Wandlungen eines Begriffes. In Falck, I. (Hrsg.) Sterbebegleitung älterer Menschen – Ergebnisse einer Arbeitstagung der Deutschen Gesellschaft für Gerontologie im November 1979 in Berlin. DZA, Berlin, 7-19.

Autoren

PD Dr. phil. Thomas Beddies

Wissenschaftlicher Assistent am Institut für Geschichte der Medizin der Charité – Universitätsmedizin Berlin

Forschungsschwerpunkte
Geschichte der Pädiatrie, Geschichte der Psychiatrie, Medizin im Nationalsozialismus

Ausgewählte Publikationen
2008: Wenn Kinder „der Wissenschaft dienen". Die Kinderklinik der Charité in der Zeit des Nationalsozialismus. In: Schleiermacher, S.; Schagen, U. (Hrsg.): Die Charité im Dritten Reich. Zur Dienstbarkeit medizinischer Wissenschaft im Nationalsozialismus. Ferdinand Schöningh, Paderborn (u.a.): 121-132.

2004: Universitätspsychiatrie im Nationalsozialismus. Die Nervenklinik der Berliner Charité unter Karl Bonhoeffer und Maximinian de Crinis. In: vom Bruch, R. (Hrsg.), Die Berliner Universität unterm Hakenkreuz (Bd. 2: Fachbereiche und Fakultäten), Franz-Steiner-Verlag, Berlin: 55-72.

2002: Die Heil- und Pflegeanstalt Meseritz-Obrawalde im Dritten Reich. In: Hübener, K. (Hrsg.): Brandenburgische Heil- und Pflegeanstalten in der NS-Zeit (Schriftenreihe zur Medizin-Geschichte des Landes Brandenburg 3), bebra Wissenschaft, Berlin: 231-258.

1999: Zur Geschichte der Karl-Bonhoeffer-Nervenklinik, ehem. Wittenauer Heilstätten, ehem. Irrenanstalt der Stadt Berlin zu Dalldorf. In: Beddies, T.; Dörries, A. (Hrsg.): Die Patienten der Wittenauer Heilstätten in Berlin 1919 bis 1960 (Abhandlungen zur Geschichte der Medizin und der Naturwissenschaften 91), Matthiesen-Verlag, Husum: 37-205.

Korrespondenzadresse
PD Dr. Thomas Beddies
Institut für Geschichte der Medizin
Zentrum 1 für Human- und Gesundheitswissenschaften
Charité – Universitätsmedizin Berlin, Campus Benjamin Franklin
Klingsorstraße 119
12203 Berlin
E-Mail: thomas.beddies@charite.de

Autoren

Prof. Dr. Gabriele Doblhammer

Seit 2006 Geschäftsführende Direktorin des Rostocker Zentrums zur Erforschung des Demografischen Wandels, Leiterin des Forschungsbereichs Prognose und Planung am Rostocker Zentrum, Rostock. Seit 2004 Professorin für Empirische Sozialforschung und Demografie an der Universität Rostock. 2002 Gastprofessur an der Duke University/North Carolina, USA. Wissenschaftliche Mitarbeiterin am Max-Planck-Institut für demografische Forschung, Rostock, am Österreichischen Institut für Familienforschung, Wien, am International Institute for Applied Systems Analysis, Laxenburg, und am Institut für Demographie der Österreichischen Akademie der Wissenschaften, Wien. Gründungsmitglied des Wissenschaftlichen Beirats der „European Doctoral School of Demography". Herausgeberin des Infoletters „Demografische Forschung aus erster Hand", Mitglied der Expertenkommission zu Bevölkerungsprognosen des Statistischen Bundesamtes. Mitherausgeberin der „Demographic Research". Gutachtertätigkeit für zahlreiche Journale und Forschungsanträge. Mitgliedschaft in der Population Association of America (PAA), International Union for the Scientific Study of Population (IUSSP), European Association of Population Studies (EAPS) und der Deutschen Gesellschaft für Demographie.

Schwerpunktgebiete
Frühe Lebensumstände und Langlebigkeit, Reproduktion und Langlebigkeit, Soziale Ungleichheit in Morbidität und Mortalität, Pflege und Versorgung in einer alternden Gesellschaft, Gesundheitswesen im demografischen Wandel

Ausgewählte Publikationen
Christensen, K.; Doblhammer, G.; Rau, R.; Vaupel, J. W. (2009) Ageing populations: the challenges ahead, Lancet 374: 1196-1208.

van den Berg, G. J.; Doblhammer, G.; Christensen, K. (2009) Exogenous determinants of early-life conditions, and mortality later in life, Social Science & Medicine 68 (9): 1591-1598, DOI: 10.1016/j.socscimed.2009.02.007

Ziegler, U. und Doblhammer, G. (2009). Prävalenz und Inzidenz von Demenz in Deutschland. Eine Studie auf Basis von Daten der gesetzlichen Krankenversicherungen von 2002, Das Gesundheitswesen 71: 281-290.

Doblhammer, G.; Hoffmann, R. (2009) Gender Differences in Trajectories of Health Limitations and Subsequent Mortality. A Study Based on the German Socioeconomic Panel 1995-2001. With a Mortality Follow-up 2002-2005, The Journals of Gerontology Series B: Psychological Sciences and Social Sciences Advance Access published on June 29, 2009, DOI 10.1093/geronb/gbp051

Doblhammer, G.; Hoffmann, R.; Muth, E.; Westphal, C.; Kruse, A. (2009) A systematic literature review of studies analyzing the effect of sex, age, education, marital status, obesity, and smoking on health transitions, http://www.demographic-research.org/

Westphal, C.; Scholz, R.; Doblhammer, G. (2008): Die Zukunft der Kinderkrankenhäuser – Die demografische Entwicklung der 0- bis 15-jährigen Kinder in Deutschland bis 2050, Zentralblatt für Chirurgie; 133: 6, S. 525-530.

Korrespondenzadresse
Prof. Dr. Gabriele Doblhammer
Rostocker Zentrum zur Erforschung des Demografischen Wandels
und Max-Planck-Institut für demografische Forschung
Konrad-Zuse-Straße 1
18057 Rostock
E-Mail: doblhammer@rostockerzentrum.de

Kathleen Haack

Studium der Geschichte, Germanistik und Soziologie an der Universität Leipzig sowie an der Martin-Luther-Universität Halle-Wittenberg.
Magisterarbeit zum Thema: „Euthanasie" im NS-Staat unter Berücksichtigung der Ereignisse in der „Euthanasie"-Anstalt Bernburg.
Seit 2004 Mitglied der AG Geschichte der Nervenheilkunde an der Klinik für Psychiatrie und Psychotherapie der Universität Rostock.
Seit 2006 Kooperation mit dem Archiv für Leipziger Psychiatriegeschichte der Klinik für Psychiatrie an der Universität Leipzig.
Laufende Promotion zum Thema: Der Fall Sefeloge vor dem Hintergrund der forensischen Psychiatrie der Zeit (1850) (Betreuer: PD Dr. rer. medic. habil. Holger Steinberg, Leipzig, und Prof. Dr. med. habil. Detlef Schläfke, Rostock).

Psychiatriehistorische Arbeitsschwerpunkte
Geschichte der forensischen Psychiatrie; „Euthanasie" im NS-Staat

Ausgewählte Publikationen zur Psychiatriegeschichte
Haack, K.; Kumbier, E. (2006): „Was ist das, was in uns lügt, mordet, stiehlt?" – Zur Herausbildung der forensischen Psychiatrie im 19. Jahrhundert. In: Bock W. J.; Holdorff, B. (Hrsg.): Schriftenreihe der Deutschen Gesellschaft für Geschichte der Nervenheilkunde, Bd. 12. Königshausen & Neumann, Würzburg, S. 457-467.
Haack, K.; Kumbier, E. (2006): Carl Wilhelm Ideler (1795-1860). A controversial German psychiatrist of the 19th century. J Neurol Neurosurg Psychiatry 77: 947.
Haack, K.; Herpertz, S. C.; Kumbier, E. (2007): Der „Fall Sefeloge" – Ein Beitrag zur Geschichte der forensischen Psychiatrie. Nervenarzt 78: 586-593 .
Haack, K.; Steinberg H.; Herpertz, S. C.; Kumbier, E. (2008): „Vom versteckten Wahnsinn" – Ernst Platners Schrift „De amentia occulta" im Spannungsfeld von Medizin und Jurisprudenz im frühen 19. Jahrhundert. Psychiatr Prax 35: 84-90
Haack, K.; Kumbier E. (2008): Brücken zwischen „Hallescher Psychomedizin" und Psychiatrie. Nervenheilkunde 27: 928-932.
Haack, K.; Kumbier, E.; Herpertz, S. C. (2009): Erinnern – Betrauern – Wachrütteln: Zum Gedenken an die Opfer von Zwangssterilisationen und „Euthanasie" in der Zeit des Nationalsozialismus. In: Holdorff, B.; Kumbier, E. (Hrsg.): Schriftenreihe der Deutschen Gesellschaft für Geschichte der Nervenheilkunde, Bd. 15. Königshausen & Neumann, Würzburg, S. 215-228.

Korrespondenzadresse
Kathleen Haack
AG Geschichte der Nervenheilkunde
Zentrum für Nervenheilkunde der Universität Rostock
Gehlsheimer Straße 20
18147 Rostock
E-Mail: kathleen.haack@uni-rostock.de

Prof. Dr. med. Sabine C. Herpertz

Studium der Humanmedizin an der Rheinischen Friedrich-Wilhelm-Universität Bonn, Promotion an der Johann-Wolfgang-Goethe-Universität Frankfurt am Main.
Fachärztin für Neurologie, Psychiatrie und Psychotherapie sowie Psychotherapeutische Medizin.
1997 Erwerb der Venia legendi für das Fach Psychiatrie und Psychotherapie an der RWTH Aachen mit dem Thema „Impulsivität und Impulskontrolle bei Persönlichkeitsstörungen".
2001-2003 C3-Professor für Experimentelle Psychopathologie an der Medizinischen Fakultät der RWTH Aachen und Leitung des gleichnamigen Lehr- und Forschungsgebietes.
2003-2009 C4-Professor für Psychiatrie und Psychotherapie der Universität Rostock verbunden mit der Direktion der gleichnamigen Klinik und Poliklinik.
Ab 1. 9. 2009 W3-Professur für Allgemeine Psychiatrie am Zentrum für Psychosoziale Medizin der Universität Heidelberg verbunden mit der Direktion der gleichnamigen Klinik und Poliklinik.

Mitgliedschaft in wissenschaftlichen Gesellschaften
Vorstandsmitglied der Deutschen Gesellschaft für Psychiatrie, Psychotherapie und Nervenheilkunde (DGPPN). Vorsitzende der Sektion „Personality disorders" der European Psychiatrists Association (EPA). Mitglied des wissenschaftlichen Vorstands, International Society for the Study of Personality Disorders (ISSPD).

Forschungsschwerpunkte
Emotionsforschung: Neurobiologische Grundlagen von Emotionen, Interaktion Emotion und Kognition, Emotion und soziale Wahrnehmung. Persönlichkeitsstörungen und ihre Vorläufer: Borderline- und antisoziale Persönlichkeitsstörung, Autismus-Spektrumstörungen.

Ausgewählte Publikationen
Domes, G.; Schulze, L.; Böttger, M.; Grossmann, A.; Hauenstein, K. H.; Wirtz, P.; Heinrichs, M.; Herpertz, S. C. The neural basis of sex differences in emotional reactivity and emotion regulation. Human Brain Mapping, im Druck.

Kumbier, E.; Domes, G.; Herpertz-Dahlmann, B.; Herpertz, S. C. (2009) Autismus und Autistische Störungen. Historische Entwicklung und aktuelle Aspekte. Nervenarzt, im Druck.

Herpertz, S. C.; Hübner, T.; Marx, I.; Konrad, K.; Vloet, T.; Stöcker, T.; Shah, J.; Fink, G.; Herpertz-Dahlmann B. (2008) Enhanced amygdala activity in male adolescents with childhood-onset conduct disorder during affective stimulation. J Child Psychol Psychiatry, 49: 781-791.

Schnell, K.; Herpertz, S. C. (2007) Effects of dialectic-behavior-therapy on the neural correlates of affective hyperarousal in borderline personality disorder. J Psychiatric Research 41: 837-847.

Lampe, K.; Konrad, K.; Kroener, S.; Fast, K.; Kunert, H. J.; Herpertz, S. C. (2007) Neuropsychological and behavioural disinhibition in adults with ADHD compared to borderline personality disorder. Psychological Medicine, 17: 1-13.

Domes, G.; Heinrichs, M.; Gläscher, J.; Braus, D. F.; Büchel, C.; Herpertz, S. C. (2007) Oxytocin attenuates amygdala responses to emotional faces regardless of valence. Biol Psychiatry, 62: 1187-1190.

Domes, G.; Heinrichs, M.; Michel, A.; Berger, C.; Herpertz, S. C. (2006) Oxytocin improves "mind-reading" in humans. Biol Psychiatry 61: 731-733.

Herpertz, S. C.; Mueller, B.; Wenning, B.; Qunaibi, M.; Lichterfeld, C.; Konrad, K.; Herpertz-Dahlmann, B. (2005) Response to emotional stimuli in boys with conduct disorder. Am J Psychiatry 162: 1100-1107.

Herpertz, S. C.; Werth, U.; Lukas, G.; Qunaibi, B. S.; Schuerkens, A.; Kunert, H. J.; Freese, R.; Flesch, M.; Mueller-Isberner, R.; Osterheider, M.; Sass, H. (2001) Emotion in criminal offenders with psychopathy and borderline personality disorder. Arch Gen Psychiatry 58: 737-745.

Herpertz, S. C.; Dietrich, T. M.; Wenning, B.; Krings, T.; Erberich, S. G.; Willmes, K.; Thron, A.; Sass, H. (2001) Evidence of abnormal amygdala functioning in borderline personality disorder: a functional MRI study. Biol Psychiatry 50: 292-298.

Korrespondenzadresse
Prof. Dr. med. Sabine C. Herpertz
Direktorin der Klinik für Allgemeine Psychiatrie
der Universität Heidelberg
Voßstraße 2
69115 Heidelberg
E-Mail: sabine.herpertz@uni-heidelberg.de

Dr. med. Ekkehardt Kumbier

Medizinstudium an der Martin-Luther-Universität Halle-Wittenberg. Facharztausbildung an der Klinik für Psychiatrie und Psychotherapie und Klinik für Neuro-

logie der Martin-Luther-Universität Halle-Wittenberg. Facharzt für Psychiatrie und Psychotherapie.
Seit 2002 Mitarbeiter an der Klinik für Psychiatrie und Psychotherapie der Universität Rostock, seit 2006 Tätigkeit als Oberarzt.
Seit 2007 Weiterbildungsstudium „Medizinische Ethik" am Institut für Philosophie der FernUniversität Hagen.

Sonstige Tätigkeiten
Mitglied im Vorstand der Deutschen Gesellschaft für Geschichte der Nervenheilkunde (DGGN). Mitarbeit im Arbeitskreis für Rostocker Universitäts- und Wissenschaftsgeschichte und in der Interdisziplinären Arbeitsgemeinschaft Ethik und Recht in der Medizin an der Universität Rostock sowie im wissenschaftlichen Beirat „Alt Rehser Wissenschaftsforum" zur Ethik in der Medizin und im Gesundheitswesen. Leitung der Arbeitsgruppe Geschichte der Nervenheilkunde am Zentrum für Nervenheilkunde der Universität Rostock. Stellvertretender Leiter im Referat Geschichte der Psychiatrie der Deutschen Gesellschaft für Psychiatrie, Psychotherapie und Nervenheilkunde (DGPPN). Mitherausgeber (zusammen mit B. Holdorff) der Schriftenreihe der Deutschen Gesellschaft für Geschichte der Nervenheilkunde (DGGN).

Wissenschaftliche und Arbeitsschwerpunkte
Psychiater im Spannungsfeld von Politik und Wissenschaft: Zum Umgang mit Hochschullehrern an den Universitätsnervenkliniken in der SBZ und der DDR bis 1961. Die Opfer der nationalsozialistischen „Euthanasie-Aktion T4"und Zwangssterilsation der Universitätsnervenklinik Rostock-Gehlsheim. Spezialsprechstunde für Erwachsene mit Autismus (Schwerpunkt Diagnostik)

Einige aktuelle Publikationen zur Psychiatriegeschichte
Kumbier, E.; Haack, K.; Herpertz, S. C. (2008) Betrachtungen zum Autismus: Ein historischer Streifzug durch psychiatrisch-psychologische Konzepte. Fortschr Neurol Psychiat 76: 484-490.
Kumbier, E. (2008) Kontinuität im gesellschaftlichen Umbruch – Der Psychiater und Hochschullehrer Rudolf Thiele (1888-1960). In: Helmchen, H. (Hrsg.) Psychiater und Zeitgeist – Zur Geschichte der Psychiatrie in Berlin. Pabst Science Publishers, Lengerich, S. 319-332.
Kumbier, E.; Haack, K. (2008) Psychiatrie an den Mitteldeutschen Universitätsnervenkliniken 1945-1961. In: Marneros, A.; Röttig, D. (Hrsg.): Biogenese und Psychogenese. Roderer, Regensburg, S. 126-135.
Kumbier, E.; Haack, K.; Herpertz, S. C. (2009) Franz Günther von Stockert im Spannungsfeld von Politik und Wissenschaft – Ein Beitrag zur Geschichte der Nervenheilkunde in der DDR. Fortschr Neurol Psychiat 77: 285-288.
Kumbier, E. (2009) Die Entstehung der Fachgesellschaften für Psychiatrie und Neurologie in der DDR. In: Holdorff, B.; Kumbier, E. (Hrsg.): Schriftenreihe der Deutschen Gesellschaft für Geschichte der Nervenheilkunde, Bd. 15. Königshausen & Neumann, Würzburg, S. 403-422.

Kumbier, E.; Haack, K.; Zettl, U. K. (2009) Fächerdifferenzierung unter sozialistischen Bedingungen – Die Etablierung der Neurologie an der Universität Rostock. Fortschr Neurol Psychiat 77 (Suppl. 1): S3-S6.
Kumbier, E.; Domes, G.; Herpertz-Dahlmann, B.; Herpertz, S. C. (2009) Autismus und autistische Störungen: Historische Entwicklung und aktuelle Aspekte. Nervenarzt (DOI 10.1007/s00115-009-2820-3).
Kumbier, E.; Zettl, U. K. (2009) Pioneers in Neurology: Johannes Sayk (1923-2005). J Neurol (DOI 10.1007/s00415-009-5295-z).
Kumbier, E.; Häßler F.: 50 Jahre universitäre Kinderneuropsychiatrie in Rostock. Z Kinder Jugendpsychiatr Psychother (im Druck).

Korrespondenzadresse
Dr. Ekkehardt Kumbier
Klinik für Psychiatrie und Psychotherapie
Zentrum für Nervenheilkunde der Universität Rostock
Gehlsheimer Straße 20
18147 Rostock
E-Mail: ekkehardt.kumbier@medizin.uni-rostock.de

Prof. Dr. Hans-Uwe Lammel

Studium der Humanmedizin an der Berliner Humboldt-Universität, postgraduales Studium der Geschichte, Kunstgeschichte (18. und 19. Jahrhundert) und der Philosophiegeschichte. Ausbildung zum Medizinhistoriker bei Georg Harig. Promotion in Geschichte der Medizin mit einem Thema aus dem Bereich der romantischen Medizin und Naturkunde 1986 in Berlin.
2000 Habilitation für Geschichte der Medizin mit einem historiographiegeschichtlichen Thema in Rostock.
Seit 2006 Professor für Geschichte der Medizin in Rostock.
2004/05 Visiting Fellow am Internationalen Forschungszentrum Kulturwissenschaften in Wien (IFK);
2007/2008 Mitglied des DFG-finanzierten Netzwerkes „Cliographie";
seit 2008 beteiligt am DFG-Graduiertenkolleg „Kulturkontakt und Wissenschaftsdiskurs" der Universität Rostock und der HMT Rostock.
Sprecher der Interdisziplinären Arbeitsgemeinschaft Ethik und Recht in der Medizin an der Universität Rostock und des Arbeitskreises für Rostocker Universitäts- und Wissenschaftsgeschichte

Forschungsschwerpunkte
Frühneuzeitliche Gelehrsamkeit; Wandel von Hippokrates-Bildern 1500-2000; Seuchengeschichte

Veröffentlichungen

Bücher
Klio und Hippokrates. Eine Liaison littéraire des 18. Jahrhunderts und die Folgen für die Wissenschaftskultur bis 1850 in Deutschland (Sudhoffs Archiv, Beih. 55), Steiner: Stuttgart, 2005.

Georg Harig, Aufsätze zur Medizin- und Wissenschaftsgeschichte, Marburg: Basilisken-Presse, 2007.

Hippokrates in Rostock (Rostocker Universitätsreden, N. F.; H. 20), Rostock 2008

Tochter oder Schwester – die Universität Greifswald aus Rostocker Sicht. Referate der interdisziplinären Ringvorlesung des Arbeitskreises „Rostocker Universitäts- und Wissenschaftsgeschichte" im Wintersemester 2006/07, Rostock, 2009 (im Druck).

Buchbeiträge
Die „Contagion" im frühen 18. Jahrhundert im Ostseeraum und ihre Stellung in der historischen Seuchenforschung, in: Städtesystem und Urbanisierung im Ostseeraum in der Neuzeit. Demographie, Wirtschaft und Baukultur im 17. und 18. Jahrhundert, hrsg. von Stefan Kroll und Kersten Krüger, LIT-Verlag: Hamburg 2006, S. 149-171.

Hippokrates, der medizinische Kanon und die Frauen, in: Marlen Bidwell-Steiner und Karin S. Wozonig (Hrsg.), A Canon of Our Own? Kanonkritik und Kanonbildung in den Gender Studies (Gendered Subjects III), Wien, Innsbruck: Studienverlag, 2006, S. 58-76.

Philologische Evidenz und interpretative Freiheit. Hippokrates als Gegenstand der Res publica litteraria, in: Wissensaustausch in der Medizin des 15. bis 18. Jahrhunderts, hrsg. von Sonia Horn, Gabriele Dorffner und Rosemarie Eichinger (Wiener Gespräche zur Sozialgeschichte der Medizin), Wien, 2007, S. 7-24.

Hippokrates-Bilder in der frühen Neuzeit, in: Exempla medicorum. Ärzte und ihre Beispiele (14.-18. Jahrhundert), hrsg. von Mariacarla Gadebusch Bondio und Thomas Ricklin (Micrologos' Library, 26), Florenz, 2008, S. 189-206.

Sammeln und Erzählen. Eine ärztliche Medaillensammlung, in: Handbuch der Historiographiegeschichte, hrsg. von Birgit Studt u.a.; Berlin: Akademie-Verlag, S. 319-330 (erscheint 2009).

Medizinisches Wissen zwischen Text und Bild am Beispiel des Rostocker Humanisten Nikolaus Marschalk, in: Kultureller Austausch. Bilanz und Perspektiven der Frühneuzeitforschung, hrsg. von Michael North, Böhlau, 2009, S. 251-270.

Western European Perception and Representation of Plagues in Eastern Europe, the Ottoman Empire and the Near East, 1650-1800, in: Le interazioni fra economia e ambiente biologico nell'Europa preindustriale, hrsg. vom Istituto Internazionale di Storia Economica „F. Datini" (erscheint Anfang 2010).

„Leben" als resistenter Begriff und absolute Metapher im Denken Christoph Wilhelm Hufelands (1762-1836), in: Metaphern in Wissenskulturen, hrsg. von Matthias Junge, VS-Verlag, Köln (erscheint 2009).

Mediziner der Universität Bützow als herzogliche Leibärzte in Ludwigslust, in: Utopie und Idylle, hrsg. von Andreas Waczkat u.a. (erscheint 2009).

Zeitschriftenaufsätze
Der Homo sacer der Aufklärung und die „Dame Medizin", Internationales Archiv für Sozialgeschichte der deutschen Literatur 29 (2004), H. 1, S. 173-199.
Medical Historiography at the Crossroads. Kurt Sprengel (1766-1833) and Johann Carl Wilhelm Moehsen (1722-1795), Storia della Storiografia 44 (2003), S. 43-66.
Zum Verhältnis von kulturellem Gedächtnis und Geschichtsschreibung im 18. Jahrhundert. Medizinhistoriographie bei Johann Carl Wilhelm Moehsen (1722-1795), Communicationes de Historia Artis Medicinae, Budapest 188-189 (2004), S. 31-43.
Goethe, der Schwindel und die wildgewordene Vernunft der Aufklärung. Romantische Medizin und medizinische Romantik in Deutschland, Roczniki Antropologii Wiedzy (Jahrbücher für Anthropologie des Wissens), Wrozław 2 (2006), S. 217-249.

Korrespondenzadresse
Prof. Dr. Hans-Uwe Lammel
Medizinische Fakultät der Universität Rostock
Arbeitsbereich Geschichte der Medizin
Doberaner Straße 142
18057 Rostock
E-Mail: hans-uwe.lammel@uni-rostock.de

Catalina Lange

Lehre zur Krankenschwester, Studium der Humanmedizin in Berlin Charité, Ärztin im Praktikum in der Charité, Klinik für Onkologie und Hämatologie, dann Wechsel nach Waren und Malchin als Assistenzärztin. Seit 2003 Tätigkeit in den HELIOS-Kliniken Schwerin in der Klinik für Innere Medizin, seit 2006 im Besonderen in der Klinik für Nephrologie.
Seit Ende 2004 Promotionsarbeit am Institut für Geschichte der Medizin in Rostock bei Prof. Dr. Lammel über das Thema „Therapieveränderungen in der Heil- und Pflegeanstalt Sachsenberg von 1925 bis 1950"

Korrespondenzadresse
Katalina Lange
HELIOS-Kliniken Schwerin
Wismarsche Straße 393-397
19055 Schwerin
E-Mail: catalina.lange@helios-kliniken.de

Prof. em. Dr. med. Hans Lauter

Medizinstudium in Zürich und München. Von 1956 bis 1964 Assistenzarzt an der Psychiatrischen Klinik der Universität München. Von 1964 bis 1972 Oberarzt an der Psychiatrischen Klinik der Universität Göttingen. 1964 Habilitation, 1970 Ernennung zum apl. Professor. Von 1972 bis 1978 Ärztlicher Direktor des Allgemeinen Krankenhauses Ochsenzoll und Leiter der dortigen 1. Psychiatrischen Abteilung. 1978-1996 Direktor der Psychiatrischen Univ.-Klinik rechts der Isar in München und Inhaber des Lehrstuhls für Psychiatrie an der Technischen Universität. Seit der Emeritierung als niedergelassener Psychiater und Gutachter in München tätig.

Arbeits- und Interessenschwerpunkte
Alterspsychiatrie, Demenz, Psychiatriegeschichte, Suizidalität, Medizinethik

Ausgewählte Publikationen
Ethische Aspekte der Gerontopsychiatrie. In: H. Förstl (Hrsg.): Lehrbuch der Gerontopsychiatrie und -psychotherapie. 2. Auflage. Thieme-Verlag, 2003, S. 280-293.
Ethik in der Altersmedizin (gemeinsam mit H. Helmchen und S. Kanowski). Kohlhammer-Verlag, 2006.

Prof. em. Dr. Hans Lauter
Klinik für Psychiatrie und Psychotherapie
Klinikum rechts der Isar der TU München
Ismaninger Straße 22
81675 München

Korrespondenzadresse
Prof. em. Dr. Hans Lauter
Beltweg 6
80805 München
E-Mail: hanslauter@t-online.de

Elena Muth
Diplom-Demographin

Seit 2007 Promotionsstudentin an der Universität Rostock. Seit 2005 Wissenschaftliche Mitarbeiterin am Rostocker Zentrum zur Erforschung des Demografischen Wandels. Projektmitarbeiterin an den Projekten MicMac – Bridging the micro-macro gap in population forecasting, Lebenserwartung: Trends, Prognosen, Risikofaktoren und der Einfluss ausgewählter Medizininnovationen, MAGGIE – Major Aging Gender Issues In Europe, DemoNet und die Demografie Mecklenburg-Vorpommerns.

Schwerpunktgebiete
Determinanten von Gesundheit im Alter, Lebenslaufforschung, Sterblichkeit

Ausgewählte Publikationen
Doblhammer, G.; Muth, E.; Kruse, A. (2008) Lebenserwartung in Deutschland: Trends, Prognose, Risikofaktoren und der Einfluss ausgewählter Medizininnovationen. Projektbericht für den Verband forschender Arzneimittelhersteller, Rostocker Zentrum zur Erforschung des Demografischen Wandels, Rostock.
Doblhammer, G.; Hoffmann, R.; Muth, E.; Nusselder, W. (2007): The Effect of Sex, Obesity, and Smoking on Health Transitions: A statistical meta-analysis based on a systematic literature review. Rostock Center – Discussion Paper No. 7.
Muth, E.; Doblhammer, G. (2007): Future Trends in morbidity and mortality. MicMac-paper, D18.

Korrespondenzadresse
Elena Muth
Rostocker Zentrum zur Erforschung des Demografischen Wandels
und Max-Planck-Institut für demografische Forschung
Konrad-Zuse-Straße 1
18057 Rostock
E-Mail: muth@rostockerzentrum.de

Prof. Dr. med. Johannes Pantel

Kommissarischer Direktor der Universitätsklinik für Psychiatrie, Psychosomatik und Psychotherapie in Frankfurt am Main, studierte in Münster, Heidelberg und London Medizin, Philosophie und Psychologie. Facharztausbildung in Essen (Neurologie) und am Universitätsklinikum Heidelberg (Psychiatrie und Psychotherapie sowie klinische Geriatrie). Hier Oberarzt mit den klinischen Schwerpunkten Allgemein- und Akut-Psychiatrie, Gerontopsychiatrie und Suchtmedizin. Habilitation (2001) und Forschungs- und Studienaufenthalte in den USA (Iowa, Boston). 2003 Ruf auf die Professur Gerontopsychiatrie an der Universität Frankfurt am Main.
Wissenschaftlich hat er sich insbesondere mit gerontopsychiatrischen Themen, der Demenzforschung (Diagnostik, Prävention, Epidemiologie), dem Einsatz bildgebender Verfahren sowie der Versorgungsforschung beschäftigt und auf diesen Gebieten acht Monografien und mehr als 150 Aufsätze in z.T. führenden internationalen Fachzeitschriften veröffentlicht.

Ausgewählte Publikationen
Pantel, J.; Grell, A.; Diehm, A.; Schmitt, B.; Ebsen, I. (2009): OPTIMAL: Optimierung der Psychopharmakatherapie im Altenpflegeheim. Eine kontrollierte Interventionsstudie. Pantel J (Hrsg): Psychosoziale Interventionen zur Prävention und Therapie der Demenz Bd. 3. Logos Verlag, Berlin.

Pilatus, U.; Lais, C.; Du Mesnil de Rochmont, A.; Kratzsch, T.; Frölich, L.; Lanfermann, H.; Zanella, F.; Pantel, J. (2009): Conversion to dementia in mild cognitive impairment is associated with decline of N-acetyl aspartate and creatine as revealed by MR-spectroscopy. Psychiatry Research Neuroimaging 173: 1-7.

Muth, K.; Schönmeyer, R.; Matura, S.; Haenschel, C.; Schröder, J.; Pantel, J. (2009): Mild cognitive impairment in the elderly is associated with volume loss of the cholinergic basal forebrain region. Biological Psychiatry Apr 16.

Pantel, J.; Haberstroh, J. (2007): Psychopharmakaversorgung im Altenpflegeheim – Zwischen indikationsgerechter Therapie und Chemical Restraint. Ethik in der Medizin 19: 258-269.

Pantel, J.; Schröder, J. (2006): Zerebrale Korrelate klinischer und neuropsychologischer Veränderungen in den Verlaufstadien der Alzheimer-Demenz. Monographien aus dem Gesamtgebiet der Psychiatrie, Bd. 111. Steinkopf, Darmstadt.

Schönknecht, P.; Pantel, J.; Kruse, A.; Schröder, J. (2005): Prevalence and natural course of aging-associated cognitive decline in a population-based sample of "young-old" subjects. American Journal of Psychiatry 162: 2071-2077.

Pantel, J.; Schönknecht, P.; Essig, M.; Schröder, J. (2004): Distribution of cerebral atrophy assessed by MRI reflects pattern of neuropsychological deficits in Alzheimer's dementia. Neuroscience Letters 361: 17-2.

Pantel, J.; Kratz, B.; Essig, M.; Schröder, J. (2003): Parahippocampal volume reduction in aging-associated cognitive decline. American Journal of Psychiatry 160: 379-382.

Pantel, J.; Schröder, J.; Schad, L. R.; Friedlinger, M.; Knopp, M. V.; Schmitt, R.; Geißler, M.; Blüml, S.; Essig, M.; Sauer, H. (1997): Quantitative magnetic resonance imaging and neuropsychological functions in dementia of the Alzheimer type. Psychological Medicine 27: 221-229.

Korrespondenzadresse
Prof. Dr. Johannes Pantel
Klinik für Psychiatrie, Psychosomatik und Psychotherapie
Klinikum der Johann-Wolfgang-Goethe-Universität
Heinrich-Heine-Straße 10
60528 Frankfurt am Main
E-Mail: johannes.pantel@kgu.de

Prof. Dr. med. Lothar Pelz

1953-58 Studium der Humanmedizin in Halle/Saale und Dresden. 1959 ärztliche Approbation. 1960-62 erste berufliche Erfahrungen als praktischer Arzt und als Assistenzarzt im Pathologischen Institut der Med. Akademie Carl Gustav Carus zu Dresden. 1962 Promotion mit einer klinisch-experimentellen Arbeit über „Icterus neonatorum der Frühgeborenen und extramedulläre Blutbildung" bei Prof. Dr. Dr. O. Harnapp. Von 1962 bis 2000 Univ.-Kinderklinik Rostock, 1966 Abschluss der

Weiterbildung in Kinderheilkunde, parallel Aufbau einer zytogenetischen Abteilung. 1972 Gründung der Arbeitsgemeinschaft Klinische Genetik in der Gesellschaft für Pädiatrie der DDR; 1973/74 Abschluss der Promotion B über „Probleme zytogenetisch bedingter Leiden bei Kindern – Klinische, methodische und experimentelle Studien". 1974 Ernennung zum Leiter der Abteilung Neonatologie und Klinische Genetik; 1978 Anerkennung als (Zweit-)Facharzt für Humangenetik. 1982 Berufung zum a.o. Dozenten für Medizinische Genetik, 1984 zum Hochschuldozent und 1986 zum a.o. Professor. Wissenschaftlicher Arbeitsschwerpunkt war die Klinische Genetik in ihrer besonderen Beziehung zur Kinderheilkunde. 1990 Berufung als ordentlicher Professor für Kinderheilkunde, im Zuge des Neuaufbaus des Hochschulwesen in der früheren DDR 1992 zum Univ.-Professor für Allgemeine Pädiatrie und zum Direktor bzw. zum geschäftsführenden Direktor der Universitäts-Kinderklinik Rostock. Wahrnehmung dieses Amtes mit kurzer Unterbrechung bis zum altersbedingten Ausscheiden aus dem aktiven Berufsleben im Jahre 2000. Über 250 Original- und Übersichtsarbeiten sowie monografische Beiträge.
1972 Schlossmann-Preis der Gesellschaft für Pädiatrie der DDR, 1987 Mendel-Medaille der Sektion Zytogenetik in der Tschechoslowakischen Akademie der Wissenschaften; 1991 ordentliches Mitglied der Deutschen Akademie der Naturforscher LEOPOLDINA, 1993 der Joachim-Jungius-Gesellschaft der Wissenschaften zu Hamburg und 2006 Seniormitglied der Akademie der Wissenschaften zu Hamburg.

Publikationen im Zusammenhang mit der vorliegenden Thematik
Pelz, L. (2003) Kinderärzte im Netz der „NS-Kindereuthanasie" am Beispiel der „Kinderfachabteilung" Görden. Monatsschr Kinderheilkd 151: 1027-1032.
Pelz, L. (2005) „...Ach ich sorge mich so um mein Kind..." – Kinderärzte und NS-„Kinder-Euthanasie". Berichte aus den Sitzungen der Joachim-Jungius-Gesellschaft der Wissenschaften e.V. Hamburg. Jahrg. 23, Heft 2.

Korrespondenzadresse
Prof. em. Dr. Lothar Pelz
Fontaneweg 7
18146 Rostock
E-Mail: lothar.pelz@uni-rostock.de

Prof. Dr. Volker Roelcke

Studium der Medizin sowie der Ethnologie, Alten Geschichte und Philosophie; Facharzt für Psychiatrie; 1997 Habilitation für Geschichte der Medizin (Universität Bonn). 1998/1999 Gastwissenschaftler im Forschungsprogramm „Die Kaiser-Wilhelm-Gesellschaft im Nationalsozialismus" der Präsidentenkommission der Max-Planck-Gesellschaft, Max-Planck-Institut für Wissenschaftsgeschichte Berlin. 1999 bis 2003 Professor am Institut für Medizin- und Wissenschaftsgeschichte der Universität zu Lübeck. Seit 2003 Professor und Direktor, Institut für Geschichte der Medizin, Universität Gießen

Forschungsschwerpunkte
Geschichte der Psychiatrie im 19. und 20. Jahrhundert; Medizin im Nationalsozialismus; Geschichte und Ethik des Humanexperiments im 20. Jahrhundert; Verhältnis von Eugenik und Humangenetik am Beispiel der psychiatrischen Genetik; Anthropologie in der Medizin

Ausgewählte Publikationen
Krankheit und Kulturkritik. Psychiatrische Gesellschaftsdeutungen im bürgerlichen Zeitalter, 1790-1914, Frankfurt am Main, 1999.
La médecine expérimentale au tribunal. Implications éthiques de quelques procès médicaux du XXe siècle européen. Paris 2003 (Hrsg., zus. mit Ch. Bonah, E. Lepicard).
Vergangenheitspolitik in der universitären Medizin nach 1945: Institutionelle und individuelle Strategien im Umgang mit dem Nationalsozialismus. Stuttgart, 2007 (Hrsg., zus. mit S. Oehler-Klein).
Wissenschaften im 20. Jahrhundert: Universitäten in der modernen Wissenschaftsgesellschaft. Stuttgart, 2008 (Hrsg., zus. mit J. Reulecke).

Korrespondenzadresse
Prof. Dr. Volker Roelcke
Institut für Geschichte der Medizin
Justus-Liebig-Universität Gießen
Iheringstraße 6
35392 Gießen
E-Mail: volker.roelcke@histor.med.uni-giessen.de

Prof. Dr. Christoph Sowada

Studium der Rechtswissenschaft an der FU Berlin; Erste und Zweite juristische Staatsprüfung in Berlin; dort (an der FU) auch Promotion zum „Dr. jur." (1991) und Habilitation (2000, Lehrbefugnis für die Fächer Strafrecht, Strafprozessrecht und Strafrechtsgeschichte); 2000 bis 2001 Ruhr-Universität Bochum; 2001 bis 2009 Universität Rostock; seit Oktober 2009 Universität Greifswald.
Mitarbeit in der Interdisziplinären Arbeitsgemeinschaft Ethik und Recht in der Medizin an der Universität Rostock

Forschungsschwerpunkte
Materielles Strafrecht (insbesondere Allgemeiner Teil), Gerichtsverfassungs- und Strafprozessrecht

Ausgewählte Publikationen
Die „notwendige Teilnahme" als funktionales Privilegierungsmodell im Strafrecht (1992).
Der gesetzliche Richter im Strafverfahren (2002).
Kommentierung der Bestechungsdelikte (§§ 331-338 StGB); In: Laufhütte, H.; Rissing-van Saan, R.; Tiedemann, K. (Hrsg.), Leipziger Kommentar zum StGB, Band 13, 12. Aufl. (2009).

Korrespondenzadresse
Prof. Dr. Christoph Sowada
Universität Greifswald, Rechts- und Staatswissenschaftliche Fakultät
Lehrstuhl für Strafrecht und Strafverfahrensrecht
Domstraße 20
17489 Greifswald
E-Mail: christoph.sowada@uni-greifswald.de

Prof. Dr. med Stefan Teipel

Studium der Humanmedizin an der Ludwig-Maximilians-Universität München, Promotion eben dort. Postdoc für Neuroimaging am National Institute of Healths, National Institute on Aging, Laboratory of Neurosciences, Bethesda, USA (1998). 2007 Facharzt für Psychiatrie und Psychotherapie. 2007 Erwerb der venia legendi für das Fach Psychiatrie und Psychotherapie an der Ludwig-Maximilians-Universität München mit dem Thema: „Neokortikale und subkortikale Neurodegeneration bei der Demenz vom Alzheimer Typ in vivo: Untersuchungen mit In-vivo- und Post-mortem-MRT". Ab 1. 2. 2008 W2-Professur für klinisch-experimentelle Psychiatrie an der Klinik für Psychiatrie und Psychotherapie der Universität Rostock.

Forschungsschwerpunkte
Integriertes Neuroimaging: Entwicklung multimodaler Imagingverfahren zur Verbesserung der Frühdiagnostik, Verlaufsuntersuchung neurodegenerativer Erkrankungen.
Kognitive Neurowissenschaften: Darstellung struktureller und funktioneller Korrelate normaler und gestörter Hirnleistung beim Menschen.
Translationale Forschung: Untersuchung von Grundlagen der Neurodegeneration an Tieren und beim Menschen mittels In-vivo-Verfahren des Neuroimaging.
Klinische Demenzforschung: Verbesserung der Diagnostik und Versorgung demenzieller Erkrankungen.

Ausgewählte Publikationen
Teipel, S. J.; Bokde, A. L.; Born, C.; Meindl, T.; Reiser, M.; Moller, H. J. et al. Morphological substrate of face matching in healthy ageing and mild cognitive impairment: a combined MRI-fMRI study. Brain 2007a; 130: 1745-58.

Teipel, S. J.; Born, C.; Ewers, M.; Bokde, A. L.; Reiser, M. F.; Moller, H. J. et al. Multivariate deformation-based analysis of brain atrophy to predict Alzheimer's disease in mild cognitive impairment. Neuroimage 2007b; 38: 13-24.

Teipel, S. J.; Ewers, M.; Reisig, V.; Schweikert, B.; Hampel, H.; Happich, M. Long-term cost-effectiveness of donepezil for the treatment of Alzheimer's disease. Eur Arch Psychiatry Clin Neurosci 2007c; 257: 330-6.

Teipel, S. J.; Hampel, H. Neuroanatomy of Down syndrome in vivo: a model of preclinical Alzheimer's disease. Behav Genet 2006; 36: 405-15.

Teipel, S. J.; Meindl, T.; Grinberg, L.; Heinsen, H.; Hampel, H. Novel MRI techniques in the assessment of dementia. Eur J Nucl Med Mol Imaging 2008; 35 Suppl 1: S 58-69.

Teipel, S. J.; Meind,l T.; Wagner, M.; Kohl, T.; Burger, K.; Reiser, M. F. et al. White Matter Microstructure in Relation to Education in Aging and Alzheimer's Disease. J Alzheimers Dis 2009a.

Teipel, S. J.; Mitchell, A. J.; Moller, H. J.; Hampel, H. Improving linear modeling of cognitive decline in patients with mild cognitive impairment: comparison of two methods. J Neural Transm Suppl 2007d: 241-7.

Teipel, S. J.; Pogarell, O.; Meindl, T.; Dietrich, O.; Sydykova, D.; Hunklinger, U. et al. Regional networks underlying interhemispheric connectivity: an EEG and DTI study in healthy ageing and amnestic mild cognitive impairment. Hum Brain Mapp 2009b; 30: 2098-119.

Teipel, S. J.; Stahl, R.; Dietrich, O.; Schoenberg, S. O.; Perneczky, R.; Bokde, A. L. et al. Multivariate network analysis of fiber tract integrity in Alzheimer's disease. Neuroimage 2007e; 34: 985-95.

Teipel, S. J.; Willoch, F.; Ishii, K.; Burger, K.; Drzezga, A.; Engel, R. et al. Resting state glucose utilization and the CERAD cognitive battery in patients with Alzheimer's disease. Neurobiol Aging 2006; 27: 681-90.

Korrespondenzadresse
Prof. Dr. Stefan Teipel
Klinik für Psychiatrie und Psychotherapie
Zentrum für Nervenheilkunde der Universität Rostock
Gehlsheimer Straße 20
18147 Rostock
E-Mail: stefan.teipel@med.uni-rostock.de

Prof. Dr. Hans G. Ulrich

Seit 1982 Universitätsprofessor, Institut für Systematische Theologie – Abteilung Sozialethik – der Universität Erlangen-Nürnberg, 1991 Lehrtätigkeit am Department for Religious Studies an der University of Georgia (Athens, Ga.). Gastvorlesungen in USA, Europa, Indien, China. Seit 2003 Präsident der Societas Ethica; Mitglied der Arbeitsgruppe „Gentechnologie" der EKiD, (1989-1991; 1996/1997); Mitarbeit im

Lutherischen Weltbund (ab 2003) zum Projekt: Ethik und Religionen; Persönlichkeit und Ethik. Institut für Ethik-lernen in beruflichen Kontexten (Vorstand). Mitglied des Ethik-Komitees der Universitäts-Klinik Erlangen.
Beirat in: McDonald Centre for Theology, Ethics and Public Life (Oxford); Studies in Christian Ethics, London; Institut Theologie, Technik, Naturwissenschaften (TTN), München, Mitarbeit an dem Projekt: GANI_MED – Greifswald Approach to Individualized Medicine – am Arbeitsbereich 4: Ethische Fragen und gesundheitsökonomische Auswirkungen im Teilprojekt: Probandenethik.

Schwerpunktgebiete
Ethik und Hermeneutik, medizinische Ethik, Bioethik, Wirtschafts-Unternehmensethik. Interdisziplinäre Lehrveranstaltungen zu Bioethik (Molekularbiologie und Ethik, zusammen mit Walter Doerfler), Sozialethik. Mitglied des Graduiertenkollegs „Kulturhermeneutik im Zeichen von Differenz und Transdifferenz".

Ausgewählte Publikationen
(Hrsg.): Freiheit im Leben mit Gott. Texte zur Tradition evangelischer Ethik. Eingeleitet und herausgegeben von Hans G. Ulrich, Gütersloh, 1993.
Wie Geschöpfe leben. Konturen evangelischer Ethik, (Ethik im theologischen Diskurs; Ethics in Theological Discourse, Bd. 2) Münster, 2005, 2. Auflage 2007.

Korrespondenzadresse
Prof. Dr. Hans G. Ulrich
Lehrstuhl für Systematische Theologie/Ethik
Friedrich-Alexander-Universität Erlangen-Nürnberg
Kochstraße 6
91054 Erlangen
E-Mail: hansg.ulrich@t-online.de

Uta Ziegler
M. A. in Soziologie/Anglistik

Seit 2004 Mitarbeiterin und Promotionsstudentin am Rostocker Zentrum zur Erforschung des Demografischen Wandels, 2004-2009 Wissenschaftliche Mitarbeiterin an der Universität Rostock, Lehrstuhl für empirische Sozialforschung, 2003-2004 Forschungsassistentin am Max-Planck-Institut für demografische Forschung im Rahmen des EU-Projektes FELICIE (Future Elderly Living Conditions In Europe), Studentische Hilfskraft am Max-Planck-Institut für demografische Forschung und an der Universität Rostock am Institut für Soziologie, Auslandsaufenthalte an der Universität Southampton, UK, an der DUKE University, USA, und an der Universität Bradford, UK.

Schwerpunktgebiete
Morbidität und Gesundheit im Alter, Pflegeprognosen, Prognosen von Demenzen

Ausgewählte Publikationen
Ziegler, U.; Doblhammer, G. (2009): Prävalenz und Inzidenz von Demenz in Deutschland – Eine Studie auf Basis von Daten der gesetzlichen Krankenversicherungen von 2002, Das Gesundheitswesen 71: 281-290, Georg-Thieme-Verlag KG Stuttgart, New York.

Ziegler, U.; Doblhammer, G. (2008): Reductions in the incidence of care need in West Germany between 1986 and 2005; European Journal of Population, 24 (4): 347-362.

Ziegler, U.; Doblhammer, G. (2006): Geschlechterdisparitäten in der familiären Lebenssituation Älterer und ihre Auswirkungen auf den zukünftigen häuslichen und institutionellen Pflegebedarf, Zeitschrift für Frauenforschung und Geschlechterstudien, 24: 2 + 3, 71-84 .

Doblhammer, G.; Ziegler, U. (2006): Future elderly living conditions in Europe: demographic insights (2006), In: Backes, G. M.; Lasch, V.; Reimann, K. (Eds.): Gender, health and ageing: European perspectives on life course, health issues and social challenges. VS Verlag für Sozialwissenschaften, Wiesbaden.

Ziegler, U.; Doblhammer, G. (2005): Reductions in the incidence of care need in West and East Germany between 1991 and 2003: compression-of-morbidity or policy effect?

Korrespondenzadresse
Uta Ziegler
Rostocker Zentrum zur Erforschung des Demografischen Wandels
und Max-Planck-Institut für demografische Forschung
Konrad-Zuse-Straße 1
18057 Rostock
E-Mail: ziegler@rostockerzentrum.de

Hanfried Helmchen (Hrsg.)

Psychiater und Zeitgeist

Zur Geschichte der Psychiatrie in Berlin

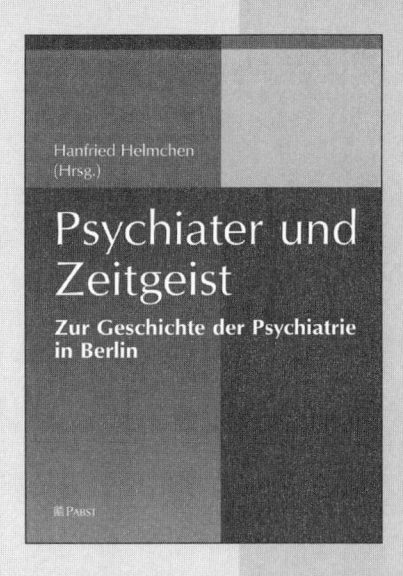

Die Psychiatrie unterliegt seit alters her stärker als andere medizinische Disziplinen dem Einfluss ihres sozialen und kulturellen Kontextes, der vorherrschenden Denk- und Deutungsmuster, der Atmosphäre und Befindlichkeit einer Epoche in Kultur, Politik und Gesellschaft, kurz: des Zeitgeistes. Der Psychiater bemerkt diese Verflechtung mit sozialen Einflüssen besonders bei der Rehabilitation seiner Patienten, ihrer Wiederhineinführung in ein normales Leben. Denn nirgendwo anders als gerade hier, im normativen Gefüge der Gesellschaft, wird der Zeitgeist Realität. Aber wohl sehr viel seltener reflektiert der Psychiater auch seine eigene Abhängigkeit vom Zeitgeist. Das vorliegende Buch geht anhand einzelner Episoden der Geschichte der Psychiatrie in Berlin aus unterschiedlichen Perspektiven der Frage nach, warum und inwieweit der Zeitgeist das Wirken einzelner Psychiater beeinflusst und vice versa Psychiater prägende Spuren im Zeitgeist hinterlassen haben.

PABST SCIENCE PUBLISHERS
Eichengrund 28
D-49525 Lengerich,
Tel. ++ 49 (0) 5484-308,
Fax ++ 49 (0) 5484-550,
pabst.publishers@t-online.de
www.pabst-publishers.de

500 Seiten, ISBN 978-3-89967-486-6
Preis: 40,- Euro

V. Sarris

Max Wertheimer in Frankfurt
Beginn und Aufbaukrise der Gestaltpsychologie

Max Wertheimer (1880-1943), Hauptbegründer der Gestaltpsychologie, schuf mit seinen experimentellen Untersuchungen zur Wahrnehmung von Schein- und Realbewegungen (1912) und den Organisationsprinzipien ("Gestaltgesetzen") der optischen Wahrnehmung (1923) eine neue Arbeits- und Denkrichtung in der Psychologie. Die kognitive Revolution am Ende dieses Jahrhunderts basiert zu einem Großteil auf den Vorarbeiten dieser Schulrichtung. Mit Max Wertheimer in Frankfurt werden der Beginn und die Aufbaukrise der Gestaltpsychologie aus heutiger Sicht anhand der genauen Analyse von Wertheimers Ausgangsarbeiten behandelt. Dadurch wird der Blick auch auf die künftige Grundlagenforschung in der perzeptiv-kognitiven Psychologie geschärft. Max Wertheimers Schrifttum (1904-1945) sowie der Anhang seiner Frankfurter Originalarbeit aus dem Jahre 1912 sind in diesem Buch ebenfalls enthalten.

108 Seiten, ISBN 978-3-928057-79-0, Preis: 15,- Euro

PABST SCIENCE PUBLISHERS
Eichengrund 28, D-49525 Lengerich, Tel. ++ 49 (0) 5484-308, Fax ++ 49 (0) 5484-550
E-Mail: pabst.publishers@t-online.de – Internet: www.pabst-publishers.de

Lothar Tent (Hrsg.)

Heinrich Düker - Ein Leben für die Psychologie und für eine gerechte Gesellschaft
Band 1 + 2

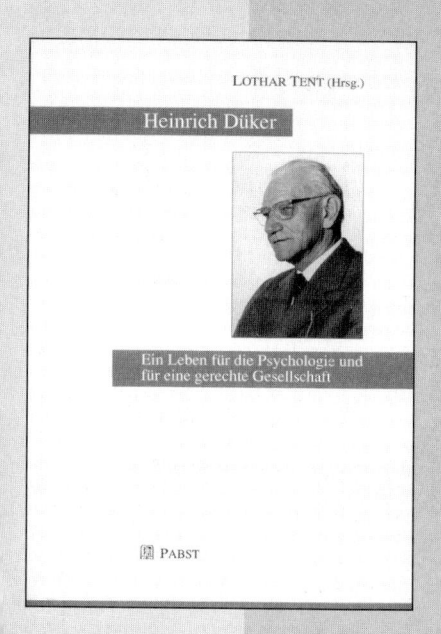

Heinrich Düker zählt zu den führenden Psychologen des 20. Jahrhunderts. Er leistete aktiv Widerstand gegen das NS-Regime.

Ein zweibändiges Sammelwerk beschreibt in Einzelbeiträgen
- Forschungsarbeiten von Heinrich Düker,
- Erkenntnisfortschritte, die postum in seinen Arbeitsbereichen Volitionsforschung und Pharmakopsychologie erzielt wurden,
- die Biographie und die politische Arbeit Heinrich Dükers.

Inhalt Band 1:
1. Werdegang und Persönlichkeit Heinrich Dükers
2. Dükers Position zwischen Tradition und Moderne
3. Sachbeiträge zum wissenschaftlichen Werk Heinrich Dükers
3.1 Psychologie des Wollens und der Handlung
3.2 Psychische Leistungsfähigkeit
3.3 Pharmakopsychologie
3.4 Pädagogische Psychologie
4. Würdigungen aus besonderen Anlässen

Inhalt Band 2:
1. Psychologische Originalia
2. Philosophische Basistexte

Band 1: 584 Seiten, ISBN 978-3-934252-08-0, Preis: 32,- Euro

Band 2: 352 Seiten, ISBN 978-3-934252-09-7, Preis: 22,- Euro

Gesamtwerk:
ISBN 978-3-934252-27-1, Preis: 50,- Euro

PABST SCIENCE PUBLISHERS
Eichengrund 28
D-49525 Lengerich,
Tel. ++ 49 (0) 5484-308,
Fax ++ 49 (0) 5484-550,
pabst.publishers@t-online.de
www.pabst-publishers.de

Erich H. Witte (Hrsg.)

Sozialpsychologie und Werte

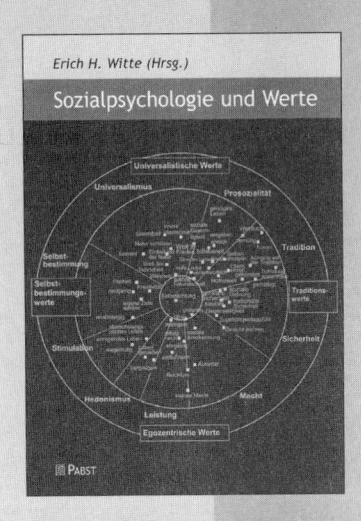

Der Aufsatzband gibt zahlreiche Hinweise zum wissenschaftlichen Stand der Werteforschung. Er verbindet die unterschiedlichen Ansätze aus Psychologie, Soziologie, Politikwissenschaft, Lebenszielforschung und Praxis. Es werden zahlreiche Hinweise auf zukünftige Entwicklungsmöglichkeiten gegeben.

Die Beiträge behandeln:
- Entstehung, Bedeutung und Zukunft der Werteforschung (H. Klages)
- Der Wandel des Wertewandels. Die Entwicklung von Materialismus und Postmaterialismus in Westdeutschland zwischen 1980 und 2006 (M. Klein)
- Werte und Politik (J. Behnke)
- Die Struktur der Werte und ihre Stabilität über Instrumente und Kulturen (W. Bilsky)
- Warum Werte? (M. Strack, C. Gennerich, N. Hopf)
- Welche Werte wirklich wichtig sind - heute und in Zukunft (H. W. Opaschowski)
- Ethische Rechtfertigung und Empfehlung als präskriptive Attribution (E. H. Witte, T. Gollan)
- Zur Rolle von Geschützten Werten bei Entscheidungen (C. Tanner)
- Implizite Wertungen in psychologischen Forschungsprogrammen - Das Doppelgesicht der Gerechte-Welt-Motivation (J. Maes, C. Tarnai)
- Wertevermittlung durch real-world-embedded Fernsehformate (A. Payrhuber, S. Granzner-Stuhr, P. Vitouch)
- Entwicklung und Validierung einer Skala zu respektvoller Führung (T. Eckloff, N. van Quaquebeke)
- Die Parallelgesellschaft der Migrantencommunities in Deutschland: Fakt oder Fiktion? (H.-H. Uslucan)

PABST SCIENCE PUBLISHERS
Eichengrund 28
D-49525 Lengerich,
Tel. ++ 49 (0) 5484-308
Fax ++ 49 (0) 5484-550
pabst.publishers@t-online.de
www.pabst-publishers.de

304 Seiten, Preis: 20,- Euro
ISBN 978-3-89967-451-4